Nutrição em Saúde Coletiva

epidemiologias, evidências e políticas

Nutrição em Saúde Coletiva

epidemiologias, evidências e políticas

ORGANIZADORA

Julicristie Machado de Oliveira

MANOLE

Editora: Ana Cristina Garcia
Projeto gráfico: Departamento editorial da Editora Manole
Diagramação: Fabricando Ideias Design Editorial
Capa: Ricardo Yoshiaki Nitta Rodrigues
Imagem de capa: iStock
Ilustrações: Fabricando Ideias Design Editorial

CIP-BRASIL. CATALOGAÇÃO NA PUBLICAÇÃO
SINDICATO NACIONAL DOS EDITORES DE LIVROS, RJ

Nutrição em saúde coletiva / Julicristie Machado de Oliveira (Org.). 1. ed. – Barueri [SP] : Manole, 2022.

Inclui bibliografia e índice
ISBN 9786555760668

1. Saúde pública – Brasil. 2. Nutrição – Brasil. 3. Promoção da saúde – Brasil. I. Oliveira, Julicristie Machado de.

21-73713 CDD: 363.80981
CDU: 612.39:614(81)

Leandra Felix da Cruz Candido – Bibliotecária – CRB-7/6135

Edição 2022

Editora Manole Ltda.
Al. América, 876 – Tamboré
06543-315 – Santana de Parnaíba – SP – Brasil
Tel.: (11) 4196-6000
www.manole.com.br
https://atendimento.manole.com.br/

Impresso no Brasil
Printed in Brazil

Sobre a Organizadora

Julicristie Machado de Oliveira

Graduada em Nutrição, mestre em Saúde Pública e doutora em Nutrição em Saúde Pública pela Faculdade de Saúde Pública da Universidade de São Paulo (FSP/USP). Professora da Faculdade de Ciências Aplicadas da Universidade Estadual de Campinas (FCA/Unicamp). Foi presidente do Conselho Municipal de Segurança Alimentar e Nutricional de Limeira-SP (2014-2016). Participou de reuniões de especialistas para discutir políticas de Alimentação e Nutrição no Ministério da Saúde (2015-2019). Foi coordenadora associada no período 2018-2021, e atualmente é coordenadora de extensão da FCA/Unicamp. Professora do curso de Nutrição, no qual ministra as disciplinas Segurança Alimentar e Nutricional, Nutrição em Saúde Coletiva e Estágio em Nutrição em Saúde Coletiva. Colaboradora no programa de pós-graduação em Ciências da Nutrição e do Esporte e Metabolismo, no qual ministra a disciplina Revisões da Literatura Científica em Alimentação e Nutrição, e permanente no mestrado profissional em Gestão e Saúde Coletiva, no qual ministra a disciplina Revisões da Literatura Científica. Coordenadora do Laboratório de Educação e Promoção em Saúde (LAPES) e orientadora de estudantes de iniciação científica, trabalho de conclusão de curso, mestrado e doutorado nas linhas de pesquisa Políticas de Saúde, Alimentação e Nutrição.

Sobre os Autores

Adriana de Azevedo Paiva
Graduada em Nutrição pela Universidade Federal do Piauí (UFPI). Especialista em Nutrição Hospitalar pelo Hospital da Retaguarda, Universidade de São Paulo (USP). Mestre e doutora em Saúde Pública pela USP. Professora adjunta IV da UFPI.

Aline Carare Candido
Graduada em Nutrição pela Universidade Federal do Espírito Santo (UFES). Mestre em Ciência da Nutrição/área de Nutrição e Saúde de Grupos Populacionais pela Universidade Federal de Viçosa (UFV).

Almeida Abudo Leite Machamba
Graduado em Ciências da Nutrição pela Universidade do Porto, Faculdade de Ciências da Nutrição e Alimentação. Mestre em Ciências do Consumo e Nutrição, área de concentração Tecnologias Alimentares e Saúde das Populações, pela Universidade do Porto, Faculdade de Ciências. Doutorando em Ciências da Nutrição pela Universidade Federal de Viçosa (UFV), Departamento de Nutrição e Saúde. Assistente do curso de Nutrição da Universidade Lúrio/Faculdade de Ciências de Saúde. Membro da Associação Moçambicana de Nutricionistas (comissão organizadora).

Ana Beatriz Gonzalez
Graduada em Nutrição pela Faculdade de Ciências Aplicadas da Universidade Estadual de Campinas (FCA/Unicamp). Especialista em Nutrição Clínica e Nutrição em Saúde Pública pela Universidade Estadual Paulista "Júlio de Mesquita Filho"/Faculdade de Medicina de Botucatu. Especialista em Ciências da Saúde pela Universidade Estadual Paulista "Júlio de Mesquita Filho"/Faculdade de Medicina de Botucatu. Mestranda interdisciplinar em Ciências Humanas e Sociais Aplicadas pela FCA/Unicamp.

Ana Jéssica Pinto
Graduada em Educação Física pela Universidade de São Paulo (USP). Doutora em Ciências pela Escola de Educação Física e Esporte da Universidade de São Paulo (EEFE/USP).

Ana Laura Benevenuto de Amorim
Graduada em Nutrição pela Universidade Federal de São Paulo (Unifesp). Mestre em Ciências da Saúde pela Unifesp. Doutoranda em Ciências da Saúde pela Unifesp. Assessora técnica no Centro Colaborador em Alimentação e Nutrição Escolar da Unifesp (Cecane/Unifesp).

Ana Paula Gasques Meira
Graduada em Nutrição pela Universidade Estadual do Centro-Oeste (Unicentro). Especialista em Gestão da Política de Alimentação e Nutrição pela Fundação Oswaldo Cruz (Fiocruz) e especialista em Nutrição Clínica em Pediatria pelo Hospital das Clínicas da Faculdade de Medicina da Universidade de São Paulo (HC-FMUSP). Mestre em Ciência e Tecnologia de Alimentos pela Escola Superior de Agricultura Luiz de Queiroz (USP).

Bárbara Hatzlhoffer Lourenço
Graduada em Nutrição pela Faculdade de Saúde Pública da Universidade de São Paulo (FSP/USP). Doutora em Nutrição em Saúde Pública pela FSP/USP. Professora doutora do Departamento de Nutrição da FSP/USP.

Carla Cristina Enes
Graduada em Nutrição pela Universidade Federal de Viçosa (UFV). Mestre em Ciências pela Universidade de São Paulo (USP). Doutora em Saúde Pública pela USP. Professora da Pontifícia Universidade Católica de Campinas (PUC-Campinas).

Carlos Henrique Ribeiro Lima
Graduado em Nutrição pelo Centro de Ensino Unificado de Teresina (CEUT). Especialista em Nutrição Clínica Funcional e Estética pelo Centro Universitário Uninovafapi. Mestre em Saúde da Família pelo Centro Universitário Uninovafapi. Doutorando em Alimentos e Nutrição pela Universidade Federal do Piauí (UFPI). Professor do Departamento de Nutrição da Faculdade Estácio, em Teresina.

Caroline Dario Capitani
Graduada em Nutrição pela Pontifícia Universidade Católica de Campinas (PUC-Campinas). Mestre em Alimentos e Nutrição pela Universidade Estadual de Cam-

pinas (Unicamp). Doutora em Ciências pela Universidade de São Paulo (USP). Professora da Faculdade de Ciências Aplicadas da Unicamp (FCA/Unicamp).

Daniel Henrique Bandoni
Graduado em Nutrição pelo Centro Universitário São Camilo. Especialista em Saúde Pública pela Faculdade de Saúde Pública da Universidade de São Paulo (FSP/USP). Mestre e doutor em Saúde Pública pela FSP/USP. Professor adjunto do Instituto de Saúde e Sociedade da Universidade Federal de São Paulo (Unifesp), Departamento de Saúde, Clínica e Instituições. Coordenador do Centro de Práticas e Pesquisa em Nutrição e Alimentação Coletiva do Instituto de Saúde e Sociedade da Unifesp.

Daniela Assumpção
Graduada em Nutrição pela Pontifícia Universidade Católica de Campinas (PUC-Campinas). Mestre em Saúde Coletiva pela Universidade Estadual de Campinas (Unicamp). Doutora em Saúde Coletiva pela Universidade Estadual de Campinas (Unicamp). Pós-graduada em Geriatria e Gerontologia pela Unicamp.

Diogo Thimoteo da Cunha
Graduado em Nutrição pela Universidade Católica de Santos. Especialista em Alimentação Coletiva pela Associação Brasileira de Nutrição. Mestre e doutor em Ciências da Saúde pela Universidade Federal de São Paulo (Unifesp). Professor da Faculdade de Ciências Aplicadas da Universidade Estadual de Campinas (Unicamp).

Eliseu Verly Junior
Graduado em Nutrição pela Universidade Federal de Ouro Preto (UFOP). Mestre e doutor em Nutrição em Saúde Pública pela Universidade de São Paulo (USP). Professor associado do Departamento de Epidemiologia da Universidade do Estado do Rio de Janeiro (UERJ).

Fabiana Braga Benatti
Graduada em Esporte e Nutrição pela Universidade de São Paulo (USP). Mestre em Educação Física pela USP. Doutora em Ciências pela USP. Professora da Faculdade de Ciências Aplicadas da Universidade Estadual de Campinas (FCA/Unicamp).

Francilene Maria Azevedo
Graduada em Nutrição pela Universidade Federal de Viçosa (UFV). Mestranda em Ciências da Nutrição, área de concentração Saúde e Nutrição de Grupos Populacionais, Departamento de Nutrição e Saúde, pela UFV.

Gabriele Caldas de Oliveira
Graduada em Nutrição pela Universidade Federal de São Paulo (Unifesp). Mestre em Alimentos, Nutrição e Saúde pela Unifesp.

Hélida Ventura Barbosa Gonçalves
Graduada em Nutrição pela Universidade Católica de Santos. Especialista em Nutrição Pediátrica e Escolar pela Universidade Gama Filho. Mestre e doutora em Ciências pela Universidade Federal de São Paulo (Unifesp).

Iara Katrynne Fonsêca Oliveira
Graduada em Nutrição pela Universidade Federal do Piauí (UFPI). Pós-graduanda em Nutrição Materno-infantil pela Faculdade do Sertão Central (Fasec). Mestre em Alimentos e Nutrição pela UFPI.

Joverlany Pessoa de Albuquerque
Graduada em Nutrição pelo Centro Universitário UniMetrocamp (Campinas-SP). Especialista em Atenção Integral ao Sistema Público de Saúde pelo Hospital Municipal Dr. Mário Gatti, em Campinas (modalidade Residência Multiprofissional). Especialista em Oncologia Multiprofissional pelo Instituto Israelita de Ensino e Pesquisa Albert Einstein (São Paulo-SP). Mestre interdisciplinar em Ciências Humanas e Sociais Aplicadas pela FCA/Unicamp.

Katia Regina Martini Rodrigues
Graduada em Nutrição pela Faculdade de Ciências da Saúde São Camilo. Mestre em Alimentos e Nutrição pela Faculdade de Engenharia de Alimentos da Universidade Estadual de Campinas (Unicamp), Departamento de Planejamento Alimentar e Nutrição. Doutora em Alimentos e Nutrição pela Faculdade de Engenharia de Alimentos da Unicamp, Departamento de Planejamento Alimentar e Nutrição. Professora titular da Pontifícia Universidade Católica de Campinas (PUC-Campinas).

Lana Carneiro Almeida
Graduada em Nutrição pela Universidade Federal da Bahia (UFBA). Mestre em Saúde Pública pela Faculdade de Saúde Pública da Universidade de São Paulo (FSP/USP). Doutora em Ciências pela FSP/USP. Professora associada da Universidade Federal do Pampa (Unipampa).

Laura Virgili Claro
Graduada em Nutrição pela Universidade Federal do Pampa (Unipampa). Especialista em Saúde Mental Coletiva na modalidade Residência Integrada Mul-

tiprofissional pela Unipampa. Atuou como professora substituta da Unipampa, *campus* Itaqui-RS. Pós-graduanda em Gerontologia pela Universidade Federal de Santa Maria (UFSM).

Ligiana Pires Corona
Graduada em Nutrição pelo Centro Universitário São Camilo. Especialista em Nutrição Desportiva e Qualidade de Vida pela Faculdade de Educação Física de Santo André (Fefisa). Mestre em Ciências na área de Nutrição em Saúde Pública pela Faculdade de Saúde Pública da Universidade de São Paulo (FSP/USP). Doutora em Ciências na área de Saúde Pública (Epidemiologia) pela FSP/USP. Professora da Faculdade de Ciências Aplicadas da Universidade Estadual de Campinas (FCA/Unicamp).

Maria Zilda Carlos
Graduada em Nutrição pela Universidade Adventista de São Paulo. Especialista em Gestão de Vigilância Sanitária/Ministério da Saúde pelo Hospital Sírio-Libanês. Mestre em Saúde Materno-infantil pela Universidade de Santo Amaro (Unisa).

Mariana de Souza Macedo
Graduada em Nutrição pela Universidade Federal de Ouro Preto (UFOP). Mestre e doutora em Ciências da Saúde, área de concentração Saúde da Criança e do Adolescente, pela Faculdade de Medicina da Universidade Federal de Minas Gerais (UFMG). Estágio pós-doutoral no Programa de Pós-graduação em Ciências da Nutrição, Departamento de Nutrição e Saúde, na Universidade Federal de Viçosa (UFV).

Mariana Fagundes Grilo
Graduada em Nutrição pela Universidade Estadual de Campinas (Unicamp). Mestre em Saúde Coletiva, na área de Epidemiologia, pela Faculdade de Ciências Médicas da Unicamp.

Marina Padovan Luiz
Graduada em Nutrição pela Universidade Estadual de Campinas (Unicamp). Mestre em Ciências da Nutrição e do Esporte e Metabolismo pela Unicamp, Laboratório Multidisciplinar em Alimentos e Saúde.

Nádia Rosana Fernandes de Oliveira
Graduada em Nutrição pela Universidade Franciscana. Mestre em Extensão Rural pela Universidade Federal de Santa Maria (UFSM). Doutora em Ciências

pela Faculdade de Saúde Pública da Universidade de São Paulo (FSP/USP). Professora adjunta da Universidade Federal do Pampa (Unipampa).

Naiara Ferraz Moreira
Graduada em Nutrição pela Universidade Federal de Mato Grosso (UFMT). Mestre em Biociências pela UFMT. Doutora em Ciências Nutricionais pela Universidade Federal do Rio de Janeiro (UFRJ). Professora da Faculdade de Ciências da Saúde da Universidade Federal da Grande Dourados (UFGD).

Natália Pereira Silva
Graduada em Nutrição pela Faculdade de Ciências Aplicadas da Universidade Estadual de Campinas (FCA/Unicamp). Especialista em Gestão Pública em Saúde e em Atendimento Interdisciplinar Preventivo na Primeira Infância pela Faculdade de Odontologia da Unicamp. Mestre interdisciplinar em Ciências Humanas e Sociais Aplicadas pela FCA/Unicamp.

Rita de Cassia Bertolo Martins
Graduada em Nutrição pela Pontifícia Universidade Católica de Campinas (PUC-Campinas). Especialista em Nutrição em Saúde Pública pela Universidade Federal de São Paulo (Unifesp). Mestre em Enfermagem em Saúde Pública pela Universidade de São Paulo (USP-Ribeirão Preto). Doutora em Alimentos e Nutrição pela Universidade Estadual Paulista (Unesp-Araraquara). Professora da Faculdade de Ciências da Saúde da Universidade Federal da Grande Dourados (UFGD).

Roberta de Vargas Zanini
Graduada em Nutrição pela Universidade Federal de Pelotas (UFPel). Mestre em Epidemiologia pelo Programa de Pós-graduação em Epidemiologia da UFPel. Doutora em Epidemiologia pelo Programa de Pós-graduação em Epidemiologia da UFPel.

Sara Maria Lopes Salgado
Graduada em Bacharelado e Licenciatura em Educação Física pela Universidade Federal de Viçosa (UFV). Mestre em Economia Doméstica pela UFV. Professora do Departamento de Educação Física do Centro Universitário Campo Limpo Paulista (UNIFACCAMP-SP).

Sarah Aparecida Vieira Ribeiro
Graduada em Nutrição pela Universidade Federal de Viçosa (UFV). Mestre e doutora em Ciência da Nutrição pela UFV. Professora adjunta do Departamento de Nutrição e Saúde da UFV.

Silvia Eloiza Priore

Graduada em Nutrição pela Universidade Federal do Rio de Janeiro (UFRJ). Especialista em Saúde Pública pela Faculdade de Saúde Pública da Universidade de São Paulo (FSP/USP). Mestre em Nutrição pela Escola Paulista de Medicina da Universidade Federal de São Paulo (EPM/Unifesp). Doutora em Ciência pela EPM/Unifesp. Professora da Universidade Federal de Viçosa (UFV). Coordenadora do Programa de Pós-graduação *Stricto Sensu* em Agroecologia da UFV.

Sylvia do Carmo Castro Franceschini

Graduada em Nutrição pela Universidade Metodista de Piracicaba (Unimep). Especialista em Nutrição Básica e Aplicada pela Faculdade de Medicina de Ribeirão Preto da Universidade de São Paulo (FMRP/USP). Mestre em Nutrição pela Escola Paulista de Medicina da Universidade Federal de São Paulo (EMP/Unifesp). Doutora em Ciência pela EPM/Unifesp. Professora do Departamento de Nutrição e Saúde da Universidade Federal de Viçosa (UFV).

Vanderlei Carneiro da Silva

Graduado em Nutrição pela Universidade Nove de Julho. Especialista em Gestão da Política Nacional de Alimentação e Nutrição pela Fundação Oswaldo Cruz. Mestre em Saúde Pública pela Universidade de São Paulo (USP). Doutor em Epidemiologia pela Faculdade de Saúde Pública da USP (FSP/USP).

Verônica Gronau Luz

Graduada em Nutrição pela Pontifícia Universidade Católica de Campinas (PUC-Campinas). Mestre e doutora em Saúde Coletiva pela Universidade Estadual de Campinas (Unicamp). Professora da Faculdade de Ciências da Saúde da Universidade Federal da Grande Dourados (UFGD).

Sumário

Parte III
Ações, programas e políticas intersetoriais e propostas de análise

Apresentação

Este livro foi concebido e elaborado para apoiar a formação de Nutricionistas na área de Nutrição em Saúde Coletiva. Como é sua tônica, resulta de um trabalho coletivo: professores, colegas e amigos de longa data dedicaram seu tempo e sua experiência para compor os 16 capítulos, divididos em três partes. A mim coube o papel de propor o projeto e seu formato, escrever e reescrever em conjunto, definir e padronizar termos, estabelecer os limites e as conexões, organizar as partes para formar um todo harmônico.

A Nutrição em Saúde Coletiva é uma área fronteiriça, daqueles que ensinam e pesquisam pensando nas práticas e nas políticas públicas, daqueles que planejam e executam as ações de Saúde, Alimentação e Nutrição com atenção às evidências. Nesse trânsito entre as epidemiologias, as evidências e as políticas públicas, encontramos o sentido das pesquisas e das práticas. Que sejam, então, pesquisas e práticas transformadoras, promotoras da Saúde, que garantam o direito à Alimentação e Nutrição para a população brasileira.

Desejo que este livro seja um guia para estudantes de Nutrição e Nutricionistas que buscam formação e atualização na área de Nutrição em Saúde Coletiva. Os capítulos foram estruturados de tal forma que os aspectos conceituais, os epidemiológicos, as evidências sobre estratégias de enfrentamento, bem como as políticas públicas implementadas, fossem adequadamente incluídos e inter-relacionados. Ao final de cada capítulo, foram propostas implicações para a pesquisa, a prática e as políticas públicas. A indissociabilidade entre esses elementos fica evidente nas Atividades e questões para reflexão que encerram os capítulos e nos convidam a desdobrar as concepções mais teóricas, fornecendo-nos indícios de situações e desafios reais.

Bons estudos.

Julicristie Machado de Oliveira

Parte I

Transição nutricional: epidemiologias, evidências e políticas

1

Transição nutricional: aspectos conceituais e características do processo brasileiro

Mariana Fagundes Grilo
Marina Padovan Luiz
Julicristie Machado de Oliveira

PANORAMA E ASPECTOS CONCEITUAIS

Desde a década de 1970, grande parte dos países vem experimentando um acelerado processo de mudanças sociais, econômicas e demográficas que reflete no perfil nutricional e na saúde de suas populações. O conjunto de transformações, essencialmente caracterizado por alterações no padrão alimentar, no nível de atividade física e na composição corporal dos indivíduos, denomina-se transição nutricional.[1,2] Popkin (2006)[1] propôs uma divisão didática desse processo em cinco estágios, como descritos na Figura 1.

A transição nutricional tem como característica o aumento do consumo de alimentos de reduzida qualidade nutricional e alto valor energético, além do estilo de vida sedentário.[3] As mudanças identificadas em cada fase (Figura 1) podem ocorrer com maior ou menor intensidade e rapidez, pois variam de acordo com a região, o grupo populacional e a condição socioeconômica. No entanto, há um ponto comum entre eles: o acentuado aumento na prevalência de sobrepeso e obesidade, que convive com prevalências importantes de desnutrição e deficiências de micronutrientes, como a de ferro e a de vitamina A, em grupos populacionais específicos.[4]

Em países em desenvolvimento da América Latina, a transição nutricional foi acompanhada também pelo aumento da prevalência de *diabetes mellitus* tipo 2, que é associado não somente a maior circunferência da cintura e índice de massa corporal (IMC), mas também a menor nível de atividade física e modificações nos hábitos alimentares.[5,6] É possível identificar esforços regulatórios para o enfrentamento desse problema em alguns países, porém, até o momento, essas ações estão concentradas em países específicos, e não apresentam caráter preventivo.[6,7]

1

- **"Busca por alimentos"**
- Predominância de estilo de vida característico de caçadores e coletores, com intenso nível de atividade física na caça e procura por alimentos. As dietas eram ricas em fibras e em gordura poli-insaturada e reduzidas em gordura saturada, resultantes do consumo de animais selvagens magros.

2

- **"Escassez de alimentos"**
- Ocorrência de fome, e déficit nutricional e de crescimento. As dietas eram menos variadas, e o nível de atividade física pouco se alterou.

3

- **"Recuo da escassez de alimentos"**
- Diminuição da fome à medida que a renda aumenta e as condições nutricionais melhoram. Porém, em algumas regiões, ainda há escassez de alimentos. O padrão de atividade física começa a se alterar.

4

- **"Aparecimento de doenças relacionadas à dieta"**
- Continuidade do aumento da renda, com acesso a alimentos altamente calóricos em abundância, redução da atividade física, o que resulta em aumento nas prevalências de sobrepeso, obesidade e de doenças relacionadas, como as cardiovasculares e o *diabetes mellitus* tipo 2.

5

- **"Mudança de comportamento"**
- Em resposta ao aumento nas prevalências de sobrepeso, obesidade e doenças relacionadas, pode surgir um novo padrão alimentar, individual ou coletivo, ou por meio das políticas públicas de promoção de saúde e prevenção de doenças.

Figura 1 Estágios do processo de transição nutricional.
Fonte: adaptada de Popkin (2006).[1]

No Brasil, o processo de transição nutricional trouxe desafios para a agenda de alimentação e nutrição. Ao passo que os programas de alimentação e nutrição foram reconhecidos como necessários à atenção integral à saúde, o entendimento dos fatores socioeconômicos capazes de influenciar os hábitos alimentares da população e acentuar as desigualdades de saúde reforça a necessidade de um olhar intersetorial, além da saúde.[8]

ASPECTOS EPIDEMIOLÓGICOS E EVIDÊNCIAS

Desde a era Paleolítica até a atualidade, os padrões alimentares foram alterados substancialmente. A transição nutricional, teoria proposta por Popkin em

1993,[9] refere-se às mudanças de dieta tradicional, rica em fibras e com baixo teor de lipídios, para uma dieta composta por alimentos com alto valor calórico e elevado consumo de gordura animal.[6,9,10] Nesse processo, destacam-se também as mudanças nos padrões de atividade física e as alterações na composição corporal e no desenvolvimento de doenças relacionadas à nutrição, principalmente as doenças não transmissíveis (DNT), como *diabetes mellitus* tipo 2 e obesidade.[11] Tais alterações ocorrem de forma concomitante e inter-relacionadas às transições demográficas e epidemiológicas.[1]

O Brasil apresenta um quadro peculiar de duplo fardo de desnutrição e obesidade, principalmente nas classes menos favorecidas da sociedade.[12,13] Assim, a desnutrição e a obesidade não são questões que devem ser tratadas de forma independente, pois há evidências de que a primeira pode ser fator de risco para a segunda.

As alterações nos hábitos alimentares estão associadas à prevalência de sobrepeso e de obesidade. Entretanto, há áreas em que a fome, a subnutrição e a desnutrição ainda se encontram presentes, o que mostra que a transição nutricional não ocorre de forma homogênea em todas as regiões. Essa convivência gera consequências para a *saúde coletiva* pela dificuldade de gestão de políticas voltadas para problemas de ordem nutricional tão diversos. Neste livro, há capítulos subsequentes e específicos que irão tratar desses componentes que formam o quadro da transição nutricional: padrões alimentares, desnutrição, sobrepeso e obesidade e atividade física.

As mudanças sociais são contínuas ao longo da história e se intensificam de acordo com o contexto demográfico, a urbanização e a globalização.[4] O cenário do século XXI pode ser caracterizado pelo já citado aumento na prevalência de sobrepeso e obesidade, que convive com um quadro persistente de desnutrição, mas que pode ser reinterpretado no contexto das mudanças climáticas. Segundo relatório publicado pela Comissão *The Lancet* sobre "A sindemia global da obesidade, desnutrição e mudanças climáticas",[14] esses três pontos estão interligados, e isolar cada um não propicia soluções concretas. No relatório há a recomendação de tratar as três questões como parte de uma cadeia ampla de disfunção global, e, por consequência, sugere-se também que grupos dedicados a cada uma delas trabalhem em conjunto.[14]

A recomendação pode ser reforçada por experiências em outros países, como Índia e Reino Unido, que mostraram que nas políticas nacionais de alimentação, nutrição e saúde a ausência de integração entre diferentes setores prejudicou a eficácia dos programas. Na Índia, país que vivencia uma rápida transição nutricional marcada pelo duplo fardo, a preocupação principal do governo se limitou ao combate à desnutrição isoladamente, com intervenções específicas como suplementação nutricional de pré-escolares, sem considerar o consumo alimentar excessivo.[15,16] Assim, torna-se fundamental o fortalecimento da cobertura da atenção à saúde desde o período gestacional e a infância, por meio de uma abordagem multissetorial.[17]

Para alcançar a segurança alimentar e nutricional (SAN) e melhorar a nutrição da população do Sri Lanka, país insular ao sul da Índia, vários programas de intervenção e planos de implementação estão sendo desenvolvidos de forma multidimensional, incluindo políticas e planos nacionais de nutrição, de saúde escolar, de produção de alimentos, pesquisa e desenvolvimento, consumo e produção agrícola sustentável.[18]

Na África subsaariana, uma das últimas regiões a vivenciarem o processo de transição nutricional, um estudo com o objetivo de coletar informações para evitar resultados adversos à saúde previamente observados em outros países concluiu que as intervenções mais viáveis foram aquelas relacionadas a programas de saúde materno-infantil com abordagem simultânea dos problemas de desnutrição em curto prazo e de redução da tendência futura de excesso de peso; além de ações regulatórias fiscais para limitar o acesso a alimentos considerados não saudáveis; e da modernização do sistema de alimentos agroalimentares do país.[19] Fan, Yosef e Pandya-Lorch (2019)[20] também trazem a importância do vínculo entre agricultura, nutrição e saúde observada, por exemplo, no papel da agricultura na melhoria do acesso de famílias a alimentos saudáveis e na diversidade das dietas.

O sistema alimentar, desde o processo de produção, passando pela transformação, distribuição, publicidade e consumo, está diretamente relacionado à transição nutricional e deve não apenas ser capaz de ofertar alimentos, mas também de promover hábitos alimentares saudáveis e sustentáveis.[21]

No Brasil, diante do cenário de desnutrição e excesso de peso, a Política Nacional de Alimentação e Nutrição (PNAN) (Brasil, 2013)[22] propõe uma atuação intersetorial e interdisciplinar, integrando diferentes ações para o enfrentamento de agravos nutricionais. Um estudo que avaliou a PNAN nos municípios da Bahia indicou que essa é uma política de difícil implementação pela complexidade e amplitude que envolve diferentes programas e ações, mas que, quando implementada, revela uma forte associação com indicadores de desenvolvimento humano, SAN e cobertura da Estratégia de Saúde da Família (ESF).[23]

Ao analisar dados do estado nutricional da população brasileira usuária de serviços públicos de saúde registrada no Sistema de Vigilância Alimentar e Nutricional (Sisvan), entre 2008 e 2013, Nascimento et al. (2017)[24] observaram que o Índice de Desenvolvimento Humano Municipal e o Produto Interno Bruto *per capita* das unidades federativas estavam inversamente associados à cobertura, enquanto as equipes de Saúde da Família (eSF) tiveram associação positiva.

Apesar de essas ações representarem avanços no Brasil, existem iniquidades em suas distribuições dentro do território nacional, pois a abrangência é ainda reduzida em áreas vulneráveis, o que torna mais difícil o enfrentamento do duplo fardo, obesidade e desnutrição. Estudo que avaliou a atenção pré-natal de mulheres indígenas no Brasil indicou que, além de haver menor cobertura nessa população, somente para 56,9% delas houve solicitação de hemograma para diagnóstico e tratamento de anemia. Sabe-se que a anemia na gestação é fator de risco para o baixo peso ao nascer e a desnutrição na infância.[25] Esse cenário reforça a necessidade de iniciativas voltadas à redução das iniquidades sociais e não só as pautadas em ações assistencialistas.[4]

POLÍTICAS PÚBLICAS

Diante do quadro complexo e particular da transição nutricional no Brasil, no Ministério da Saúde (MS) e de forma mais específica no Departamento de Atenção Básica (DAB), há a Coordenação-Geral de Alimentação e Nutrição (CGAN), que determina, elabora e implementa ações, estratégias e programas relacionados à alimentação e nutrição.

No âmbito da CGAN, a PNAN é a estrutura que norteia as referidas ações, estratégias e programas.[26] Publicada pela primeira vez em 1999 e reavaliada e atualizada em 2011,[27] o objetivo da PNAN[22] é garantir "as condições de alimentação, nutrição e saúde da população brasileira, mediante a promoção de hábitos alimentares adequados e saudáveis, a vigilância alimentar e nutricional, a prevenção e o cuidado integral dos agravos relacionados à alimentação e nutrição".

Além de ser coerente com os princípios da universalidade, equidade e integralidade do Sistema Único de Saúde (SUS), a política apresenta suas especificidades, como reconhecer os componentes culturais da alimentação, respeitar as diversidades, promover escolhas autônomas, considerar o caráter interdisciplinar e intersetorial das ações, estratégias e programas de alimentação e nutrição.[22]

Assim, para que a PNAN cumpra seu propósito de dar respostas coerentes diante das demandas do complexo quadro da transição nutricional no Brasil, foram elencadas nove diretrizes, ilustradas na Figura 2.

Para a realização da PNAN, há responsabilidades específicas de cada esfera do governo: federal, estadual e municipal.[22]

Em relação às políticas internacionais, vale mencionar a "Estratégia Global para a Promoção da Alimentação Saudável, Atividade Física e Saúde" lançada pela Organização Mundial da Saúde (OMS), citada no próprio documento da PNAN.[28] Ao reconhecer as crescentes prevalências de DNT, por meio da participação de diferentes atores: consultores regionais, agências intergovernamentais,

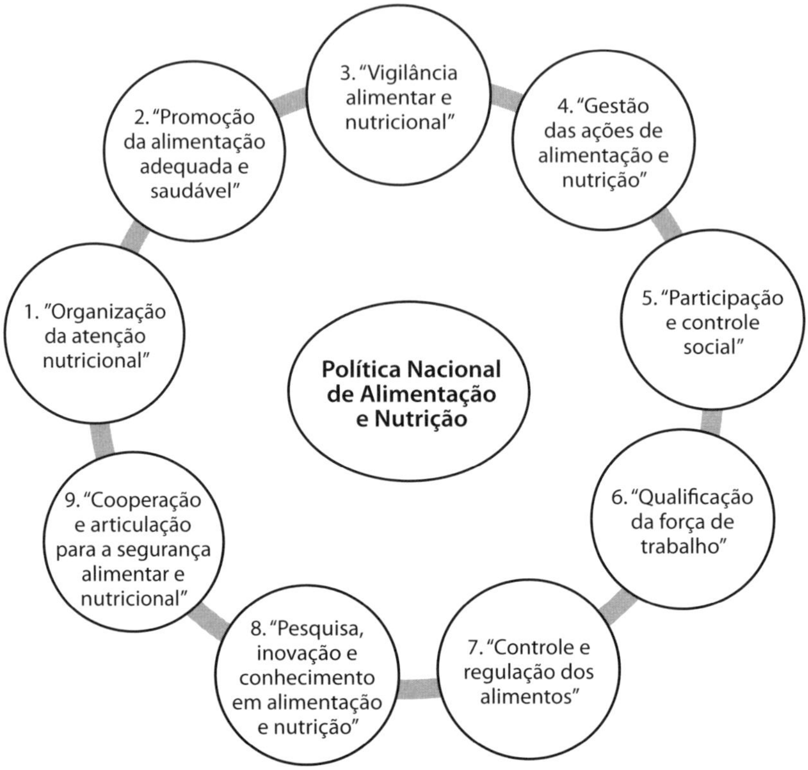

Figura 2 Diretrizes da Política Nacional de Alimentação e Nutrição do Brasil.
Fonte: Brasil (2013).[22]

representantes da sociedade civil e do setor privado, um grupo de especialistas independentes das seis regiões da OMS contribuiu com a formulação da estratégia.[28]

Basicamente, a estratégia, ao afirmar que as dietas não saudáveis e o sedentarismo estão entre as principais causas de DNT, como as cardiovasculares, *diabetes mellitus* tipo 2 e alguns cânceres que impactam nas estatísticas de mortalidade e na qualidade de vida, define quatro objetivos principais, ilustrados no Quadro 1.

É importante mencionar também que há uma série de compromissos firmados para concretizar as metas da "Década de Ação em Nutrição 2016-2025 das Nações Unidas", que estão relacionados ao duplo fardo e à complexidade da transição nutricional. Assim, há pontos específicos que foram mencionados, como reduzir a desnutrição infantil, o baixo peso ao nascer, a anemia em mulheres em idade reprodutiva, barrar o aumento do sobrepeso e da obesidade em crianças e adultos, reduzir o consumo de sódio, a pressão arterial e a mortalidade por DNT.[29]

Quadro 1 Objetivos da Estratégia Global para a Promoção da Alimentação Saudável

1	Controlar os fatores de risco alimentares e de atividade física para DNT por meio de ações de promoção da saúde e de prevenção.
2	Sensibilizar e promover o entendimento sobre a influência da dieta e da atividade física na saúde e dos impactos positivos das ações de prevenção.
3	Fortalecer os planos de ação e políticas, das globais às comunitárias, para a promoção da alimentação saudável e da atividade física com compromisso de diversos setores.
4	Monitorar dados científicos sobre fatores que influenciam a dieta e a atividade física, apoiar pesquisas, avaliar intervenções e formar recursos humanos.

Fonte: WHO (2004).[28]

Neste livro, nos capítulos a seguir, serão percorridas e discutidas todas as epidemiologias dos principais problemas de ordem nutricional do Brasil, além de ações, estratégias e programas específicos para cada um deles e os gerais que respondem às demandas do complexo quadro de transição nutricional no país. Serão brevemente discutidas também as políticas globais, especialmente preconizadas pela OMS, que retroalimentam e são retroalimentadas pelas políticas nacionais.

IMPLICAÇÕES PARA A PESQUISA E AS POLÍTICAS PÚBLICAS

Analisar e avaliar a PNAN, especialmente como suas diretrizes se desdobram em ações, estratégias e programas para o enfrentamento do cenário alimentar e nutricional do Brasil, é essencial. Por meio de sua análise e avaliação, podem ser compreendidos quais são os caminhos para a implementação das diretrizes, as forças políticas que atuam nos diferentes contextos, se há diretrizes que foram mais facilmente implementadas e quais foram as oportunidades no contexto técnico-científico ou no contexto político que as favoreceram.

Da mesma forma, caso sejam detectadas descontinuidades em diretrizes específicas, a identificação de quais não foram totalmente implementadas, quais foram os entraves no contexto técnico-científico ou político-social que as desfavoreceram pode ser interessante objeto de reflexão para a pesquisa, no sentido de reconstrução das políticas públicas.

ATIVIDADES E QUESTÕES PARA REFLEXÃO

- Discuta o que é a transição nutricional. Quais são suas etapas e quais são as características desse processo no Brasil?
- Escolha uma das diretrizes da PNAN e leia seu texto integral, que está disponível no documento da política.

- Discuta como o nutricionista pode atuar para que essa diretriz seja implementada com maior sucesso.
- Além do setor saúde, que outros setores estão envolvidos na realização da PNAN?
- Há sobreposições de temas e atuações nas diretrizes? Quais outras diretrizes poderiam compor o quadro elegido na PNAN?

REFERÊNCIAS BIBLIOGRÁFICAS

1. Popkin BM. Global nutrition dynamics: The world is shifting rapidly toward a diet linked with noncommunicable diseases. Am J Clin Nutr. 2006;84(2):289-98.
2. Oliveira RC. A transição nutricional no contexto da transição demográfica e epidemiológica. Rev. Min. Saúde Púb. 2014;3(5):16-23.
3. Mondini L, Gimeno SGA. Transição nutricional: significado, determinantes e prognóstico. In: Taddei JA, et al. Nutrição em saúde pública. Rio de Janeiro: Editora Rubio; 2011. p.561-3.
4. Souza NP, Lira PIC, Fontbonne A, Pinto FCL, Cesse EÂP. A (des)nutrição e o novo padrão epidemiológico em um contexto de desenvolvimento e desigualdades. Ciência & Saúde Coletiva. 2017;22(7):2257-66.
5. Tumas N, Rodríguez Junyent C, Aballay L, Scruzz, G, Pou S. Nutrition transition profiles and obesity burden in Argentina. Public Health Nutrition. 2019;22(12).
6. Popkin BM. Nutrition transition and the global diabetes epidemic. Current Diabetes Reports. 2015;15(9):64.
7. Lucchese TA, Breis AM, Rucker K, Bizarro VR, Mesquita Araújo LM, Gomes, et al. Diabetes, obesity and the nutrition transition in the Mercosur. Open Journal of Endocrine and Metabolic Diseases. 2016;6:28-37.
8. Jaime PC, Delmuè DCC, Campello T, Silva DO, Santos LMP. Um olhar sobre a agenda de alimentação e nutrição nos trinta anos do Sistema Único de Saúde. Ciência e Saúde Coletiva. 2018;23(6):1829-36.
9. Popkin B. Nutritional patterns and transitions. Population and Development Review. 1993;19(1):138-57
10. Teixeira ARR. O paradoxo nutricional: a coexistência de diferentes tipos de malnutrição. Instituto de Ciências Biomédicas Abel Salazar, Universidade do Porto; 2017.
11. Popkin BM. The shift in stages of the nutrition transition in the developing world differs from past experiences. Public Health Nutr. 2002;5(1):205-14.
12. Monteiro CA, Conde WL, Popkin BM. Is obesity replacing or adding to undernutrition? Evidence from different social classes in Brazil. Public Health Nutr. 2002;5(1A):105-12.
13. Monteiro CA, Conde WL, Popkin BM. The burden of disease from undernutrition and overnutrition in countries undergoing rapid nutrition transition: a view from Brazil. Am J Public Health. 2004;94:433.
14. Swinburn BA, Kraak VI, Allender S, Atkins VJ, Baker PI, Bogard JR, et al. The global syndemic of obesity, undernutrition, and climate change: The Lancet Commission Report. Lancet. 2019;393(10173):791-846.
15. Kapil U, Sachdev HP. Urgent need to orient public health response to rapid nutrition transition. Indian J Community Med. 2012;37(4):207-10.

16. Lang T, Rayner G, Rayner M, Barling D, Millstone E. Policy councils on food, nutrition and physical activity: The UK as a case study. Public Health Nutr. 2005;8(1):11-9.
17. Barker DJ, Eriksson JG, Forsén T, Osmond C. Fetal origins of adult disease: Strength of effects and biological basis. Int J Epidemiol. 2002;31:1235-9.
18. Weerahewa J, Wijetunga CS, Babu SC, Atapattu N. Food policies and nutrition transition in Sri Lanka: Historical trends, political regimes, and options for interventions. IFPRI Discussion Paper 1727. 2018.
19. Haggblade S, Duodu KG, Kabasa JD, Minnaar A, Ojijo NK, Taylor JR. Emerging early actions to bend the curve in Sub-Saharan Africa's nutrition transition. Food Nutr Bull. 2016;37(2):219-41.
20. Fan S, Yosef S, Pandya-Lorch R. Agriculture for improved nutrition: Seizing the momentum. Wallingford, UK: International Food Policy Research Institute (IFPRI) and CABI; 2019.
21. Global Panel on Agriculture and Food Systems for Nutrition. Food systems and diets: Facing the challenges of the 21st century. London: WHO; 2016.
22. Brasil. Política Nacional de Alimentação e Nutrição. Brasília: Ministério da Saúde; 2013.
23. Santos SMC. Política Nacional de Alimentação e Nutrição: avaliação da implementação de programas em municípios baianos. Demetra: Alimentação, Nutrição & Saúde. 2017;12(1):137-55.
24. Nascimento FA, Silva SA, Jaime PC. Cobertura da avaliação do estado nutricional no Sistema de Vigilância Alimentar e Nutricional brasileiro: 2008 a 2013. Cad Saúde Pública. 2017;33(12).
25. Garnelo L, Horta BL, Escobar AL, Santos RV, Cardoso AM, Welch James R, et al. Avaliação da atenção pré-natal ofertada às mulheres indígenas no Brasil: achados do Primeiro Inquérito Nacional de Saúde e Nutrição dos Povos Indígenas. Cad Saúde Pública. 2019;35(3).
26. Brasil. Ministério da Saúde. Secretaria de Atenção à Saúde. Departamento de Atenção Básica [Homepage na Internet]. Brasília: Ministério da Saúde; 2019. Disponível em: http://dab.saude.gov.br/portaldab/dab.php. Acesso em: 17 jan. 2019.
27. Brasil. Portaria n. 2.715, de 17 de novembro de 2011. Atualiza a Política Nacional de Alimentação e Nutrição. Brasília: Ministério da Saúde; 2011.
28. WHO. Global strategy on diet, physical activity and health. Geneva: World Health Organization; 2004.
29. WHO. Driving commitment for nutrition within the UN Decade of Action on Nutrition: Policy brief. Geneva: World Health Organization; 2018.

2

Padrões alimentares

Daniela Assumpção
Eliseu Verly Junior
Ana Beatriz Gonzalez
Joverlany Pessoa de Albuquerque
Julicristie Machado de Oliveira

PANORAMA E ASPECTOS CONCEITUAIS

O Brasil tem passado por um processo rápido e particular de transição nutricional. Nesse contexto, os padrões alimentares sofreram mudanças desfavoráveis, com a redução da participação na cesta de alimentos de itens tradicionais e básicos, combinada ao aumento de consumo de alimentos processados, ultraprocessados e a alimentação fora dos domicílios.

Idealmente, o monitoramento do consumo alimentar em uma população deve se basear em dados obtidos por meio de instrumentos próprios para mensuração do que é consumido de fato (como o recordatório de 24 horas e o registro alimentar).[1] A coleta de dados sobre consumo alimentar com cobertura nacional se iniciou no Brasil na década de 1970, com o Estudo Nacional de Despesas Familiares (Endef), coordenado pelo Instituto Brasileiro de Geografia e Estatística (IBGE) e, posteriormente, pelo Inquérito Nacional de Alimentação (INA), em 2008/2009 e 2017/2018.[2-4] O considerável intervalo de tempo entre o Endef e os dois últimos inquéritos, bem como as diferenças metodológicas, dificulta a comparação direta dos resultados. Contudo, nesse intervalo, além do Endef 1974/1975,[5] foram realizados cinco inquéritos que mensuraram gastos familiares com alimentação, as Pesquisas de Orçamentos Familiares (POF) conduzidas nos anos de 1987/1988, 1995/1996, 2002/2003, 2008/2009 e 2017/2018.[6]

Esses dados permitem a construção de uma série histórica sobre aquisição domiciliar de alimentos, e essa foi a única base de dados que permitiu observar como se deu o processo de mudanças nos padrões alimentares no Brasil. As POF não captam o produto adquirido e consumido fora do lar (registram somente o

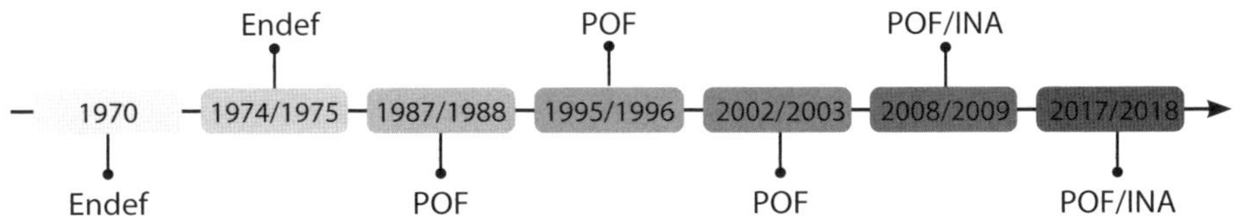

Figura 1 Linha do tempo das pesquisas sobre consumo alimentar no Brasil.
Fonte: Elaborado pelos autores.

que foi comprado e levado para o domicílio), o que é uma limitação do uso desses dados para fins de avaliação de consumo, especialmente quando se considera o período de crescimento dos gastos com alimentação fora do lar (de 24,1% em 2002/2003 para 32,8% em 2017/2018).[1,6] Informações do INA 2017/2018 mostram que o consumo alimentar fora do domicílio representou 12,2% (adolescentes), 14,6% (adultos) e 5,6% (idosos) do valor energético total da dieta (IBGE, 2020).[4]

ASPECTOS EPIDEMIOLÓGICOS

Entre a década de 1970 e o início dos anos 2000,* as maiores mudanças observadas nos padrões de compra de alimentos no Brasil foram: redução na participação calórica de arroz polido, de 19,1 para 16,2%; feijões e outras leguminosas, de 8,1 para 5,4%; ovos, de 1,2 para 0,7%; e gordura animal, particularmente toucinho, de 2,1 para 0,5%. No caso do arroz, a maior redução foi observada no meio urbano (17,3 para 15,4%) quando comparado ao rural (19,3 para 19,0%). Para o feijão, a maior redução ocorreu no meio rural (9,0 para 6,8%) quando comparado ao urbano (5,8 para 5,1%). Os itens cuja participação calórica aumentou nesse período foram o frango, de 1,6 para 4,0%; embutidos, de 1,1 para 2,2%; refrigerantes, de 0,4 para 1,7%; e refeições prontas e misturas industrializadas, de 1,3 para 2,3%. Os percentuais de verduras, legumes, frutas e sucos naturais tiveram pouca variação no período, com pequena redução, de 1,1 para 0,8% (verduras e legumes) e de 2,2 para 2,0% (frutas e sucos naturais).[7,8] No Endef 1974/1975,[5] os gastos com alimentação representavam 33,9% do total das despesas de consumo das famílias, percentual que diminuiu no decorrer dos anos para 20,8% (2002/2003), 19,8% (2008/2009) e 17,5% (2017/2018), se-

* A pesquisa de 1974/75 contemplou somente as áreas metropolitanas de Belém, Fortaleza, Salvador, Belo Horizonte, Rio de Janeiro, São Paulo, Curitiba e Porto Alegre, Distrito Federal e o município de Goiânia. A pesquisa de 2008/2009 cobriu todas as unidades da federação.

gundo informações da POF. Nas famílias de menor renda (até R$ 1.908,00), os gastos com alimentação alcançaram 22,6% da despesa total, o que correspondeu a somente 7,6% nas famílias com renda superior a R$ 23.850,00, em 2017/2018. Quanto aos grupos alimentares, no período de 2002 a 2018, observou-se queda na participação de cereais, leguminosas e oleaginosas (de 10,4 para 5,0%), farinhas e massas (de 5,7 para 3,6%), óleos e gorduras (de 3,4 para 1,7%) e um pequeno aumento na participação de frutas (de 4,2 para 5,2%), verduras e legumes (de 3,0 para 3,6%).[6]

No que tange aos alimentos adquiridos nos domicílios brasileiros, classificados segundo a extensão e o propósito do processamento industrial, foram constatadas mudanças significativas no período entre 2002/2003 e 2017/2018. A participação calórica dos alimentos *in natura* ou minimamente processados passou de 53,3 para 49,5%, e a participação de ingredientes culinários processados passou de 25,8 para 22,3% no período avaliado. Por outro lado, a participação de alimentos processados aumentou de 8,3 para 9,8%, e a participação de alimentos ultraprocessados aumentou de 12,6 para 18,4% no mesmo período.[9] Chama a atenção a diferença na participação de alimentos ultraprocessados segundo grupos etários: 26,7% em adolescentes, 19,5% em adultos, e 15,1% em idosos.[4] A definição desses grupos segundo o processamento industrial será melhor apresentada mais adiante neste capítulo.

Em contrapartida, em estudo que comparou a participação de alimentos regionais no estado do Amazonas observou-se redução de 22,0% (2002/2003) para 17,0% (2008/2009). As reduções foram mais expressivas na zona rural para farinha de mandioca (de 21,4 para 18,3%) e peixes de água doce (de 21,4 para 10,4%).[10]

Os resultados do INA, de 2008/2009, mostraram que arroz (84,0%), café (79,0%), feijão (72,8%), pão de sal (63,0%), carne bovina (48,7%), sucos e refrescos (39,8%), refrigerantes (23,0%) e biscoitos salgados (15,9%) constavam entre os 20 alimentos com maiores prevalências de consumo no país. A banana, fruta mais referida, e a salada crua apresentaram prevalências de 16,0%. A análise por grupo etário revelou que os adolescentes de 10 a 19 anos incluíam sucos e refrescos, refrigerantes, doces, salgados fritos e assados, bebidas lácteas e biscoitos doces entre os 20 alimentos mais prevalentes na dieta. Refrigerantes, salgados fritos e assados estavam na lista dos mais prevalentes na dieta de adultos de 20 a 59 anos; e sucos e refrescos, queijos e salada crua, para adultos e idosos. Apenas os idosos referiram duas frutas (banana e laranja) e uma hortaliça (alface), além da salada crua, entre os alimentos mais ingeridos.[11]

Em geral, na comparação dos resultados do INA 2017/2018 e 2008/2009 observou-se que o consumo de arroz com feijão ainda é a base da dieta tradicional brasileira, que a ingestão de refrigerantes diminuiu em todos os estratos de renda, especialmente na camada mais rica da população; e que o consumo de alimentos fora do domicílio reduziu entre as duas pesquisas. Por outro lado, verificou-se uma pequena queda no consumo de frutas e hortaliças, continuando muito aquém das cotas recomendadas; queda na ingestão de fibras alimentares em ambos os sexos e em todos os grupos etários; aumento no consumo de açúcar de adição e de preparações como sanduíches e tortas salgadas.[4]

As mudanças nos padrões alimentares da população também são evidenciadas por pesquisas nacionais que buscam monitorar a frequência e a distribuição dos principais fatores de risco para as doenças não transmissíveis (DNT).

A Vigilância de Fatores de Risco e Proteção para Doenças Crônicas por Inquérito Telefônico (Vigitel), realizada com periodicidade anual desde 2006, obtém informações da população adulta (idade ≥ 18 anos) que reside nas capitais dos estados brasileiros e no Distrito Federal (DF).[12] Uma série temporal elaborada com dados do Vigitel de 2008 a 2016, que analisou o consumo de frutas e hortaliças, identificou um aumento significativo nas prevalências de consumo regular (≥ 5 dias/semana), de 33,0 para 35,2%, e recomendado (≥ 5 vezes/dia), de 20,0 para 24,4%.[13] Ademais, a prevalência de consumo de refrigerantes (≥ 5 dias/semana) reduziu de 30,9% (2007) para 15,0% (2019).[14] Resultados do Vigitel 2019 indicam que o consumo regular de frutas e hortaliças foi de 34,3% (IC95%: 33,4-35,2) e o recomendado (5 porções/dia) foi de 22,9% (IC95%: 22,1-23,7) para todo o conjunto dos adultos avaliados.[14]

A Pesquisa Nacional de Saúde do Escolar (PeNSE) foi realizada em escolas públicas e privadas das capitais dos estados brasileiros e do DF, nos anos de 2009, 2012 e 2015. A ingestão de alimentos marcadores de padrões saudáveis e não saudáveis foi investigada por meio da frequência de consumo nos sete dias prévios à entrevista. Um estudo que comparou os resultados das edições de 2009 e 2012 verificou uma redução significativa do consumo regular (≥ 5 dias/semana) de feijão (62,5 para 60,0%), frutas (31,5 para 29,8%), refrigerantes (37,2 para 35,4%) e guloseimas (50,9 para 42,6%).[15] Segundo a PeNSE 2015, 41,6% dos estudantes ingeriam guloseimas (doces, balas, chicletes, chocolates); 31,3%, produtos alimentícios como embutidos, salgadinhos de pacote, biscoitos salgados e macarrão instantâneo; 26,7%, refrigerantes; e 13,7%, salgados fritos, em ≥ 5 dias/semana. Quanto às proporções de consumo regular de feijão, frutas e hortaliças, os valores corresponderam a 60,7, 32,7 e 37,7%, respectivamente. O consumo de guloseimas (47,7% no estado de São Paulo) e de refrigerantes (32,0% na região Centro-Oeste e 30,0% no Sudeste) foi superior à média nacional.[16]

A Pesquisa Nacional de Saúde (PNS) foi conduzida pelo IBGE, em parceria com o Ministério da Saúde (MS), em 2013. As prevalências de consumo de alimentos saudáveis pela população adulta, com 18 anos ou mais, foram de 71,9%

para o feijão (≥ 5 dias/semana), 37,3% para frutas e hortaliças (≥ 5 vezes/dia, em ≥ 5 dias/semana) e 54,6% para peixes (≥ 1 vez/semana). Foram constatadas desigualdades no consumo desses alimentos: para o feijão, pessoas do sexo masculino, com baixa escolaridade, que residiam em área rural e os que se declararam pretos e pardos apresentaram maiores prevalências de consumo; para as frutas e hortaliças, as prevalências de consumo recomendado foram mais elevadas nas mulheres, nos idosos, nos que possuíam maior escolaridade, nos brancos e nos que viviam em área urbana; o consumo de peixe foi menor nos segmentos mais jovens (18 a 24 anos), sem ou com baixa escolaridade, e nos que residiam em área rural.[17] No que se refere aos marcadores de alimentação não saudável, a prevalência de consumo regular de refrigerante ou refresco foi de 23,4%, maior no sexo masculino, nos indivíduos com níveis intermediários de instrução (fundamental completo e médio incompleto, médio completo e superior incompleto) e nos que viviam em área urbana.[18]

A Pesquisa Nacional de Demografia e Saúde da Criança e da Mulher (PNDS), realizada em 2006, aplicou um questionário composto por uma lista de 20 alimentos, grupos de alimentos ou preparações para avaliar a frequência de consumo alimentar de crianças de dois a cinco anos, nos sete dias prévios à entrevista. O consumo diário de feijão foi verificado em 68,2% das crianças, o de verduras, legumes e frutas em 13,8, 19,5 e 43,8%, respectivamente. Quanto aos marcadores de alimentação não saudável, 25,3% ingeriam refrigerante/suco artificial, 25,5% doces e 47,4% biscoitos/bolachas, diariamente.[19] Em 2013, a PNS coletou informações sobre o consumo de marcadores saudáveis e não saudáveis de alimentação de todas as crianças menores de dois anos, residentes nos domicílios da amostra. O consumo de refrigerante ou suco artificial no dia anterior à entrevista foi de 32,3% (IC95%: 30,2-34,4) das crianças e o de biscoitos, bolacha ou bolo foi de 60,8% (IC95%: 58,6-63,0); as prevalências de consumo de refrigerante/suco artificial variaram de 25,5% na região Nordeste a 38,5% na Sul, enquanto as de biscoito, bolacha ou bolo oscilaram de 51,9% na região Norte a 65,3% na Centro-Oeste, e não foi observada diferença significativa no consumo desses alimentos entre as crianças residentes em domicílios urbanos ou rurais.[20]

Passados 14 anos da realização da PNDS 2006, o MS financiou o Estudo Nacional de Alimentação e Nutrição Infantil (Enani-2019), cujo objetivo foi avaliar as práticas de aleitamento materno, de consumo alimentar, o estado nutricional e as deficiências de micronutrientes de crianças menores de cinco anos. O Enani-2019 avaliou 14.584 crianças, uma amostra representativa das macrorregiões do Brasil, inclusive das áreas rural e urbana, sexo e faixa etária. Foram feitas duas visitas domiciliares, a primeira para obter informações sobre os hábitos alimentares da criança, amamentação, uso de suplementos, habilidades culinárias dos responsáveis pela criança, gestação da criança, características socioeconômicas da família, e também foram aferidas medidas de peso corporal e estatura das crianças e suas mães biológicas. A segunda visita ao domicílio foi previamente agendada para efetuar a coleta de sangue da criança. Os dados preliminares do Enani estão sendo divulgados no *site* https://enani.nutricao.ufrj.br/. [21]

Em 2009, o Brasil realizou o I Inquérito Nacional de Saúde e Nutrição dos Povos Indígenas. Nos domicílios indígenas, os alimentos foram obtidos principalmente por meio de compra (96,3%), cultivo ou criação doméstica de animais (83,2%), coleta (69,0%), caça ou pesca (64,7%). A cesta básica foi referida em 41,1% dos domicílios, com disparidades entre as macrorregiões do país: 3,5% na Norte, 30,6% na Nordeste, 77,8% na Sudeste/Sul e 88,6% na Centro-Oeste. Em quase todos os domicílios foi constatado o costume de utilizar sal, açúcar e óleo/gordura na alimentação, como óleos vegetais, margarina e banha.[22]

Pesquisas que se propõem a investigar o consumo alimentar da população são indispensáveis para o monitoramento e a vigilância dos indicadores de saúde e nutrição; além disso, geram informações essenciais para a formulação e avaliação de políticas públicas.

EVIDÊNCIAS

A Organização Mundial da Saúde (OMS) preconiza medidas como taxação/tributação de alimentos ultraprocessados para a prevenção de DNT.[23,24] Resultados de pesquisas apontam que medidas de taxação de alimentos não saudáveis ou de subsídios aos alimentos saudáveis contribuem para melhorar a qualidade da alimentação, reduzir o peso corporal e a incidência de DNT.[25,26,27] Um estudo realizado na Nova Zelândia verificou que a taxação de 20,0% sobre alimentos ricos em gordura saturada e sódio poderiam evitar 5,0 e 6,8% dos óbitos anuais, respectivamente, enquanto o mesmo subsídio sobre frutas e hortaliças poderia evitar quase 2,0% dos óbitos; a combinação desses itens evitaria 8,1% das mortes anuais para o total da população e em torno de 15,0% entre os segmentos de baixa e de alta renda.[27]

Para conter a epidemia de obesidade infantil, o México, em 2013, adotou uma lei de tributação de bebidas com adição de açúcar, que resultou na redução de 10% do consumo de refrigerantes e no aumento da ingestão de água em 13%. O Instituto Nacional de Saúde Pública do México estimou que um aumento de 10% no preço das bebidas adoçadas geraria uma queda de quase 12% na incidência de *diabetes mellitus* tipo 2 e uma economia de 300 milhões a 1,57 bilhões de dólares em gastos médicos diretos.[28]

No Brasil, um estudo que utilizou dados da POF 2002/2003 mostrou que um incremento de 30,0% no preço de bebidas açucaradas levaria a uma redução de 25,0% na ingestão dessas bebidas, o que corresponderia a 30,9% nos domicílios classificados no primeiro quartil da distribuição de renda.[29] No que se refere ao consumo de frutas e hortaliças, a redução de 1% no preço elevaria em 0,8% a sua participação sobre o total de calorias adquiridas no domicílio, e o aumento de 1% na renda familiar produziria um incremento de 0,3% na participação desses alimentos no total de calorias.[30]

Ainda são grandes os desafios para deter o crescimento das DNT, ressaltando a importância de implementar políticas fiscais, como a tributação de produtos alimentícios não saudáveis, além de outras medidas como a proibição da publicidade de alimentos para crianças, a regulamentação da rotulagem de alimentos, o incentivo ao aleitamento materno, à prática de atividade física, entre outras.[28,31]

POLÍTICAS PÚBLICAS

Para enfrentamento das mudanças ocorridas no padrão alimentar da população brasileira, o MS desenvolveu e implementou algumas ações e estratégias, como o Guia Alimentar para a População Brasileira.[32] O referido guia é uma das estratégias de "promoção da alimentação saudável e adequada", uma das diretrizes da Política Nacional de Alimentação e Nutrição (PNAN).[33]

A primeira versão do Guia Alimentar para a População Brasileira foi publicada em 2006. Como os resultados das mudanças sociais vivenciadas no Brasil na última década impactaram de forma substancial os modos de comer, o MS, após um processo de discussão participativo que englobou debates e consulta pública, lançou uma versão renovada em 2014.[32]

Uma das propostas do guia é a classificação dos alimentos de acordo com o processamento industrial:

- *In natura* ou minimamente processados. *In natura*: alimentos obtidos de plantas ou animais, sem serem alterados. Alimentos minimamente processados: produzidos com alteração mínima, como lavagem e corte. Exemplos: cereais (arroz, milho, farinha de trigo, aveia), leguminosas (feijão, fava, lentilha, ervilha), frutas, legumes, verduras, raízes, tubérculos, carne, leite e iogurtes sem adição de açúcar.[32]
- Óleos, gorduras, sal e açúcar. Obtidos por extração de alimentos *in natura* por meio de processos como moagem, prensagem e refino. Exemplos: óleos (soja, milho, girassol, oliva), gorduras (banha, manteiga, pasta de amendoim, gordura de coco), sal (refinado, marinho, grosso, rosa) e açúcar (branco, cristal, demerara, mascavo).[32]
- Alimentos processados. Obtidos por processo industrial, com adição de açúcar, sal ou outros ingredientes de uso culinário a alimentos *in natura*. Exemplos: frutas em calda, frutas cristalizadas, conservas de hortaliças, extrato

de tomate, carne-seca, peixes enlatados, queijos e pães feitos com farinha de trigo, fermento, água e sal.[32]

- Alimentos ultraprocessados. Formulações obtidas por processo industrial, que têm como base substâncias que foram extraídas de alimentos (óleos, gorduras, açúcar, amido, proteínas), derivadas de constituintes de alimentos (gorduras hidrogenadas) ou que foram sintetizadas em laboratório (corantes, aromatizantes, realçadores de sabor). Exemplos: balas, chocolates, biscoitos, sorvetes, refrigerantes, refrescos, iogurtes com açúcar, macarrão instantâneo, preparações prontas e congeladas.[32]

De forma a facilitar o entendimento das informações apresentadas e discutidas, o guia traz algumas recomendações como os "10 passos para a alimentação saudável":

Quadro 1 Descrição dos 10 passos para a alimentação saudável de acordo com o Guia Alimentar para a População Brasileira

10 passos para alimentação saudável	
1	"Fazer de alimentos *in natura* ou minimamente processados a base da alimentação."
2	"Utilizar óleos, gorduras, sal e açúcar em pequenas quantidades ao temperar e cozinhar alimentos e criar preparações culinárias."
3	"Limitar o consumo de alimentos processados."
4	"Evitar o consumo de alimentos ultraprocessados."
5	"Comer com regularidade e atenção, em ambientes apropriados e, sempre que possível, com companhia."
6	"Fazer compras em locais que ofertem variedades de alimentos *in natura* ou minimamente processados."
7	"Desenvolver, exercitar e partilhar habilidades culinárias."
8	"Planejar o uso do tempo para dar à alimentação o espaço que ela merece."
9	"Dar preferência, quando fora de casa, a locais que servem refeições feitas na hora."
10	"Ser crítico quanto a informações, orientações e mensagens sobre alimentação veiculadas em propagandas comerciais."

Fonte: Brasil (2014).[32]

O Guia Alimentar para a População Brasileira é um documento mais denso. Assim, com vistas a promover a permeabilidade da estratégia, outros materiais foram elaborados e divulgados pelo MS, quais sejam:

- Guia Alimentar para a População Brasileira Versão Resumida.[34]
- *Folder* com os "obstáculos para uma alimentação adequada e saudável".[35]
- *Folder* no qual se discutem as "habilidades culinárias".[36]

- *Folder* que fornece elementos para a "escolha dos alimentos".[37]
- *Folder* com a mensagem "tenha mais atenção com sua alimentação no seu dia a dia".[38]
- Cartão com os "Dez passos para uma alimentação adequada e saudável".[39]

Além de materiais de apoio aos profissionais de saúde:

- "Alimentação Cardioprotetora", em parceria com o Hospital do Coração.[40]
- "Desmistificando Dúvidas sobre Alimentação e Nutrição", em parceria com a Universidade Federal de Minas Gerais, UFMG, um material de apoio para profissionais de saúde.[41]
- "Alimentação e saúde: a fundamentação científica do Guia Alimentar para a População Brasileira".[42]

Publicações em consonância com a OMS, que elaborou a *Healthy Diet*, uma breve ficha informativa, com o objetivo de estimular o consumo de frutas e hortaliças, e traz orientações gerais para uma alimentação diversificada, equilibrada e saudável, conforme as necessidades individuais e culturais, como idade, sexo, grau de atividade física, hábitos alimentares e alimentos disponíveis localmente.[43]

As recomendações sobre a alimentação nos dois primeiros anos de vida serão tratadas em capítulo posterior deste livro.

Sobre a regulamentação de alimentos, o MS considera ser uma possibilidade eficaz para melhorar os padrões alimentares. O plano de ação para o enfrentamento das DNT menciona a adequação da rotulagem de alimentos, com aprimoramento, facilitação das informações, inclusão de alertas sobre riscos à saúde em publicidade de alimentos processados, o fortalecimento da regulamentação da publicidade infantil e da intersetorialidade na regulamentação da publicidade de alimentos e bebidas.[44]

Nessa perspectiva, para avaliar a eficácia de políticas públicas e da regulamentação de alimentos no Brasil, o Instituto Brasileiro de Defesa do Consumidor (Idec) identificou e submeteu 81 projetos de lei à análise de especialistas e organizações da sociedade civil e governamentais.[45] Foi constatado que nenhum projeto de lei continha todas as propostas consideradas prioritárias pela pesquisa, a saber: restrição à publicidade de alimentos e bebidas para crianças, proibição à comercialização de alimentos associada com brindes e brinquedos, restrições à comercialização de alimentos não saudáveis nas escolas, obrigatoriedade de mensagens de alerta na publicidade/rotulagem sobre os riscos de ingerir alimentos ultraprocessados. Quando consumidos em excesso e de modo habitual, os alimentos ultraprocessados predispõem o indivíduo a maior risco de desenvolver DNT como obesidade, hipertensão arterial e *diabetes mellitus* tipo 2.

No Brasil, é considerado ilegal o direcionamento publicitário de qualquer produto/serviço destinado ao segmento infantil, incluindo a publicidade de alimentos e bebidas não alcoólicas, considerada uma prática abusiva que viola os direitos assegurados pela legislação.[46] A publicidade infantil é regulamentada pela Resolução n. 163/2014, pelo Conselho Nacional dos Direitos da Criança e do Adolescente,[46] além do Estatuto da Criança e Adolescente (ECA),[47] o Código de Defesa do Consumidor,[48] a Norma Brasileira para Comercialização de Alimentos para Lactentes[49] e o Código Brasileiro de Autorregulação Publicitária do Conselho Nacional de Autorregulação Publicitária.[50] Entretanto, apesar dos avanços com base na Resolução n. 163/2014[46] e das 22 normas que regulamentam a publicidade infantil no país, temos ainda diversas peças publicitárias em que as crianças são o público-alvo.[51]

Em relação à primeira infância, a Anvisa regulamenta as fórmulas para recém-nascidos e fórmulas infantis em geral, bem como mamadeiras, bicos, chupetas ou qualquer outro artigo que possa reconhecidamente prejudicar a amamentação, proibidos em qualquer ação publicitária, e em qualquer ação promocional, como descontos, brindes e/ou exposição diferenciada nos estabelecimentos comerciais.[52] A rotulagem desses produtos não poderá induzir ao uso, e, dessa forma, é proibido ter imagens ou textos que estimulem seu consumo, como por exemplo "baby" ou "ideal para bebê", além da proibição de personagens de desenhos e/ou filmes ou simbologias infantis.[50]

No Brasil, dispõe-se também da regulamentação para bebidas alcoólicas. O consumo de álcool pode causar dependência e uma série de problemas de saúde (quadro de confusão mental, déficits cognitivos, alterações de humor, memória tardia), que podem acarretar violência, problemas financeiros, acidentes de trânsito e acidentes de trabalho, por exemplo.[53]

A regulamentação da publicidade na tentativa de mitigar ou eliminar a exposição a bebidas alcoólicas é uma estratégia para reduzir o consumo do álcool, evitar danos relacionados e contribuir com a saúde coletiva. A publicidade do álcool em vários meios de comunicação e o patrocínio de eventos esportivos são fatores que estimulam o seu consumo.[50,53]

No continente americano, aproximadamente 40% dos países não têm restrição à publicidade de bebidas alcoólicas. Estima-se que, entre os jovens, a exposição às peças publicitárias de álcool aumenta em cinco vezes a possibilidade do consumo e aumenta em 19 vezes quando o anúncio possui o tema "festa". O álcool é um dos principais fatores de risco para incapacidades e morte em pessoas com idade entre 15 e 49 anos.[54] Esses dados indicam que, quanto maior a exposição à publicidade de bebidas alcoólicas, maiores são as possibilidades do consumo, inclusive a ingestão precoce de bebidas.

A Organização Pan-Americana da Saúde (Opas/OMS) publicou um documento que propõe regulações na publicidade de produtos nocivos à saúde. O documento se baseia na Estratégia Global de Ação Regional da Opas dos planos de ação da OMS para a prevenção e controle das DNT e disponibiliza estudos e evidências que apoiam a regulamentação da publicidade de álcool, além de trazer sugestões que podem contribuir no planejamento, desenvolvimento, implementação e avaliação de políticas públicas.[54,55] No Brasil, o Código Brasileiro de Autorregulamentação Publicitária dispõe de orientações e normas para a publicidade de bebidas alcoólicas.[50]

A regulamentação da publicidade de alimentos e bebidas não alcoólicas para crianças, fórmulas infantis e bebidas alcoólicas são ações importantes e necessárias para enfrentar as mudanças desfavoráveis nos padrões de alimentação e deter o crescimento das DNT. A regulamentação, portanto, deve ser discutida amplamente em diversos âmbitos e ser cada vez mais fortalecida e implementada.

IMPLICAÇÕES PARA A PESQUISA E AS POLÍTICAS PÚBLICAS

Algumas análises e avaliações já foram realizadas com vistas a compreender o impacto das políticas de promoção da alimentação adequada e saudável. Por exemplo, estudos buscaram conhecer como a publicidade de alimentos se comporta em um contexto em que o Guia Alimentar para a População Brasileira traz uma reflexão sobre os alimentos processados e ultraprocessados,[56] bem como sobre suas intersecções com o desenvolvimento rural sustentável.[57] Vale lembrar que estão em curso iniciativas que propõem a regulamentação da publicidade e mudanças na rotulagem de alimentos.

No Brasil, informações sobre quantidade de calorias, gorduras, carboidratos e sódio são obrigatórias desde 2013. Entretanto, sabe-se a dificuldade da população para realizar a leitura e compreender as informações contidas nos rótulos nutricionais. Como pontos que dificultam a leitura da rotulagem temos: letras muito pequenas; utilização de termos técnicos e números; poluição visual da embalagem e a necessidade de fazer cálculos para concluir uma informação.[58]

Nessa perspectiva, é notória a importância de adequar a rotulagem nutricional, por isso a proposta do Instituto Brasileiro de Defesa do Consumidor (Idec) é garantir a informação de uma forma mais simples e de modo frontal. A rotulagem frontal contribui para identificar com facilidade a informação, fazer comparações dos produtos alimentícios, além de ser uma forma rápida e prática para avaliar dados da composição nutricional do produto.[45,58]

A Agência Nacional de Vigilância Sanitária (Anvisa), reconhecendo a necessidade do aprimoramento regulatório, realizou uma investigação para mapear os fatores que dificultam o uso da rotulagem nutricional na população brasileira.[59] Em setembro de 2019, foram abertas consultas públicas de revisão regulatória para a divulgação das regras e os requisitos técnicos para a declaração da rotulagem nutricional dos alimentos embalados.[60] A indústria apresentou o modelo de semáforo como imagem para a rotulagem frontal, a Anvisa apresentou o modelo de lupa[61] e o Idec apresentou o modelo de advertência.[45]

Após votação por unanimidade, a Anvisa aprovou em outubro de 2020 uma nova norma sobre a rotulagem nutricional.[61] Com intuito de ajudar o consumidor a identificar alimentos que trazem riscos à saúde, entre as novas regras consta a adoção da rotulagem frontal da embalagem na parte superior, em local de fácil visualização. O *design* de lupa foi desenvolvido para identificar o alto teor de três nutrientes: açúcares adicionados, gorduras saturadas e sódio, e podem ter alterações na apresentação da embalagem conforme a quantidade desses nutrientes, como pode ser observado na Figura 2. Além disso, a tabela de informação nutricional foi revisada para melhor legibilidade, e deve apresentar suas informações com letras pretas e fundo branco, com a tabela próxima à lista de ingredientes, em superfície contínua e a padronização do valor energético e nutricional em 100 g ou 100 mL para facilitar a leitura e comparação das rotulagens.[61]

Posterior à publicação no *Diário Oficial da União*, as regras entram em vigor 24 meses depois. Quanto aos produtos que estiverem no mercado, assim que a norma entrar em vigor, o fabricante terá um prazo de 12 meses para realizar as adequações. Para os produtos destinados ao processamento industrial ou aos serviços de alimentação deverão se adequar à data de entrada do regulamento.[61]

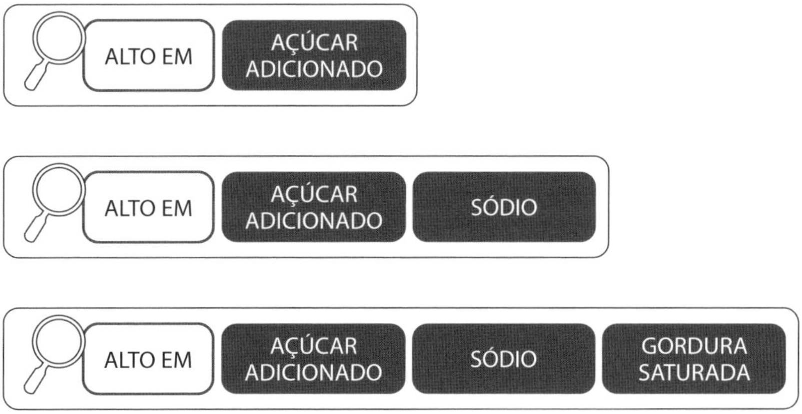

Figura 2 Modelo aprovado para a rotulagem frontal no Brasil.

Fonte: Anvisa (2020).[61]

Apesar do processo vagaroso para a aprovação, as alterações são um marco na luta pela mudança da rotulagem de alimentos no Brasil, e suscitam a expectativa de alcançar maior autonomia e melhores escolhas alimentares pelos consumidores, e consequentemente o menor consumo de alimentos ultraprocessados e a possível redução das taxas de DNT e obesidade. Para tanto, reforça-se a necessidade de ampla divulgação explicando sobre a rotulagem frontal e a propagação de campanha ao estímulo da leitura da rotulagem, bem como o esclarecimento sobre como fazer a leitura.[59]

Com o avanço da pandemia de Covid-19, doença causada pelo novo coronavírus, o SARS-CoV-2, diversas mudanças das atividades cotidianas da população brasileira foram desencadeadas, o que inclui as alterações no consumo alimentar.

Entre as medidas protetivas à Covid-19 sugeridas pelo MS[62] estão as apresentadas no Quadro 2.

Em meados de março de 2020, em um contexto de aumento do número de casos no Brasil, inexistência de vacina ou de tratamentos eficazes para a doença, alguns municípios e estados brasileiros iniciaram ações que foram implementadas em outros países, com o objetivo de diminuir a transmissão. Assim, houve

Quadro 2 Descrição das orientações protetivas à Covid-19

"Lave com frequência as mãos até a altura dos punhos, com água e sabão, ou então higienize com álcool em gel 70%. Essa frequência deve ser ampliada quando estiver em algum ambiente público (ambientes de trabalho, prédios e instalações comerciais etc.), quando utilizar estrutura de transporte público ou tocar superfícies e objetos de uso compartilhado."
"Ao tossir ou espirrar, cubra nariz e boca com lenço ou com a parte interna do cotovelo. Não tocar olhos, nariz, boca ou a máscara de proteção fácil com as mãos não higienizadas. Se tocar olhos, nariz, boca ou a máscara, higienize sempre as mãos como já indicado."
"Mantenha distância mínima de 1 (um) metro entre pessoas em lugares públicos e de convívio social. Evite abraços, beijos e apertos de mãos. Adote um comportamento amigável sem contato físico, mas sempre com um sorriso no rosto."
"Mantenha os ambientes limpos e bem ventilados."
"Evite circulação desnecessária nas ruas, estádios, teatros, *shoppings*, *shows*, cinemas e igrejas."
"Se estiver doente, evite contato próximo com outras pessoas, principalmente idosos e doentes crônicos, busque orientação pelos canais *online* disponibilizados pelo Sistema Único de Saúde ou atendimento nos serviços de saúde e siga as recomendações do profissional de saúde."
"Durma bem e tenha uma alimentação saudável."
"Recomenda-se a utilização de máscaras em todos os ambientes."

Fonte: Brasil (2020).[62]

paralisação de atividades econômicas não essenciais, fechamento de escolas e recomendações para que as pessoas ficassem em suas casas o maior tempo possível.

Alguns estudos, como a coorte NutriNet Brasil, buscaram compreender as alterações no consumo alimentar no período de pandemia de Covid-19. Os autores identificaram um aumento modesto, mas estatisticamente significativo, no consumo de alimentos considerados marcadores de alimentação saudável e estabilidade no consumo dos considerados marcadores de alimentação não saudável. Nas macrorregiões Nordeste e Norte, verificou-se uma tendência de aumento no consumo de alimentos marcadores de alimentação não saudável entre pessoas com menor escolaridade, o que sugere que há desigualdades sociais na resposta à pandemia.[63]

Resultados em adultos da pesquisa ConVid, Pesquisa de comportamentos, que coletou informações mediante questionário *online*, mostraram que o consumo de alimentos saudáveis (legumes e verduras, frutas e feijão) em cinco dias ou a mais por semana teve uma diminuição em comparação ao consumo anterior da pandemia, enquanto o consumo de alimentos não saudáveis aumentou durante a pandemia.[64]

Outro embate com que o consumidor brasileiro se deparou nesse período de pandemia foi o aumento do preço do arroz na gôndola dos mercados, o que pode refletir em uma redução de consumo. O cereal atingiu, em agosto de 2020, o valor de R$ 70,12 a saca, uma valorização de 62,8% se comparado com o patamar alcançado no mesmo período do ano de 2019.[65] De acordo com o Índice Nacional de Preços ao Consumidor Amplo (IPCA), para os consumidores o reajuste não foi repassado integralmente, mas nas gôndolas o cereal mais consumido no Brasil teve uma alta de 19,25% nos preços no acumulado do ano até agosto de 2020.[66]

Um estudo do Fundo das Nações Unidas para a Infância (Unicef) realizado pelo Ibope Inteligência, com objetivo de levantar os impactos primários e secundários das medidas de prevenção contra a Covid-19 na vida das crianças e de suas famílias no Brasil, por meio de 1.516 entrevistas telefônicas, aponta que 94,0% dos entrevistados responderam que "deixou de fazer uma refeição porque não havia comida para todos e não havia dinheiro para comprar mais".[67] Assim, a problemática que envolve a restrição do acesso aos alimentos saudáveis e em quantidade adequada estreita-se nos locais que há grande número de casos de Covid-19, ou em que a SAN já não estava assegurada anteriormente à pandemia.[68]

ATIVIDADES E QUESTÕES PARA REFLEXÃO

- Quais foram as mudanças mais substanciais que ocorreram na alimentação dos brasileiros nas últimas décadas?

- Discuta as diferenças de gênero e regionais no padrão alimentar da população brasileira.
- Além dos guias alimentares e de todo o material de apoio desenvolvido pelo MS, que outras estratégias poderiam contribuir para a promoção da alimentação adequada e saudável?
- Como a intersetorialidade e a interdisciplinaridade poderiam contribuir para a promoção da alimentação adequada e saudável?
- Desenvolva uma estratégia educativa com base no Guia Alimentar para a População Brasileira ou os demais materiais produzidos pelo MS. Pode ser escolhido um ponto ou tema específico. É importante definir um público-alvo, especialmente aquele que teria menos acesso ao material já produzido. A estratégia pode incluir a produção de um vídeo, um *folder*, um *podcast*, um livreto, dentre outros.

REFERÊNCIAS BIBLIOGRÁFICAS

1. Pereira RA, Sichieri R. Métodos de avaliação do consumo de alimentos. In: Kac G, Sichieri R, Gigante DP (org.). Epidemiologia nutricional. Rio de Janeiro: Editora Fiocruz/Atheneu, 2007.
2. Instituto Brasileiro de Geografia e Estatística (IBGE). Consumo alimentar: despesas das famílias: tabelas selecionadas. Rio de Janeiro: IBGE, 1978.
3. Instituto Brasileiro de Geografia e Estatística (IBGE). Pesquisa de Orçamentos Familiares 2008-2009: análise do consumo alimentar pessoal no Brasil. Rio de Janeiro: IBGE, 2011.
4. Instituto Brasileiro de Geografia e Estatística (IBGE). Pesquisa de Orçamentos Familiares 2017-2018: análise do consumo alimentar pessoal no Brasil. Rio de Janeiro: IBGE, 2020.
5. Fundação Instituto Brasileiro de Geografia e Estatística. Estudo Nacional da Despesa Familiar – Endef. Dados preliminares. Consumo alimentar – antropometria. Rio de Janeiro, 1978.
6. Instituto Brasileiro de Geografia e Estatística (IBGE). Pesquisa de orçamentos familiares 2017-2018: primeiros resultados. IBGE, Coordenação de Trabalho e Rendimento. Rio de Janeiro: IBGE, 2019.
7. Levy-Costa RB, Sichieri R, Pontes NS, Monteiro CA. Disponibilidade domiciliar de alimentos no Brasil: distribuição e evolução (1974-2003). Rev Saúde Pública. 2005;39(4):530-40.
8. Levy RB, Claro RM, Mondini L, Sichieri R, Monteiro CA. Distribuição regional e econômica da disponibilidade domiciliar de alimentos no Brasil em 2008-2009. Rev Saúde Pública. 2012;46(1):6-15.
9. Instituto Brasileiro de Geografia e Estatística (IBGE). Pesquisa de Orçamentos Familiares 2008-2009: Avaliação nutricional da disponibilidade domiciliar de alimentos no Brasil. Rio de Janeiro: IBGE, 2010.
10. Monteiro RCA. Alimentação no Amazonas: evolução da participação dos alimentos regionais e percepção da satisfação com o consumo no domicílio [Tese de Doutorado]. Rio de Janeiro: Uerj; 2019.
11. Souza AM, Pereira RA, Yokoo EM, Levy RB, Sichieri R. Alimentos mais consumidos no Brasil: Inquérito Nacional de Alimentação 2008-2009. Rev Saúde Pública. 2013;47(1S):190S-9S.

12. Brasil. Ministério da Saúde. Vigitel Brasil 2017: vigilância de fatores de risco e proteção para doenças crônicas por inquérito telefônico: estimativas sobre frequência e distribuição sociodemográfica de fatores de risco e proteção para doenças crônicas nas capitais dos 26 estados brasileiros e no Distrito Federal em 2017. Brasília: Ministério da Saúde; 2018.
13. Silva LES, Claro RM. Tendências temporais do consumo de frutas e hortaliças entre adultos nas capitais brasileiras e Distrito Federal, 2008-2016. Cad Saúde Pública. 2019;35(5):e00023618.
14. Brasil. Ministério da Saúde. Vigitel Brasil 2019: vigilância de fatores de risco e proteção para doenças crônicas por inquérito telefônico: estimativas sobre frequência e distribuição sociodemográfica de fatores de risco e proteção para doenças crônicas nas capitais dos 26 estados brasileiros e no Distrito Federal em 2019. Brasília: Ministério da Saúde; 2020.
15. Malta DC, Andreazzi MAR, Oliveira-Campos M, Andrade SSCA, Sá NNB, Moura L, et al. Tendência dos fatores de risco e proteção de DCNT em adolescentes, Pesquisa Nacional de Saúde do Escolar (PeNSE 2009 e 2012). Rev Bras Epidemiol Suppl PeNSE. 2014;17:77-91.
16. Instituto Brasileiro de Geografia e Estatísticas (IBGE). Pesquisa Nacional de Saúde do Escolar: 2015/IBGE, Coordenação de População e Indicadores Sociais. Rio de Janeiro: IBGE; 2016.
17. Jaime PC, Stopa SR, Oliveira TP, Vieira ML, Szwarcwald CL, Malta DC. Prevalência e distribuição sociodemográfica de marcadores de alimentação saudável, Pesquisa Nacional de Saúde, Brasil 2013. Epidemiol Serv Saúde. 2015;24(2):267-76.
18. Claro RM, Santos MAS, Oliveira TP, Pereira CA, Szwarcwald CL, Malta DC. Consumo de alimentos não saudáveis relacionados a DCNT no Brasil: Pesquisa Nacional de Saúde, 2013. Epidemiol Serv Saúde. 2015;24(2):257-65.
19. Alves MN, Muniz LC, Vieira MFA. Consumo alimentar entre crianças brasileiras de dois a cinco anos de idade: Pesquisa Nacional de Demografia e Saúde (PNDS), 2006. Ciência e Saúde Coletiva. 2013;18(11):3369-77.
20. Jaime PC, Frias PG, Monteiro HOC, Almeida PVB, Malta DC. Assistência em saúde e alimentação não saudável em crianças menores de dois anos: dados da Pesquisa Nacional de Saúde, Brasil, 2013. Rev Bras Saúde Matern Infant. 2016;16(2):159-67.
21. Estudo Nacional de Alimentação e Nutrição Infantil (Enani). 2020. Disponível em: https://enani.nutricao.ufrj.br/.
22. Brasil. Inquérito Nacional de Saúde e Nutrição dos Povos Indígenas. Relatório final: análise dos dados n. 7. Brasília: Ministério da Saúde; 2009.
23. World Health Organization (WHO). Fiscal policy options with potential for improving diets for the prevention of noncommunicable diseases (NCDs). Geneva: WHO; 2015.
24. World Health Organization (WHO). Fiscal policies for diet and prevention of noncommunicable diseases: technical meeting report. Genebra: OMS; 2016.
25. Thow AM, Jan S, Leeder S, Swinburnd B. The effect of fiscal policy on diet, obesity and chronic disease: a systematic review. Bull World Health Organ. 2010;88:609-14.
26. Thow AM, Downs S, Jan S. A systematic review of the effectiveness of food taxes and subsidies to improve diets: understanding the recent evidence. Nutr Rev. 2014;72(9):551-65.
27. Mhurchu CI, Eyles H, Genc M, Scarborough P, Rayner M, Mizdrak A, et al. Effects of health-related food taxes and subsidies on mortality from diet-related disease in New Zealand: an econometric-epidemiologic modelling study. PLoS ONE. 2015;10(7):e012847.
28. Organização Pan-Americana da Saúde (Opas). Fatores de risco para DCNT nas Américas: Considerações sobre o fortalecimento da capacidade regulatória. Documento de Referência Técnica REGULA. Washington, DC: Opas; 2016.
29. Claro RM, Levy RB, Popkin BM, Monteiro CA. Sugar-sweetened beverage taxes in Brazil. Am J Public Health. 2012;102(1):178-83.

30. Claro RM, Monteiro CA. Renda familiar, preço de alimentos e aquisição domiciliar de frutas e hortaliças no Brasil. Rev Saúde Pública. 2010;44(6):1014-20.
31. Organização Pan-Americana da Saúde (Opas). Plano de Ação para Prevenção da Obesidade em Crianças e Adolescentes. Washington, DC: Opas; 2014.
32. Brasil. Ministério da Saúde. Guia Alimentar para a População Brasileira. 2.ed. Brasília: Ministério da Saúde; 2014.
33. Brasil. Ministério da Saúde. Política Nacional de Alimentação e Nutrição. Brasília: Ministério da Saúde; 2012.
34. Brasil. Ministério da Saúde. Guia Alimentar para a População Brasileira – Versão Resumida. Brasília: Ministério da Saúde; 2018.
35. Brasil. Ministério da Saúde. Obstáculos para uma alimentação adequada e saudável [folder]. Brasília: Ministério da Saúde; s/a.
36. Brasil. Ministério da Saúde. Habilidades culinárias [folder]. Brasília: Ministério da Saúde; s/a.
37. Brasil. Ministério da Saúde. Escolha dos alimentos [folder]. Brasília: Ministério da Saúde; s/a.
38. Brasil. Ministério da Saúde. Tenha mais atenção com sua alimentação no seu dia a dia [folder]. Brasília: Ministério da Saúde; s/a.
39. Brasil. Ministério da Saúde. Dez passos para uma alimentação adequada e saudável [cartão]. Brasília: Ministério da Saúde; s/a.
40. Brasil/Hospital do Coração. Alimentação Cardioprotetora. Brasília: Ministério da Saúde; 2018.
41. Brasil. Ministério da Saúde. Desmistificando Dúvidas sobre Alimentação e Nutrição: material de apoio para profissionais de saúde. Ministério da Saúde, Universidade Federal de Minas Gerais. Brasília: Ministério da Saúde; 2016.
42. Louzada ML, et al. Alimentação e saúde: a fundamentação científica do Guia Alimentar para a População Brasileira. São Paulo: Faculdade de Saúde Pública da USP; 2019. Disponível em: http://www.livrosabertos.sibi.usp.br/portaldelivrosUSP/catalog/view/339/298/1248-1.
43. World Health Organization (WHO). Healthy Diet. World Health Organization. Regional Office for the Eastern Mediterranean. WHO-EM/NUT/282/E. Geneva: WHO; 2019.
44. Brasil. Plano de ações estratégicas para o enfrentamento das doenças crônicas não transmissíveis (DCNT) no Brasil, 2011-2022. Brasília: Ministério da Saúde; 2011.
45. Instituto Brasileiro de Defesa do Consumidor (Idec). Publicidade de alimentos não saudáveis: os entraves e as perspectivas de regulação no Brasil. Instituto Brasileiro de Defesa do Consumidor. Cadernos Idec – Série Alimentos – V.2. São Paulo: Idec; 2014.
46. Conselho Nacional dos Direitos da Criança e do Adolescente (Conanda). Resolução n. 163, de 13 de março de 2014. Dispõe sobre a abusividade do direcionamento de publicidade e de comunicação mercadológica à criança e ao adolescente. Conanda, 2014.
47. Brasil. Lei n. 8.069, de 13 de julho de 1990. Dispõe sobre o Estatuto da Criança e do Adolescente e dá outras providências. Diário Oficial [da] República Federativa do Brasil, Brasília, DF, 16 jul. 1990.
48. Brasil. Lei n. 8.078, de 11 de setembro de 1990. Código de Defesa do Consumidor. Dispõe sobre a proteção do consumidor e dá outras providências. Diário Oficial [da] República Federativa do Brasil, Brasília, DF, 11 set. 1990.
49. Brasil. Norma Brasileira para Comercialização de Alimentos para Lactentes. Brasília: Ministério da Saúde. Conselho Nacional de Saúde. Brasília; 1993.
50. Código Brasileiro de Autorregulamentação Publicitária (Conar). Código e Anexos. São Paulo: Conar; 19 jul. 2013.
51. Hartung PAD, Karageorgiadis EV. A regulação da publicidade de alimentos e bebidas não alcoólicas para crianças no Brasil. Dir. Sanit. 2017;17(3):160-84.

52. Agência Nacional de Vigilância Sanitária (Anvisa). Perguntas & respostas: Fórmulas infantis. Gerência de Regularização de Alimentos. Brasília: Anvisa; 2019.
53. Brasil. Ministério da Saúde. I Levantamento Nacional sobre os padrões de consumo de álcool na população brasileira. Elaboração, redação e organização: Ronaldo Laranjeira, et al. Revisão técnica científica: Paulina do Carmo Arruda Vieira Duarte. Brasília: Ministério da Saúde; 2007.
54. Organização das Nações Unidas (ONU) – Brasil. Technical note: Background on alcohol marketing regulation and monitoring for the protection of public health. Washington, DC: PAHO; 2017.
55. Organização Pan-Americana da Saúde (Opas). Technical Note: Background on Alcohol Marketing Regulation and Monitoring for the Protection of Public Health. Washington, DC: PAHO; 2017.
56. Maia EG, et al. Análise da publicidade televisiva de alimentos no contexto das recomendações do Guia Alimentar para a População Brasileira. Cad Saúde Pública. 2017;33(4):e00209115.
57. Oliveira NRF, Jaime PC. O encontro entre o desenvolvimento rural sustentável e a promoção da saúde no Guia Alimentar para a População Brasileira. Saúde e Sociedade. 2016;25(4):1108-21.
58. Instituto Brasileiro de Defesa do Consumidor (Idec). O rótulo pode ser melhor: consumidores ainda tem dificuldade para entender informações nos rótulos dos alimentos. Regras podem melhorar. Revista do Idec. 2016;208(5).
59. Agência Nacional de Vigilância Sanitária (Anvisa). Relatório Preliminar de Análise de Impacto Regulatório sobre Rotulagem Nutricional. Brasília: Agência Nacional de Vigilância Sanitária; 2018.
60. Agência Nacional de Vigilância Sanitária (Anvisa). Relatório da Tomada Pública de Subsídios (TPS) n. 1/2018. Relatório Preliminar de Análise de Impacto Regulatório (AIR) sobre Rotulagem Nutricional. Brasília: Agência Nacional de Vigilância Sanitária; 2018.
61. Agência Nacional de Vigilância Sanitária (Anvisa). Anvisa aprova norma sobre rotulagem nutricional, 2020. Disponível em: https://www.gov.br/anvisa/pt-br/assuntos/noticias-anvisa/2020/aprovada-norma-sobre-rotulagem-nutricional.
62. Brasil. Ministério da Saúde. Coronavírus: sobre a doença. Disponível em: http://coronavirus.saude.gov.br/sobre-a-doenca#transmissao.
63. Martinez Steele E, Rauber F, Costa CS, Leite MA, Gabe KT, Louzada ML, et al. Mudanças alimentares na coorte NutriNet Brasil durante a pandemia de Covid-19. Rev Saúde Pública. 2020;54:91.
64. ConVid Pesquisa de Comportamentos. Resultados Finais: Alimentação, 2020. Disponível em: https://convid.fiocruz.br/index.php?pag=alimentacao.
65. Companhia Nacional de Abastecimento (Conab). Perspectivas para a agropecuária/Companhia Nacional de Abastecimento. V.1. Brasília: Conab; 2013.
66. Sociedade Nacional da Agricultura (SNA). Pandemia faz preço do arroz bater recorde, 2020. Disponível em: https://www.sna.agr.br/pandemia-faz-preco-do-arroz-bater-recorde/.
67. Fundo das Nações Unidas para a Infância (Unicef). Impactos primários e secundários das medidas de prevenção contra a Covid-19. Unicef; 2020. Disponível em: https://www.unicef.org/brazil/media/9966/file/impactos-covid-criancas-adolescentes-ibope-unicef-2020.pdf.
68. Comissão Econômica para América Latina e Caribe (Cepal)/Organização das Nações Unidas para Alimentação e Agricultura (FAO). Cómo evitar que la crisis del Covid19 se transforme en una crisis alimentaria: acciones urgentes contra el hambre en América Latina y Caribe, 2020. Disponível em: https://www.cepal.org/es/publicaciones/45702-como-evitar-que-la-crisis-covid-19-se-transforme-crisis-alimentaria-acciones.

3

Desnutrição

Bárbara Hatzlhoffer Lourenço
Natália Pereira Silva
Julicristie Machado de Oliveira

PANORAMA E ASPECTOS CONCEITUAIS

As condições de desnutrição, que incluem déficits de crescimento e deficiências de micronutrientes, devem ser compreendidas como uma das formas de má nutrição, em conjunto com o sobrepeso, a obesidade e outros condicionantes alimentares e nutricionais que estão associados às doenças não transmissíveis (DNT), alinhados aos compromissos da Década de Ação em Nutrição 2016-2025 promovida pela Organização das Nações Unidas (ONU).[1]

São apontadas quatro formas principais de desnutrição:[2] baixo peso para a estatura, baixa estatura para a idade, baixo peso para a idade e as deficiências de micronutrientes.

O baixo peso para a estatura indica a ocorrência recente ou aguda de perda de peso, denotando desequilíbrio da massa corporal em relação ao comprimento ou à estatura do indivíduo, o que usualmente ocorre por restrição alimentar grave ou doenças infecciosas. Essa relação, retratada por curvas de crescimento da Organização Mundial da Saúde (OMS) até os cinco anos de idade segundo o sexo,[3] passa então a ser captada pelo índice de massa corporal (IMC = peso em kg / estatura em m^2), que é interpretado de acordo com a idade até a adolescência[4] e, na fase adulta, com base em pontos de corte definidos pela OMS.[5]

A baixa estatura para a idade relaciona-se à situação de desnutrição crônica, refletida no comprometimento cumulativo do crescimento linear, analisado segundo o sexo.[3] Em geral, associa-se a piores níveis socioeconômicos, adoecimento recorrente, estado materno de saúde e nutrição comprometido desde a gestação e práticas alimentares inadequadas no início da vida da criança.

O baixo peso para a idade, por sua vez, pode abranger quadros de baixa estatura para a idade ou baixo peso para a estatura, bem como derivar de uma combinação de ambos, em curvas de crescimento também específicas por sexo disponíveis até os dez anos.[3,4] Finalmente, a ingestão insuficiente de vitaminas e minerais pode resultar em quadros de desnutrição por deficiências de micronutrientes, assuntos que serão tratados em capítulos posteriores deste livro.

Em relação aos grupos populacionais de risco para a desnutrição, considera-se que crianças, especificamente até os cinco anos, compreendem a parcela particularmente sensível nessa discussão. Ainda que decréscimos nas prevalências de déficits nutricionais tenham sido gradualmente registrados, considera-se que o progresso esteja aquém das expectativas, especialmente no tocante ao atendimento dos Objetivos de Desenvolvimento Sustentável até 2030.[6]

ASPECTOS EPIDEMIOLÓGICOS

De acordo com estimativas globais publicadas pelo Fundo das Nações Unidas para a Infância (Unicef), pela OMS e pelo Banco Mundial,[7] no ano de 2019, 144 milhões de crianças até cinco anos de idade (21,3%) apresentaram baixa estatura (índice de comprimento ou estatura para idade, segundo sexo, inferior a 2 desvios-padrão ou escores-Z em relação à mediana da curva de referência) e 47 milhões (6,9%) exibiram baixo peso para a estatura (índice de peso para a estatura, segundo sexo, inferior a 2 escores-Z em relação à mediana da curva de referência). Ao todo, 99% das crianças com os referidos quadros de desnutrição residem em países de baixa e média renda. Nas regiões da África, as prevalências de baixa estatura entre crianças menores de cinco anos oscilaram em 2019 entre 18 e 35%, em magnitude similar àquela para Sudeste e Sul Asiáticos (25 e 32%, respectivamente), além de países da Oceania excluindo-se Austrália e Nova Zelândia (37%). Destaca-se que a região Sul da Ásia apresenta, também, o dobro da prevalência global de baixo peso para a estatura nesse grupo populacional (14,3%). Na América do Sul, as estimativas do Unicef, da OMS e do Banco Mundial indicaram que, em 2019, 2,4 milhões crianças menores de cinco anos apresentaram baixa estatura para a idade (7,3%) e 400 mil apresentaram baixo peso para a estatura (1,3%).

Entre crianças e adolescentes de 5 a 19 anos, análises sobre tendências temporais mundiais de IMC até 2016, conduzidas pelo grupo NCD Risk Factor Collaboration (NCD-RisC),[8] apontam para um número estimado de 75 milhões de meninas (8,4%) e 117 milhões de meninos (14,8%) com baixo IMC para a idade, quantidades absolutas que ainda permanecem maiores que o total de crianças e adolescentes com obesidade. Assim como para crianças menores de cinco anos, a região com maior prevalência de baixo IMC para a idade para indivíduos entre 5 e 19 anos é o Sul Asiático (20,3% das meninas e 28,6% dos meninos). Entre adultos (> 20 anos), em 2016, estimou-se a ocorrência de valores de IMC < 18,5 kg/m^2 entre 222 milhões de mulheres, ou 9,0%, e entre 196 milhões de homens, ou 8,1%. Destaca-se que, tanto para mulheres como para homens, a Índia concentrou mais de 40% dos casos de magreza moderada e grave do mundo.

Para o diagnóstico do risco das formas de desnutrição, o Ministério da Saúde (MS) do Brasil adota pontos de referência de IMC para os diferentes ciclos da vida, como pode ser observado no Quadro 1, e pontos de referência para crianças e adolescentes em relação à estatura para a idade, ao peso para idade e ao peso para a estatura podem ser observados no Quadro 2.

Quadro 1 Pontos de corte de Índice de Massa Corporal (IMC) para diferentes ciclos da vida

Valores críticos	Diagnóstico nutricional
Pontos de corte de IMC para a idade para crianças < 5 anos	
< Percentil 0,1 < Escore-z -3	Magreza acentuada
≥ Percentil 0,1 e < Percentil 3 ≥ Escore-z -3 e < Escore-z -2	Magreza
Pontos de corte de IMC para a idade para crianças ≥ 5 e < 10 anos	
< Percentil 0,1 < Escore-z -3	Magreza acentuada
≥ Percentil 0,1 e < Percentil 3 ≥ Escore-z -3 e < Escore-z -2	Magreza
Pontos de corte de IMC para a idade para adolescentes ≥ 10 e < 20 anos	
< Percentil 0,1 < Escore-z -3	Magreza acentuada
≥ Percentil 0,1 e < Percentil 3 ≥ Escore-z -3 e < Escore-z -2	Magreza
Pontos de corte de IMC estabelecidos para adultos ≥ 20 e < 60 anos	
< 18,5	Baixo peso
Pontos de corte de IMC estabelecidos para idosos ≥ 60 anos	
< 22	Baixo peso

Fontes: WHO, 1995; 2006,[5,4] de Onis et al. (2007),[3] The Nutrition Screening Initiative (1994)[9] apud Brasil (2011a, 2011b).[10,11]

Nota: A OMS considera adultos indivíduos a partir dos 19 anos completos, porém o MS considera que a fase adulta se inicia aos 20 anos completos. Assim, sugere-se para indivíduos com até 19 anos e 11 meses a adoção dos mesmos valores utilizados para a avaliação de indivíduos com 19 anos completos.

Quadro 2 Pontos de estatura para idade, peso para idade e peso para estatura, para crianças e adolescentes

Valores críticos	Diagnóstico nutricional
Pontos de corte de estatura para a idade para crianças < 5 anos	
< Percentil 0,1 < Escore-z -3	Muito baixa estatura para a idade
≥ Percentil 0,1 e < Percentil 3 ≥ Escore-z -3 e < Escore-z -2	Baixa estatura para a idade
Pontos de corte de peso para a idade para crianças < 5 anos	
< Percentil 0,1 < Escore-z -3	Muito baixo peso para a idade
≥ Percentil 0,1 e < Percentil 3 ≥ Escore-z -3 e < Escore-z -2	Baixo peso para a idade
Pontos de corte de peso para a estatura para crianças < 5 anos	
< Percentil 0,1 < Escore-z -3	Magreza acentuada
≥ Percentil 0,1 e < Percentil 3 ≥ Escore-z -3 e < Escore-z -2	Magreza
Pontos de corte de estatura para a idade para crianças de ≥ 5 e < 10 anos	
< Percentil 0,1 < Escore-z -3	Muito baixa estatura para a idade
≥ Percentil 0,1 e < Percentil 3 ≥ Escore-z -3 e < Escore-z -2	Baixa estatura para a idade
Pontos de corte de estatura para a idade para adolescentes ≥ 10 e < 20 anos	
< Percentil 0,1 < Escore-z -3	Muito baixa estatura para a idade
≥ Percentil 0,1 e < Percentil 3 ≥ Escore-z -3 e < Escore-z -2	Baixa estatura para a idade

Fonte: WHO (2006)[4], de Onis et al. (2007)[3] apud Brasil (2011a, 2011b).[10,11]

No Brasil, a situação das condições de desnutrição pode ser acompanhada por meio de inquéritos transversais probabilísticos de abrangência nacional realizados ao longo de quatro décadas: Estudo Nacional de Despesa Familiar (Endef), em 1974-1975; Pesquisa Nacional sobre Saúde e Nutrição, em 1989; Pesquisas Nacionais de Demografia e Saúde (PNDS), em 1996 e 2006-2007; e Pesquisas de Orçamentos Familiares (POF), em 2002-2003 e 2008-2009.

O déficit de estatura para idade entre crianças brasileiras menores de cinco anos diminuiu de 36,8% em 1974-1975 para 7,1% em 2006-2007, com evolução do indicador notadamente observada nos anos 2000. Com relação ao baixo peso para a estatura, houve redução de 4,7 para 1,4%.[12] Na PNDS 2006-2007, que contou com amostragem na região Norte do país para a faixa etária em questão, foi possível constatar que a prevalência do déficit de estatura para a idade equivaleu a 14,8% na região, mais de duas vezes superior à média nacional. Também se assinala que a condição foi mais frequente entre meninos (8,1%) que entre meninas (5,8%), e que expressou pico entre crianças de 12 a 23 meses de idade (12,3%).[13]

Dados da POF 2008-2009[14] indicaram que o padrão de crescimento em estatura de crianças e adolescentes brasileiros é praticamente coincidente com o padrão da OMS. Ao todo, 6,8% das crianças entre cinco e nove anos de idade apresentaram déficit de estatura, o qual foi ligeiramente superior entre meninos (7,2%, em relação a 6,3% entre meninas) e tendeu a diminuir com a idade. Considerando regiões do Brasil e área de residência, notou-se preponderância do déficit de estatura entre meninas (13,5%) e meninos (16,0%) residentes em áreas rurais da região Norte. A redução das prevalências do déficit de estatura foi marcante para meninas e meninos em comparação ao Endef 1974-1975, quando 26,7 e 29,3%, respectivamente, foram classificadas com desnutrição. Essa tendência de declínio foi observada em todas as regiões do país. O baixo peso, denotado por escore-Z de IMC para idade, segundo sexo, inferior a 2 desvios-padrão em comparação à curva de referência, foi constatado em 4,1% das crianças desse grupo etário, sem variações relevantes entre sexo e idade, regiões e áreas de residência.

Entre adolescentes, de 10 a 19 anos, a partir do índice de IMC para a idade, apenas 3,4% apresentaram baixo peso segundo dados da POF 2008-2009, sem diferenças notórias por sexo, idade, regiões e áreas de residência. Ao longo do período de 1974-1975 a 2008-2009, atestou-se tendência de redução de baixo peso nos adolescentes de todas as regiões do país, com variação média de 5,1 para 3,0% no sexo feminino e de 10,1 para 3,7% no sexo masculino.[14]

Na faixa etária de 20 anos ou mais, a POF 2008-2009 indicou a ocorrência de baixo peso (IMC $< 18,5$ kg/m^2) em apenas 2,7% dos adultos, em panorama de diminuição semelhante ao observado para as demais faixas etárias da população nas últimas décadas. Comparando-se aos dados de 1974-1975, houve reduções das prevalências de 11,8 para 3,6% entre as mulheres e de 8,0 para 1,8% entre os homens. Em relação às diferenças por sexo e idade no inquérito de 2008-2009, notou-se a condição de baixo peso em 8,3% das mulheres de 20 a 24 anos e em 5,4% daquelas de 75 anos ou mais. Não houve, em contrapartida, contraste entre regiões do Brasil ou áreas de residência.[14] Com base em estimativas do NCD-RisC, a diferença média de IMC entre áreas urbana e rural no Brasil fica em torno de 0,5 kg/m^2 entre mulheres e 1,4 kg/m^2 entre homens (ambas inferiores às diferenças médias mundiais de 1,9 kg/m^2 e 2,1 kg/m^2, respectivamente).[15]

Com o exposto, localiza-se atualmente necessidade de empenhar esforços para a redução de diferenças ainda persistentes no quadro de desnutrição infantil, mais especificamente em relação aos indicadores de crescimento linear até os cinco anos de idade. Além disso, apesar dos avanços constatados nos últimos anos, é crucial reconhecer que as estratégias de amostragem dos inquéritos de abrangência nacional conduzidos até o momento não se atêm em suficiência às singularidades e à distribuição territorial de populações específicas e povos e comunidades tradicionais, como indígenas, quilombolas, extrativistas, ribeirinhos, comunidades de terreiro, pescadores artesanais e ciganos.

Nesse sentido, deve-se destacar o I Inquérito Nacional de Saúde e Nutrição Indígena em 2008-2009,[16] realizado com base em amostra probabilística de 113 aldeias provenientes de todas as regiões brasileiras. Os achados indicaram que 25,7% das crianças menores de cinco anos examinadas apresentaram déficit de estatura, com prevalência superior entre meninos, 27,0%, quando comparados às meninas, 24,3%, além da magnitude ser de 40,8% na região Norte.[16]

Entre comunidades quilombolas, ao longo do ano de 2011, foi conduzida a Pesquisa de Avaliação da Situação de Segurança Alimentar e Nutricional (SAN) em comunidades quilombolas, que incluiu 97 territórios titulados e 169 comunidades, localizados nas cinco regiões do país. O déficit de estatura teve prevalência geral de 18,7% no conjunto de crianças menores de cinco anos de idade e, novamente, os indicadores foram piores na região Norte.[17] Ainda, podem ser indicados esforços para caracterização de famílias beneficiárias do Programa Bolsa Família (PBF), com base na compilação de informações do Cadastro Único para acompanhamento de condicionalidades de saúde e do Sistema Nacional de Vigilância Alimentar e Nutricional (Sisvan) do MS. Em recorte transversal relativo ao ano de 2012, a ocorrência de déficit de estatura entre crianças menores de cinco anos de famílias beneficiárias foi de 12,2%.[18]

Mais recentemente, em 2018, a Câmara Interministerial de SAN realizou estudo técnico com uma combinação dessas abordagens, ao direcionar foco ao entendimento da situação de desnutrição entre crianças menores de cinco anos de famílias beneficiárias do PBF em povos e comunidades tradicionais, com dados do Cadastro Único e do Sisvan. Nesse levantamento, em recorte transversal referente ao ano de 2016, enquanto 14,5% das crianças em tal faixa etária acompanhadas pelas condicionalidades de saúde do PBF no Brasil apresentaram déficit de estatura, as prevalências nos grupos populacionais específicos no ano em questão foram: 30,5% entre crianças indígenas, 17,0% entre quilombolas, 27,1% entre extrativistas, 28,6% entre ribeirinhos, 16,7% entre comunidades de terreiro, 17,7% entre pescadores artesanais e 16,1% entre ciganos.[19]

Para as crianças indígenas foi possível analisar, também, os dados coletados regularmente junto aos 34 distritos sanitários especiais indígenas do país, por meio do Subsistema de Atenção à Saúde Indígena (SasiSUS). Em 2016, averiguou-se que, entre aquelas menores de cinco anos de idade, 31,3% apresentaram déficit de estatura, alçado a 37,8% na região Norte,[19] em consonância com a situação constatada no Inquérito Nacional de Saúde e Nutrição Indígena de 2008-2009.

Os resultados dos estudos realizados com as crianças menores de cinco anos de povos e comunidades tradicionais e de famílias beneficiárias do PBF sinalizam para uma situação de importante vulnerabilidade em tais grupos, com déficits estaturais que remetem à situação média nacional de décadas atrás. Dessa maneira, reforça-se que o olhar para os aspectos epidemiológicos da desnutrição no Brasil seja embebido em seus intrincados matizes territoriais e na multiplicidade de cenários existentes.

Em conjunto com esforços direcionados a grupos específicos da população brasileira, a dinâmica comum de recursos sociais e materiais insuficientes que podem impactar o potencial ótimo de desenvolvimento a partir da infância deve ser considerada na investigação de determinantes da desnutrição. A interpretação de fatores associados e o planejamento de ações para combate a essas condições necessita considerar, portanto, uma hierarquização de diversos níveis de determinação.[20]

De forma mais distal, são reconhecidas condições sistêmicas, conjunturais, socioeconômicas e políticas, ao passo que níveis subsequentes abarcam determinantes intermediários e proximais, como variáveis ambientais, alimentares, biológicas e de assistência à saúde e morbidade, entre outras. Concebe-se que determinantes distais podem influenciar ou atuar por meio dos determinantes intermediários e proximais, o que viabiliza a observação ponderada de efeitos diretos ou mediados.[21]

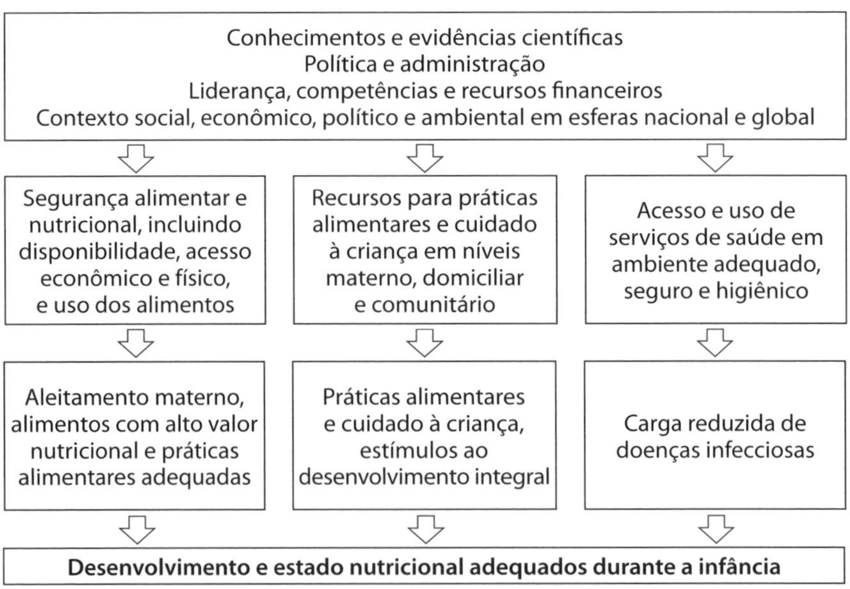

Figura 1 Fatores envolvidos no desenvolvimento e estado nutricional adequados durante a infância.

Fonte: Black et al. (2013).[20]

EVIDÊNCIAS

As múltiplas formas de má nutrição, incluindo as expressões de desnutrição, necessitam de enfrentamento integrado.[22] De acordo com o Unicef, o caminho para a prevenção compreende acesso a um ambiente saudável, com serviços de saúde, tratamento de água e saneamento básico, além de segurança para prática de atividade física; nutrição materna adequada antes e durante a gestação e a lactação; aleitamento materno conforme recomendado nos dois primeiros anos de vida; e introdução a uma alimentação saudável, diversa e segura no início da infância.[23]

Em 2020, com a pandemia da Covid-19, doença causada pelo novo coronavírus, o SARS-CoV-2, houve desaceleração econômica e produtiva, com impactos nos sistemas alimentares, interrupção ou desaceleração na produção, transporte e acesso a alimentos nutritivos e frescos. Como consequência, milhares de famílias recorreram à compra de alimentos com maior durabilidade e mais pobres nutricionalmente. Tal contexto tende a agravar problemas de cunho nutricional, implicando maiores prevalências de carências nutricionais, déficits estaturais entre crianças e desnutrição crônica com o passar dos anos.[24] Akseer et al. (2020)[25] ressaltam a preocupação com o impacto negativo da Covid-19 nas prevalências de desnutrição, principalmente entre mulheres e crianças, e apresenta os efeitos diretos da Covid-19 nas causas básicas, subjacentes e imediatas da desnutrição aguda e crônica.

No cenário brasileiro, a importância do contexto socioeconômico e ambiental e do acesso a serviços públicos para o estado nutricional infantil pode ser observada, em um primeiro momento, na investigação de tendências temporais da desnutrição. A redução no déficit de estatura para a idade entre crianças menores de cinco anos foi atribuída, no intervalo entre a realização das edições da PNDS de 1996 e 2006-2007, à melhoria do poder de compra nos domicílios e ao aumento da escolaridade materna, à maior cobertura dos serviços de saneamento básico e ao acesso mais abrangente à assistência pré-natal e a métodos contraceptivos, com diminuição da paridade.[26]

Em análise referente ao período 2004-2009 com 2.853 municípios brasileiros, verificou-se efeito significante do PBF na redução de 58,2% na mortalidade de crianças até cinco anos de idade por 1.000 nascidos vivos por causas associadas à desnutrição.[27] Ademais, derivado do Cadastro Único e do Sisvan, um painel longitudinal com informações de 360 mil crianças beneficiárias do PBF com idade entre 0 e 59 meses em 2008, acompanhadas nas condicionalidades de saúde do programa e com pelo menos mais uma aferição antropométrica até 2012, sugeriu redução significante na prevalência de déficit de estatura para idade de 17,5 para 8,5%.[18]

Um grande desafio para intervenções voltadas ao combate da desnutrição consiste em interromper ciclos intergeracionais que propagam tais condições entre mães e seus filhos. É vastamente reconhecida a associação do estado nutricional materno com déficits nutricionais em crianças, admitindo-se o comprometimento das condições para desenvolvimento fetal oferecidas durante a gestação entre mães que experienciaram quadros pregressos e/ou atuais de desnutrição, com base em contextos socioeconômicos e ambientais desfavoráveis que potencialmente se perpetuam, e ainda mais enfaticamente nos casos de gestação durante a adolescência.[28]

No tocante às práticas alimentares, há evidências consolidadas quanto à duração ideal do aleitamento materno exclusivo por seis meses. Uma revisão sistemática da literatura com estudos de intervenção e estudos observacionais, incluindo investigações em países em desenvolvimento, indicou que o aleitamento materno exclusivo por seis meses não incorre em déficits nutricionais, enquanto favorece a saúde infantil em virtude da redução da morbidade decorrente de infecções gastrointestinais.[29]

Entre a idade de introdução da alimentação complementar e a fase pré-escolar, outra revisão sistemática em países de baixa e média renda, incluindo estudos conduzidos no Brasil,[30] apontou como fatores positivamente associados ao consumo saudável de alimentos por crianças a renda familiar, a disponibilidade de alimentos no domicílio e o conhecimento nutricional da família ou dos cuidadores, os quais podem ser importantes para otimização do estado nutricional infantil desde os primeiros anos de vida.

De acordo com oficinas conduzidas pelo Unicef com mães em 18 países para o desenvolvimento de documento sobre o estado de saúde e nutrição das crianças no mundo em 2019, o custo é percebido como o maior obstáculo à alimentação saudável, seguido pela falta de disponibilidade e acesso a alimentos saudáveis.[23] Há evidências também sistematicamente revisadas de que estratégias de educação sobre práticas de alimentação complementar direcionadas aos pais resultaram em menor risco de déficit de estatura em crianças menores de dois anos de regiões de baixa e média renda (RR = 0,71; IC 95% 0,56 a 0,91).[31]

POLÍTICAS PÚBLICAS

Como discutido no próprio embasamento da Política Nacional de Alimentação e Nutrição (Pnan),[32] observam-se desigualdades nos avanços relativos às reduções nas prevalências de desnutrição. Assim, ações, estratégias e programas sensíveis às mudanças no cenário epidemiológico da desnutrição se fizeram necessárias. Nesse contexto, é dada ênfase às políticas públicas nacionais: Agenda para Intensificação da Atenção Nutricional à Desnutrição Infantil (Andi),[33] Estratégia Amamenta e Alimenta Brasil (EAAB),[34] Guia Alimentar para Crianças Brasileiras menores de 2 anos,[35] NutriSUS;[36] e a internacional: Estratégia Global para a Alimentação do Bebê e da Criança Pequena.[37]

Maiores detalhamentos acerca das políticas voltadas para a redução das prevalências de deficiências de micronutrientes específicos, como ferro, ácido fólico, vitamina A, iodo e múltiplos micronutrientes, serão explicitados em capítulos subsequentes deste livro. Ademais, capítulos específicos tratarão de políticas, estratégias e ações essenciais no enfrentamento da desnutrição, tais como Estratégia Saúde da Família (ESF), Núcleo Ampliado de Saúde da Família (Nasf), Vigilância Alimentar e Nutricional (VAN) e Programa Nacional de Alimentação Escolar (Pnae).

De acordo com a Portaria MS/GM n. 2.387,[38] a Andi foi instituída com vistas a fornecer subsídios para enfrentamento da desnutrição em municípios brasileiros com população menor que 150 mil habitantes onde a prevalência de baixo peso e muito baixo peso/idade em crianças com idade menor que cinco anos é maior ou igual a 10%. A atenção à saúde deve ser estruturada, qualificada, organizada por pactuação e ser concretizada por meio de ações de promoção da saúde, de diagnóstico e de tratamento da desnutrição e dos agravos nutricionais associados.

Para que isso se concretize, há necessidade de garantir as condições objetivas de trabalho, como computadores com acesso à internet, equipamentos de avaliação nutricional (balança pediátrica, de plataforma, antropômetro horizontal e vertical), materiais (calculadora, planilha de escore-z de acordo com o peso estatura para idade) e documentos (declaração de nascido vivo, certidão de nascimento, Caderneta de Saúde da Criança, mapa de acompanhamento e formulário de marcadores de consumo alimentar do Sisvan).[32]

Tendo em vista as intersecções com algumas políticas públicas implementadas para a superação da pobreza e das carências de micronutrientes, no âmbito da Andi faz-se necessário o aprimoramento da atenção à saúde da mulher, da criança, do acompanhamento das condicionalidades que pode ser impulsionado em reuniões, em consultas, no monitoramento do crescimento, do desenvolvimento intelectual, das condições sociais e de vida, da promoção de hábitos alimentares saudáveis e da rotina de suplementação com micronutrientes.[32]

A OMS e o MS recomendam o aleitamento materno exclusivo (AME) até os seis meses e complementar até dois anos de idade, com a introdução de alimentos sólidos/semissólidos de qualidade, em tempo oportuno, o que resulta em inúmeros benefícios para a saúde.[39]

Apesar dessa recomendação, a II Pesquisa de Prevalência de Aleitamento Materno (PPAM) nas capitais brasileiras e Distrito Federal, que abrangeu aproximadamente 120.000 crianças menores de um ano, apontou que situação do

Brasil em relação aos indicadores de AM ainda está distante do considerado ideal pela OMS. A prevalência de AME em menores de seis meses foi de 41,0%, com mediana de 54,1 dias (1,8 meses) de duração, muito inferior ao recomendado. A mediana do AM geral foi de 341,6 dias (11,2 meses). Observou-se introdução precoce de água, infusões/chás e outros leites no primeiro mês de vida em 13,8, 15,3 e 17,8% das crianças, respectivamente. Ademais, 26,8% das crianças com idade entre seis e nove meses não recebiam comida salgada. Em relação aos marcadores de alimentação não saudável, constatou-se consumo elevado de café (8,7%), de refrigerantes (11,6%) e, especialmente, de biscoitos e/ou salgadinhos (71,7%) em crianças com 9 e 12 meses de idade.[40]

Sendo assim, há necessidade de desenvolver novas estratégias e intervenções em âmbito nacional no sentido de promover o AM e os hábitos saudáveis no primeiro ano de vida. Com o objetivo de atender às demandas desse cenário, em 2013, foi lançada a Estratégia Amamenta e Alimenta Brasil (EAAB),[34] resultante da integração de duas ações importantes do MS: a Rede Amamenta Brasil e a Estratégia Nacional de Promoção da Alimentação Complementar Saudável (Enpacs), criadas em 2008 e 2009, respectivamente. A EAAB tem como objetivos principais: 1) "Qualificar as ações de promoção do aleitamento materno e da alimentação complementar saudável para crianças menores de dois anos de idade" e 2) "Aprimorar as competências e habilidades dos profissionais de saúde para a promoção do aleitamento materno e da alimentação complementar como atividade de rotina das Unidades Básicas de Saúde (UBS)".[39]

Como a EAAB está vinculada à gestão municipal, orienta-se que os municípios elaborem um Plano de Implementação da Estratégia, antes de iniciar a realização das oficinas de formação de tutores. A implementação da EAAB é realizada por meio de ações que visam a garantir o alcance dos objetivos e a efetividade da proposta, que incluem a formação de facilitadores e tutores e a realização de oficinas de trabalho nas UBS sobre manejo do aleitamento materno, alimentação complementar e VAN, por exemplo. Além disso, procede-se ao acompanhamento e ao monitoramento da implementação do plano, podendo resultar na certificação da UBS.[39]

O Guia Alimentar para Crianças Brasileiras menores de 2 anos[35] é um documento orientador para a promoção da saúde na infância, com adequado crescimento e desenvolvimento. Nesse sentido, além de veicular informações e recomendações para a família, é também direcionado aos profissionais de saúde que atuam no âmbito do Sistema Único de Saúde (SUS), quer seja em ações individuais e coletivas de aconselhamento e Educação Alimentar e Nutricional (EAN).

A Figura 2 ilustra os 12 passos para uma alimentação saudável segundo o guia. Além desses, o documento traz importantes orientações para a prática culinária, o hábito de cozinhar, o direito à alimentação infantil adequada e seus desafios, o retorno de mães e pais ao trabalho após a licença, as alterações de rotina e de arranjos familiares, as posturas desencorajadoras sobre alimentação da criança e exposição à publicidade de alimentos, entre outros.[35]

1. "Amamentar até 2 anos ou mais, oferecendo somente o leite materno até 6 meses."
2. "Oferecer alimentos *in natura* ou minimamente processados, além do leite materno, a partir dos 6 meses."
3. "Oferecer água própria para o consumo à criança em vez de sucos, refrigerantes e outras bebidas açucaradas."
4. "Oferecer a comida amassada quando a criança começar a comer outros alimentos além do leite materno."
5. "Não oferecer açúcar nem preparações ou produtos que contenham açúcar à criança até 2 anos de idade."
6. "Não oferecer alimentos ultraprocessados para a criança."
7. "Cozinhar a mesma comida para a criança e para a família."
8. "Zelar para que a hora da alimentação da criança seja um momento de experiências positivas, aprendizado e afeto junto da família."
9. "Prestar atenção aos sinais de fome e saciedade da criança e conversar com ela durante a refeição."
10. "Cuidar da higiene em todas as etapas da alimentação da criança e da família."
11. "Oferecer à criança alimentação adequada e saudável também fora de casa."
12. "Proteger a criança da publicidade de alimentos."

Figura 2 Doze passos para uma alimentação saudável segundo o Guia Alimentar para Crianças Brasileiras menores de 2 anos.

Fonte: Brasil (2019).[35]

IMPLICAÇÕES PARA A PESQUISA E AS POLÍTICAS PÚBLICAS

A erradicação da desnutrição no mundo tem sido ressaltada para que haja alcance da promoção da saúde e a qualidade de vida das populações, e, nesse sentido, a Assembleia Geral das Nações Unidas proclamou em 2016 a "Década de Ações das Nações Unidas sobre Nutrição, de 2016 a 2025". A ação conta com a participação de importantes órgãos mundiais que discutem e promovem ações para a garantia do acesso a alimentos, da SAN e da Soberania Alimentar e de promoção de qualidade de vida e saúde, como a OMS, a Organização das Nações Unidas para a Alimentação e a Agricultura (FAO), o Programa Alimentar Mundial (PAM), o Fundo Internacional de Desenvolvimento Agrícola (Fida), o Unicef, o Comitê Permanente de Nutrição da ONU e plataformas com as partes interessadas. Com vistas a atingir resultados efetivos, a Assembleia Geral das Nações Unidas aguarda relatórios atualizados a cada dois anos por parte da liderança da implementação da ação.[41]

Sabe-se que intervenções voltadas ao combate da desnutrição têm potencial especialmente oportuno durante o período compreendido nos primeiros mil dias de vida, da concepção até os dois anos de idade.[42] Considera-se, assim, um corpo de evidências que aponta para a influência do estado nutricional exibido desde os estágios iniciais de vida sobre o desenvolvimento físico e metabólico, a capacidade cognitiva e indicadores de morbidade e mortalidade até a idade adulta, além do impacto sobre a produtividade econômica e o desempenho reprodutivo futuros, com consequências individuais e sociais perceptíveis de curto a longo prazo.[43]

No entanto, há discussão sobre a possibilidade de aceleração ou recuperação do crescimento linear especialmente na adolescência após a ocorrência de quadros de baixa estatura na infância. Essa fase pode representar outra oportunidade relevante para intervenções que visam romper o ciclo intergeracional da desnutrição infantil,[44] o que merece maior atenção de iniciativas de pesquisa.

Além disso, a compreensão mais ampla dos cenários em que quadros de desnutrição persistem atualmente deve ser perpassada por um olhar mais articulado sobre as diferentes conjunturas que afetam a saúde das populações desde os anos iniciais de vida. Nesse sentido, um processo de reenquadramento dos problemas relacionados à má nutrição em suas diferentes formas resultou, recentemente, na caracterização da sindemia global de obesidade, desnutrição e mudanças climáticas, que representam três das principais ameaças à saúde e à sobrevivência humanas.[45]

Sob tal interpretação, esforços de pesquisa e políticas públicas podem focalizar fatores sistêmicos comuns que predispõem e perpetuam esses grandes problemas. Há, desse modo, urgência em reconhecer, a partir dos sistemas naturais existentes, a conexão entre canais de governança (normas, política e economia) e macro (uso da terra, desenho urbano, transporte, alimentação), meso (espaços públicos, escolas, hospitais e trabalho) e microssistemas (círculos sociais, famílias e comunidades) para ações que promovam a saúde e o bem-estar humanos em consonância com a saúde e o bem-estar ecológicos do planeta. Dessa forma, já são observadas proposições programáticas para o combate da má nutrição, incluindo os quadros de desnutrição, que sublinham a necessidade, especialmente em cenários urbanizados, de construção de ambientes alimentares saudáveis para todas as crianças integrada a iniciativas para produção e fornecimento de alimentos adequados e saudáveis e a capacitação de famílias, crianças e jovens para que demandem alimentos nutritivos.[22,23]

Pode-se dizer que a dependência de condições ambientais é ainda mais marcante quando se pondera a situação de povos e comunidades tradicionais, em que as expressões de desnutrição são mais profundas, e seus hábitos extrativistas, coletores e de caça ou pesca, o que corrobora a necessidade política pela titulação e demarcação de espaços de terra contínuos que garantam a SAN e a Soberania Alimentar.

Particularmente sobre os aspectos alimentares subjacentes à desnutrição, a integração das causas alimentares das diferentes formas de má nutrição com base, primordialmente, na inadequação de padrões alimentares permite visualizar um espectro igualmente interconectado de consequências em saúde, desde déficits de crescimento, deficiências de micronutrientes e DNT. Com isso, as noções sobre adequação e qualidade da alimentação devem atentar a um perfil de nutrientes (em vez de nutrientes isolados) presente em alimentos de diferentes grupos e na combinação deles em padrões diversos e balanceados, com apreciação crítica quanto ao nível de processamento industrial de distintas opções aventadas para intervenções em quadros de desnutrição.[46]

Deve ser percebida a grande distância entre ações que fomentam sistemas mais justos e sustentáveis para produção de alimentos diversos, acessíveis e culturalmente referenciados, e iniciativas de fortificação de alimentos ultraprocessados com micronutrientes sintéticos, por exemplo. Abordagens mais ampliadas beneficiam o planejamento e a interpretação de pesquisas em alimentação e nutrição que embasam soluções mais robustas para a estruturação de políticas públicas e a regulação de interesses comerciais e corporativos para o combate à desnutrição.

ATIVIDADES E QUESTÕES PARA REFLEXÃO

- A avaliação do estado nutricional de crianças e adolescentes difere das realizadas em adultos e idosos. Quais parâmetros devem ser observados em cada uma das fases da vida e quais os pontos de corte indicativos de desnutrição?

- Há relação entre o padrão socioeconômico das famílias e a desnutrição? Programas de transferência de renda como o PBF são suficientes para solucionar o problema da fome e da desnutrição no país? Por quê?
- Quais políticas públicas são voltadas para o enfrentamento da desnutrição no Brasil? Elas podem ser consideradas efetivas?
- Qual a relação entre os sistemas alimentares e as condições ambientais com as prevalências de desnutrição no Brasil?

REFERÊNCIAS BIBLIOGRÁFICAS

1. WHO. United Nations Decade of Action on Nutrition 2016-2025. Food and Agriculture Organization of the United Nations. Geneva: WHO; 2018a.
2. WHO. Malnutrition. Geneva: WHO, 2018b.
3. de Onis M, Onyango AW, Borghi E, Siyam A, Nishida C, Siekmann J. Development of a WHO growth reference for school-aged children and adolescents. Bull World Health Organ. 2007;85:660-7.
4. WHO. WHO child growth standards based on length/height, weight and age. WHO Multicentre Growth Reference Study Group. Acta Paediatr. Suppl. 2006;450:S76-S85.
5. WHO. Physical status: the use and interpretation of anthropometry. Report of a WHO Expert Committee. Geneva: WHO; 1995.
6. United Nations. Transforming our world: the 2030 agenda for sustainable development. United Nations; 2015.
7. WHO. United Nations Children's Fund (Unicef). International Bank for Reconstruction and Development/The World Bank. Levels and trends in child malnutrition: key findings of the 2020 Edition of the Joint Child Malnutrition Estimates. Geneva: WHO; 2020.
8. Abarca-Gómez L, et al. Worldwide trends in body-mass index, underweight, overweight, and obesity from 1975 to 2016: a pooled analysis of 2416 population-based measurement studies in 128·9 million children, adolescents, and adults. NCD Risk Factor Collaboration (NCD-RisC). Lancet. 2017;390:2627-42.
9. The Nutrition Screening Initiative. Incorporating nutrition screening and interventions into medical practice: a monograph for physicians. Washington DC: US: American Academy of Family Physicians, The American Dietetic Association, National Council on Aging Inc.; 1994.
10. Brasil. Orientações para a coleta e análise de dados antropométricos em serviços de saúde: Norma Técnica do Sistema de Vigilância Alimentar e Nutricional Sisvan. Brasília, DF: Ministério da Saúde; 2011a.
11. Brasil. Orientações para a coleta e análise de dados antropométricos em serviços de saúde: Norma Técnica do Sistema de Vigilância Alimentar e Nutricional – Sisvan [Errata]. Brasília, DF: Ministério da Saúde; 2011b.
12. Conde WL, Monteiro CA. Nutrition transition and double burden of undernutrition and excess of weight in Brazil. Am J Clin Nutr. 2014;100(6):1617S-22S.
13. Brasil. PNDS 2006: Pesquisa Nacional de Demografia e Saúde da Criança e da Mulher. Brasília, DF: Ministério da Saúde; 2008.
14. IBGE. Instituto Brasileiro de Geografia e Estatística. Pesquisa de Orçamentos Familiares 2008-2009: antropometria e estado nutricional de crianças, adolescentes e adultos no Brasil. Rio de Janeiro: IBGE; 2010.

15. NCDRisC. Risk Factor Collaboration. Data Visualisations [site online], 2017. Disponível em: cdrisc.org/data-visualisations.html.
16. Horta BL, Santos RV, Welch JR, Cardoso AM, dos Santos JV, Assis AM, et al. Nutritional status of indigenous children: findings from the First National Survey of Indigenous People's Health and Nutrition in Brazil. Int J Equity Health. 2013;12:23.
17. FEC-UFF, DataUFF. Fundação Euclides da Cunha de Apoio Institucional à Universidade Federal Fluminense. Núcleo de Pesquisas Sociais Aplicadas, Informações e Políticas Públicas da Universidade Federal Fluminense. Pesquisa de Avaliação da Situação de Segurança Alimentar e Nutricional em Comunidades Quilombolas Tituladas. Sumário executivo. Brasília, DF; 2013.
18. Jaime PC, Vaz ACN, Nilson EAF, Fonseca JCG, Guadagnin SC, Silva SA, et al. Desnutrição em crianças de até cinco anos beneficiárias do Programa Bolsa Família: análise transversal e painel longitudinal de 2008 a 2012. Cadernos de Estudos Desenvolvimento Social em Debate. 2014;17:49-63.
19. Brasil. Caisan – Câmara Interministerial de Segurança Alimentar e Nutricional. Estudo técnico: Mapeamento da insegurança alimentar e nutricional com foco na desnutrição a partir da análise do Cadastro Único, do Sistema Nacional de Vigilância Alimentar e Nutricional (Sisvan) e do Sistema de Informação da Atenção à Saúde Indígena (Siasi), 2016. Brasília, DF: Ministério da Saúde; 2018.
20. Black RE, Victora CG, Bhutta ZA, Christian P, de Onis M, Ezzati M, et al. Maternal and child undernutrition and overweight in low-income and middle-income countries. Lancet. 2013;382:427-51.
21. Victora CG, Huttly SR, Fuchs SC, Olinto MTA. The role of conceptual frameworks in epidemiological analysis: a hierarchical approach. Int J Epidemiol. 1997;26:224-7.
22. Hawkes C, Ruel MT, Salm L, Sinclair B, Branca F. Double-duty actions: seizing programme and policy opportunities to address malnutrition in all its forms. Lancet. 2019;395:142-55.
23. United Nations Children's Fund (Unicef). The State of the World's Children 2019. Children, Food and Nutrition: Growing well in a changing world. New York: Unicef; 2019.
24. Fore HH, Dongyu, Q, Beasley DM, Ghebreyesus TA. Child malnutrition and Covid-19: the time to act is now. Lancet. 2020;396(10250):517-8.
25. Akseer N, Kandru G, Keats EC, Bhutta ZA. Covid-19 pandemic and mitigation strategies: implications for maternal and child health and nutrition. American Journal of Clinical Nutrition. 2020;112(2):251-6.
26. Monteiro CA, Benicio MHDA, Conde WL, Konno S, Lovadino AL, Barros AJD, et al. Narrowing socioeconomic inequality in child stunting: the Brazilian experience, 1974–2007. Bull World Health Organ. 2010;88:305-11.
27. Rasella D, Aquino R, Santos CAT, Paes-Sousa R, Barreto ML. Effect of a conditional cash transfer programme on childhood mortality: a nationwide analysis of Brazilian municipalities. Lancet. 2013;382:57-64.
28. Wells JC, Sawaya AL, Wibaek R, Mwangome M, Poullas MS, Yajnik CS, et al. The double burden of malnutrition: aetiological pathways and consequences for health. Lancet. 2020;395:75-88.
29. Kramer MS, Kakuma R. Optimal duration of exclusive breastfeeding. Cochrane Database of Systematic Reviews. 2012;(8):CD003517.
30. Sirasa F, Mitchell LJ, Rigby R, Harris N. Family and community factors shaping the eating behaviour of preschool-aged children in low and middle-income countries: a systematic review of interventions. Preventive Medicine. 2019;129:105827.
31. Lassi ZS, Das JK, Zahid G, Imdad A, Bhutta ZA. Impact of education and provision of complementary feeding on gowth and morbidity in children less than 2 years of age in developing countries: a systematic review. BMC Public Health. 2013;13 Suppl 3(Suppl 3):S13.

32. Brasil. Política Nacional de Alimentação e Nutrição (PNAN). 2.ed. Brasília, DF: Ministério da Saúde; 2013a.
33. Brasil. Manual Instrutivo para implementação da Agenda para Intensificação da Atenção Nutricional à Desnutrição Infantil: Portaria n. 2.387, de 18 de outubro de 2012. Brasília, DF: Ministério da Saúde; 2013b.
34. Brasil. Portaria n. 1.920, de 5 de setembro de 2013. Institui a Estratégia Nacional para Promoção do Aleitamento Materno e Alimentação Complementar Saudável no Sistema Único de Saúde (SUS) – Estratégia Amamenta e Alimenta Brasil. Ministério da Saúde, Brasília, DF; 2013c.
35. Brasil. Guia Alimentar para Crianças Brasileiras menores de 2 anos. Brasília, DF: Ministério da Saúde; 2019.
36. Brasil. NutriSUS – Estratégia de fortificação da alimentação infantil com micronutrientes (vitaminas e minerais) em pó: Manual Operacional. Brasília, DF: Ministério da Saúde; 2015a.
37. WHO. World Health Organization. Global strategy on infant and young child feeding. In: Fifty-Fifth World Health Assembly; 2002.
38. Brasil. Portaria n. 2.387, de 18 de outubro de 2012. Institui a Agenda para Intensificação da Atenção Nutricional à Desnutrição Infantil em Municípios com maior prevalência de déficit ponderal em crianças menores de 5 (cinco) anos de idade. Ministério da Saúde, Brasília, DF; 2012.
39. Brasil. Estratégia Nacional para Promoção do Aleitamento Materno e Alimentação Complementar Saudável no Sistema Único de Saúde: Manual de Implementação. Brasília, DF: Ministério da Saúde; 2015b.
40. Brasil. II Pesquisa de Prevalência de Aleitamento Materno nas Capitais Brasileiras e Distrito Federal. Brasília, DF: Ministério da Saúde; 2009.
41. OPAS. Organização Pan-Americana da Saúde. Assembleia Geral das Nações Unidas proclama Década de Ação para Nutrição. Brasília, DF: Opas; 2016. Disponível em: https://www.paho.org/bra/index.php?option=com_content&view=article&id=5051:assembleia-geral-das-nacoes-unidas-proclama-decada-de-acao-para-nutricao&Itemid=820.
42. Victora CG, de Onis M, Hallal PC, Blössner M, Shrimpton R. Worldwide timing of growth faltering: revisiting implications for interventions. Pediatrics. 2010;125(3):e473-80.
43. Adair LS, Fall CHD, Osmond C, Stein AD, Martorell R, Razmirez-Zea M, et al. Associations of linear growth and relative weight gain during early life with adult health and human capital in countries of low and middle income: findings from five birth cohort studies. Lancet. 2013;382:525-34.
44. Georgiadis A, Penny ME. Child undernutrition: opportunities beyond the first 1000 days. Lancet Public Health. 2017;2:e399.
45. Swinburn BA, Kraak VI, Allender S, Atkins VJ, Baker PI, Bogard JR, et al. The Global Syndemic of Obesity, Undernutrition, and Climate Change: The Lancet Commission report. Lancet. 2019;393:791-846.
46. Scrinis G. Re-framing malnutrition in all its forms: nutritionism, ultra-processed foods and the corporate capture of nutrition. Geneva: WHO; 2019.

4

Sobrepeso e obesidade

Carla Cristina Enes
Fabiana Braga Benatti
Natália Pereira Silva
Julicristie Machado de Oliveira

PANORAMA E ASPECTOS CONCEITUAIS

Nas últimas três décadas, a prevalência de sobrepeso e obesidade aumentou em diversos países do mundo e em todas as faixas etárias.[1] Atualmente, estima-se que aproximadamente 40% da população adulta mundial esteja com excesso de peso.[2] Entre os anos 1975 e 2016, o número de mulheres com obesidade passou de 69 para 390 milhões e de homens de 31 para 281 milhões.[3] Esse cenário é preocupante, uma vez que a obesidade, além de ser um agravo crônico, constitui em um dos principais fatores de risco para outras doenças.[4]

Nesse contexto, a prevenção do sobrepeso e da obesidade passou a ser uma prioridade na agenda da saúde coletiva e tornou-se objeto de políticas públicas. Nas últimas décadas, houve um avanço no delineamento de medidas intersetoriais de prevenção e controle do sobrepeso e da obesidade no Brasil. As políticas de prevenção e tratamento são direcionadas, principalmente, para a promoção de mudanças sustentáveis nos ambientes e modos de vida da população.

Por se tratar de um agravo de determinação multifatorial, que envolve aspectos ambientais de natureza política, econômica, social e cultural, são necessárias ações integradas e articuladas com diferentes níveis de complexidade e envolvimento de diversos setores da sociedade.[5]

Para o diagnóstico do risco do sobrepeso e da obesidade, o Ministério da Saúde (MS) adota pontos de referência de Índice de Massa Corporal (IMC) para os diferentes ciclos da vida, como pode ser observado no Quadro 1.

Quadro 1 Pontos de corte de Índice de Massa Corporal (IMC) para os diferentes ciclos da vida

Valores críticos	Diagnóstico nutricional
Pontos de corte de IMC para a idade para crianças < 5 anos	
> Escore-z + 1 e ≤ Escore-z + 2	Risco de sobrepeso
> Escore-z + 2 e ≤ Escore-z + 3	Sobrepeso
> Escore-z +3	Obesidade
Pontos de corte de IMC para a idade para crianças ≥ 5 e < 10 anos	
> Escore-z + 1 e ≤ Escore-z + 2	Sobrepeso
> Escore-z + 2 e ≤ Escore-z + 3	Obesidade
> Escore-z +3	Obesidade grave
Pontos de corte de IMC para a idade para adolescentes ≥ 10 e < 20 anos	
> Escore-z + 1 e ≤ Escore-z + 2	Sobrepeso
> Escore-z + 2 e ≤ Escore-z + 3	Obesidade
> Escore-z +3	Obesidade grave
Pontos de corte de IMC estabelecidos para adultos ≥ 20 e < 60 anos	
≥ 25 e < 30	Sobrepeso
≥ 30	Obesidade
Pontos de corte de IMC estabelecidos para idosos ≥ 60 anos	
≥ 27	Sobrepeso

Fonte: WHO (2006);[6] de Onis et al. (2007);[7] WHO (1995);[8] The Nutrition Screening Initiative (1994[9] apud Brasil, 2011a; 2011b).[10,11]

De forma geral, os estudos consideram excesso de peso o somatório de sobrepeso e obesidade. No caso de adultos, por exemplo, são classificados com excesso de peso indivíduos com IMC $\geq$ 25 kg/m^2.

Atualmente, a pandemia causada pela Covid-19 tem suscitado um grande alerta para a população com sobrepeso e obesidade. Uma série de estudos foi publicada estabelecendo relações entre o excesso de peso e o impacto negativo no tratamento e prevenção da Covid-19.[12-15]

ASPECTOS EPIDEMIOLÓGICOS

No Brasil, os dados mais recentes de prevalência de sobrepeso e obesidade na população, com 18 anos ou mais, que reside nas capitais e no Distrito Federal são da Vigilância de Fatores de Risco e Proteção para Doenças Crônicas por Inquérito Telefônico.[16] A prevalência de obesidade foi 20,3%, com semelhança entre homens e mulheres. A prevalência de excesso de peso foi 55,4% para o ano de 2019, sendo 57,1% em homens e 53,9% em mulheres. Entre as mulheres o inquérito indicou notável queda nas prevalências, tanto de excesso de peso quanto de obesidade, de acordo com os maiores níveis de escolaridade.[16]

Com base nos dados da Pesquisa Nacional de Saúde (PNS 2019), que avaliou a população adulta, com 18 anos ou mais, de todas as regiões do país, observou-se prevalência de obesidade de 21,8 e 29,5% para homens e mulheres, respectivamente. Em relação ao excesso de peso, as prevalências foram de 57,5% para homens e 62,6% para mulheres.[17]

Resultados do Estudo dos riscos cardiovasculares em adolescentes (Erica), inquérito de base escolar realizado com amostra representativa de adolescentes de 12 a 17 anos revelou prevalências de 8,4 e de 17,1% de obesidade e sobrepeso, respectivamente. Para as adolescentes do sexo feminino, as prevalências foram de 7,6% de obesidade e de 17,6% de sobrepeso. Para os adolescentes do sexo masculino, as prevalências foram de 9,2% de obesidade e de 16,6% de sobrepeso.[18] Com base nos dados da última Pesquisa Nacional de Saúde do Escolar (PeNSE 2015), 22,2% dos adolescentes, com idade entre 11 e 19 anos completos, estavam com excesso de peso.[19]

Em relação à obesidade em crianças com até dez anos de idade, em uma revisão sistemática com metanálise que incluiu estudos realizados entre 1986 e 2015, observou-se prevalência global de 8,2%, sendo 9,7% entre os meninos e 7,3% entre as meninas. Houve uma tendência de aumento das prevalências de acordo com a década, além de diferenças regionais, com maiores prevalências no Sul e Sudeste e menores no Norte e Nordeste.[20]

Nas sociedades marcadas pelas desigualdades sociais e de renda, a exemplo do Brasil, a obesidade e o sobrepeso acometem de formas particulares as populações desfavorecidas.

Nas últimas décadas, houve uma redução nas diferenças entre as classes de menor e maior poder aquisitivo, sendo que a obesidade aumentou mais rapidamente na população de menor renda.[21] Isso ocorre, provavelmente, em razão da maior desigualdade de acesso à alimentação saudável e possibilidade de prática de atividade física, além de outras iniquidades que comprometem a saúde da população menos favorecida.

O crescimento da obesidade em populações específicas, como as indígenas, assume um significado especial por refletir uma importante mudança em seu perfil epidemiológico. Alguns estudos identificaram prevalências de obesidade e de sobrepeso de 18,2 e 42,3%, respectivamente, para adultos de 20 a 50 anos de idade,[22] e de 15,8 e 46,2% de obesidade e excesso de peso, respectivamente, em adolescentes e mulheres indígenas de 14 a 49 anos.[23]

O cenário desfavorável do excesso de peso no Brasil e sua tendência de crescimento, somado a outros vetores relacionados ao processo de transição epidemiológica vivenciado pelo país, sugerem um possível aumento na carga de doenças não transmissíveis (DNT) nos adultos ao longo das próximas décadas.

EVIDÊNCIAS

Estratégias que sejam capazes de prevenir ou tratar o sobrepeso e a obesidade são de fundamental importância sob o ponto de vista de saúde coletiva. Nesse contexto, intervenções focadas em mudanças de estilo de vida, com o objetivo de melhorar a alimentação e aumentar o nível de atividade física de modo que essas alterações resultem na redução de peso corporal, são comumente realizadas.

Estudos clínicos, randomizados e controlados que propõem programas de orientação dietética, prática de atividade física e componente comportamental (como a terapia cognitivo-comportamental, a entrevista motivacional etc.), associados ou não, são, em geral, eficazes para levar à perda de peso corporal (≥ 5% do peso corporal inicial) em adultos,[24] adolescentes[25] e crianças[26,27] com sobrepeso e obesidade. Em adultos, há evidências de que esses efeitos benéficos se estendem a fatores de risco cardiovasculares, como o perfil lipídico, a sensibilidade à insulina e a pressão arterial.[24]

Deve-se ressaltar que as intervenções que envolvem a prática de atividade física são capazes de levar à melhora dos fatores de risco cardiovascular supracitados em adultos, mesmo na ausência da redução de peso corporal.[24,28] Esses dados salientam a prática de atividade física como um tratamento não farmacológico fundamental das comorbidades associadas à obesidade.

Um exemplo de sucesso é o estudo Look AHEAD, que teve como objetivo a promoção de estilo de vida saudável em indivíduos com sobrepeso e *diabetes mellitus* tipo 2 (mais de 5.000 participantes, de 16 centros nos Estados Unidos) e acompanhou os indivíduos por oito anos após o início da intervenção. Além de apresentarem maior nível de atividade física durante e ao final do estudo, os participantes do grupo intervenção também apresentaram maior perda de peso corporal: ~5% *versus* 2% do peso corporal inicial no grupo controle; além disso, 50% dos participantes apresentaram perda ≥ 5% do peso corporal inicial *versus* 35% dos participantes do grupo controle.[29]

No Brasil, são raras as intervenções realizadas em âmbito populacional. Dentre elas, podemos destacar o estudo Vida de Saúde, conduzido em Jaguariúna, SP, em 2016.

Nesse estudo, uma intervenção multifacetada que envolveu diversas estratégias teve como objetivo promover a prática de atividade física e mudanças nos hábitos alimentares com base no Guia Alimentar para a População Brasileira de toda a população de uma cidade de aproximadamente 53.000 habitantes. Parcela considerável de adultos e idosos (40%) referiu mudanças no estilo de vida.[30] Ademais, observou-se redução significativa no peso corporal de crianças e de adolescentes obesas (-0,15 escore-z de IMC) e de adultos e de idosos obesos (-1,6 kg).[30,31] Embora essa redução tenha sido modesta, ela está de acordo com as mudanças comumente observadas em outros estudos.[32]

Sabe-se que muitos são os fatores que influenciam a mudança de estilo de vida e a manutenção de hábitos saudáveis em longo prazo, como preferências individuais, educação e conhecimento, suporte social, crenças e percepções e ambiente.[33]

Ações intersetoriais atuam no apoio, no incentivo e na proteção das coletividades, no que tange à promoção da saúde e à alimentação saudável, o que possibilita uma abordagem mais abrangente na atenção a pessoas com sobrepeso e obesidade. A Figura 1 explicita alguns exemplos, de acordo com a característica da intervenção.

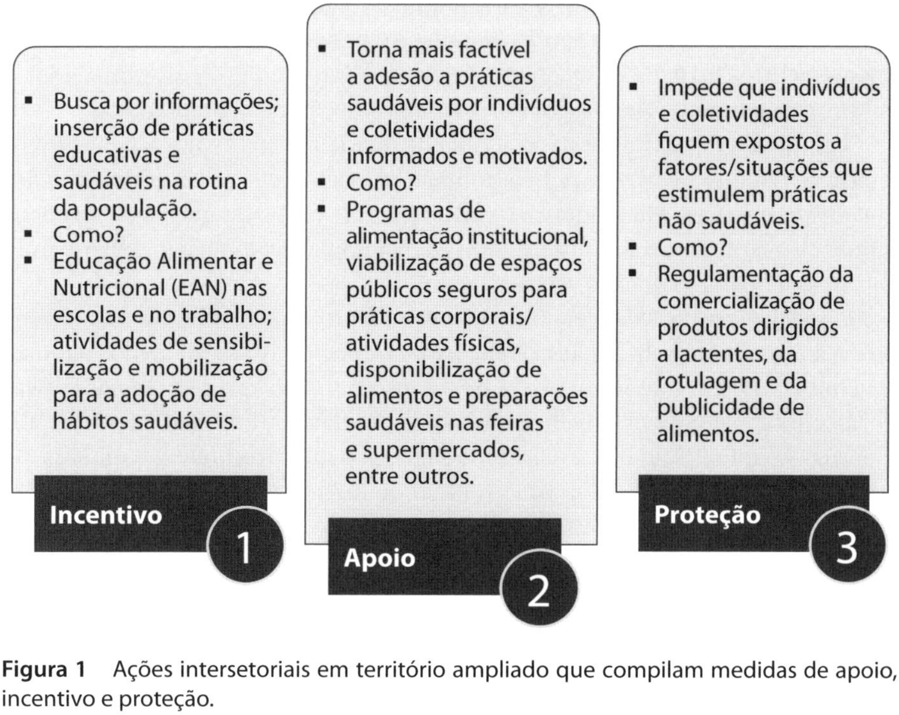

Figura 1 Ações intersetoriais em território ampliado que compilam medidas de apoio, incentivo e proteção.

Fonte: Brasil (2014a).[34]

Em 2015, foi publicada na *The Lancet* uma série de periódicos com o tema obesidade. Um infográfico intitulado "Como os governos podem apoiar preferências alimentares saudáveis" merece destaque. Nele são delineados caminhos que as políticas governamentais podem percorrer, o sistema alimentar e as mudanças individuais para o alcance de uma alimentação de melhor qualidade.[35]

É perceptível o desafio de lidar com o entendimento e o desenvolvimento de ações quando o assunto é obesidade. Para muito além dos aspectos biológicos e comportamentais dos indivíduos, é necessário que atenção seja dada às estruturas, aos sistemas, à normatização sociocultural e política em meio às diferentes realidades populacionais.[36]

POLÍTICAS PÚBLICAS

O avanço da obesidade no Brasil, como resultado das mudanças vivenciadas pela sociedade nas últimas décadas, impactou de maneira importante o setor de saúde e exigiu que as políticas públicas fossem traçadas sob uma nova perspectiva.

Como resposta ao desafio de conter o avanço das DNT e reduzir a exposição aos fatores de risco, a Organização Mundial da Saúde (OMS) lançou em 2013 o Plano de Ação Global para a Prevenção e Controle de Doenças Não Transmissíveis 2013-2020.[37] Desde então, vários países do mundo passaram a adotar políticas de natureza fiscal, regulatória e de promoção da alimentação saudável.

Segundo a OMS, as políticas e ações que incidem sobre o preço dos alimentos são estratégias importantes para combater a obesidade e já têm sido adotadas por diversos países. Há evidências cada vez mais claras de que essas medidas influenciam o comportamento de compra da população, especialmente quando aplicadas a bebidas adoçadas com açúcar.[38]

Alguns países da América Latina, como México, Chile e Barbados, já adotaram a taxação de bebidas adoçadas, o que impactou diretamente na redução do consumo desses produtos pela população.[39-41] Outras experiências inovadoras também têm sido vivenciadas como mudanças na rotulagem dos alimentos (México, Equador e Chile), programas que promovem a prática de atividade física (Brasil e Colômbia), além de intervenções no âmbito escolar com priorização de alimentos não processados nas refeições oferecidas. Em relação à alimentação escolar, um capítulo específico e subsequente deste livro irá discuti-la.

No Brasil, o problema da obesidade tornou-se objetivo de políticas públicas concretas a partir de 1999, com a publicação da Política Nacional de Alimentação e Nutrição (PNAN).[42] A PNAN inseriu o tema da nutrição no cenário político e definiu diretrizes para organizar as ações de prevenção e tratamento da obesidade no Sistema Único de Saúde (SUS). Em sua nova versão, atualizada em 2011, as diretrizes abrangem o escopo da atenção nutricional no SUS com foco na vigilância, promoção, prevenção e cuidado integral de agravos relacionados à alimentação e nutrição.[43]

Outro marco importante foi o Plano de Ações Estratégias para o Enfrentamento das Doenças Crônicas não Transmissíveis no Brasil 2011-2022,[44] elaborado a partir de acordos assumidos internacionalmente com metas em plano nacional para deter as DNT e seus fatores de risco. As ações previstas no plano são de natureza multissetorial e incluem vigilância de saúde, promoção da alimentação saudável e da atividade física, além de integração de cuidados para pacientes com DNT.

Na tentativa de organizar as orientações para o enfrentamento do sobrepeso e obesidade de forma articulada, foi publicada em 2014 a Estratégia Intersetorial de Prevenção e Controle da Obesidade.[45] A estratégia é pautada em seis grandes eixos que podem ser observados na Figura 2.

Propostas de rotulagem de alimentos têm sido discutidas no Brasil desde 2014 pela Agência Nacional de Vigilância Sanitária (Anvisa) em sintonia com recomendações da OMS e Organização Panamericana de Saúde (Opas). Detalhes das mudanças na rotulagem estão descritos em capítulo deste livro que trata dos padrões alimentares.

A proposta atual, com destaque para advertências frontais que indicam a presença de quantidades críticas de alguns nutrientes, tem se mostrado eficiente na redução do consumo de alguns produtos no Chile, que desde 2016 adota esse modelo de rotulagem.[46]

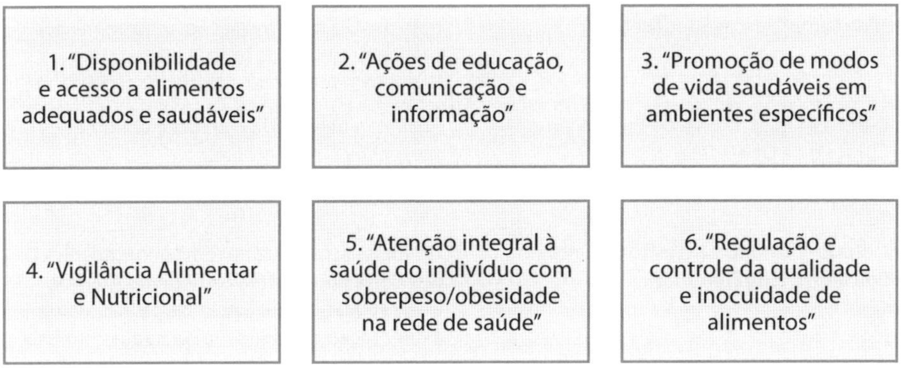

Figura 2 Eixos de ação da Estratégia Intersetorial de Prevenção e Controle da Obesidade.
Fonte: Brasil (2014b).[45]

Medidas de caráter menos conflitivo, como acordos voluntários de cooperação técnica entre MS e o setor produtivo de alimentos, vêm sendo implementadas desde 2007. A primeira conquista dessa cooperação foi a redução de gorduras *trans* em diversos alimentos processados. A partir de 2010, a redução dos teores de sódio foi incluída, além da redução dos teores de açúcares.[47]

O MS tem lançado uma série de documentos de orientação e desenvolvido políticas públicas de atenção aos indivíduos com sobrepeso e obesidade (Quadro 2), mas é preciso reforçar a necessidade de uma abordagem mais ampla por parte dos profissionais de saúde em relação ao cuidado e à promoção de qualidade de vida.[48]

Quadro 2 Políticas e programas propostos pelo governo federal para enfrentamento da obesidade

Políticas, programas e ações	Caracterização
Caderno de Atenção Básica n. 38. *Estratégias para o cuidado da pessoa com doença crônica: obesidade.	Traz detalhadamente a construção da linha de cuidado para obesidade no âmbito da Atenção Primária em Saúde (APS).
Guias alimentares *Guia Alimentar para População Brasileira. *Guia Alimentar para Crianças Brasileiras menores de 2 anos.	Instrumentos importantes para disseminar as diretrizes oficiais de promoção da alimentação saudável, e, assim, são considerados importantes ferramentas para Educação Alimentar e Nutricional (EAN).
Programa Academia da Saúde.	Programa para construção de modos de vida saudável, por meio da promoção da alimentação saudável, de práticas integrativas e complementares, de educação em saúde, entre outras.
Programa Saúde na Escola (PSE). *Programa Crescer Saudável.	O programa prevê ações articuladas com a rede de APS, com avaliação antropométrica, prática de atividade física e promoção da Segurança Alimentar e Nutricional (SAN).
Estratégia Intersetorial de Prevenção e Controle da Obesidade (Eipco). Pacto Nacional para Alimentação Saudável (Pnas).	Pautam a obesidade com base em uma perspectiva intersetorial.
Linha de Cuidado para o Tratamento do Sobrepeso e da Obesidade.	Define as ações que devem ser desenvolvidas nos diferentes pontos da Rede de Atenção à Saúde (RAS), inclusive as de promoção da alimentação e saudável, planejadas com base no conhecimento do cenário epidemiológico e nutricional da população.

Fonte: Henriques et al. (2018);[49] Bortolini et al. (2020);[48] Brasil (2016);[50] Brasil (2014c);[51] Brasil (2019).[52]

As estratégias delineadas em diferentes políticas para o enfrentamento do sobrepeso e obesidade no Brasil têm alcançado reconhecimento internacional.[53] Frequentemente, essas ações específicas adotadas no país servem de inspiração para outras nações que enfrentam o mesmo problema. Entretanto, fica clara a necessidade de avançar em medidas coletivas mais concretas e estruturantes, a exemplo das medidas fiscais, que favorecem a transformação sustentável de práticas saudáveis. E ainda, para além da formulação de políticas públicas e de ações regulatórias como medidas de enfrentamento do sobrepeso e da obesidade, as mudanças ambientais, o conhecimento do território em que são propostas as intervenções, a boa gestão de custos e de avaliação da efetividade de políticas devem estar alinhadas.[54]

IMPLICAÇÕES PARA A PESQUISA E AS POLÍTICAS PÚBLICAS

Apesar das propostas um tanto quanto recentes das políticas públicas supracitadas, dados epidemiológicos ainda não demonstram cessão, tampouco recessão, do aumento das taxas de sobrepeso e obesidade no Brasil e no mundo. Contudo, é possível que esses resultados demorem a ser identificados.

Dessa forma, é de extrema importância que estudos populacionais sejam realizados de modo a avaliar sistematicamente a eficácia, a efetividade e a abrangência desses programas, bem como os possíveis resultados decorrentes da implantação dessas políticas públicas em municípios e estados.

Muitos estudos sugerem que intervenções meramente focadas em componentes educacionais e informativos levam a alterações irrisórias na alimentação e na prática de atividade física.[32] De fato, sabe-se que muitas são as barreiras que dificultam a adoção de comportamentos saudáveis pela população como um todo, e incluem suporte social, custo para adoção desses comportamentos, bem como a dificuldade de inseri-los na rotina.[33]

Dessa forma, estudos que envolvam múltiplos setores e que tenham como objetivo avaliar a efetividade em longo prazo de programas de mudança de estilo de vida são essenciais para informar políticas públicas adequadas e eficazes para a população.

ATIVIDADES E QUESTÕES PARA REFLEXÃO

- Qual o cenário mundial e brasileiro no que se refere à prevalência do sobrepeso e da obesidade? Quais fatores parecem impactar nesse cenário? Quais as possíveis consequências sob o ponto de vista de saúde coletiva?
- O que os estudos clínicos, controlados e randomizados mostram em relação à eficácia da mudança de estilo de vida na redução de peso corporal? Os resultados são similares em estudos de efetividade?

- Problematize as dificuldades da população em adotar mudanças de estilo de vida para a promoção à saúde, especialmente em relação às desigualdades sociais e econômicas.
- Quais seriam as medidas a serem adotadas para incentivar as escolhas alimentares mais saudáveis no âmbito de políticas públicas com foco no indivíduo, no ambiente e no sistema alimentar?

REFERÊNCIAS BIBLIOGRÁFICAS

1. World Health Organization (WHO). Obesity and Overweight. Fact Sheet n. 311. Geneva: WHO; 2014.
2. Ng M, Fleming T, Robinson M, Thomson B, Graetz N, Margono C, et al. Global, regional, and national prevalence of overweight and obesity in children and adults during 1980 – 2013: a systematic analysis for the Global Burden of Disease Study 2013. Lancet. 2014;384(9945):766-81.
3. NCD Risk Factor Collaboration (NCD-RisC). Worldwide trends in body-mass index, underweight, overweight, and obesity from 1975 to 2016: a pooled analysis of 2416 population-based measurement studies in 1289 million children, adolescents, and adults. Lancet. 2017;390(10113):2627-42.
4. World Health Organization (WHO). Obesity and overweight. Geneva: WHO; 2016.
5. Dias PC, Henriques P, Anjos LA, Burlandy L. Obesidade e políticas públicas: concepções e estratégias adotadas pelo governo brasileiro. Cadernos Saúde Pública. 2017;33(7):e00006016.
6. World Health Organization (WHO). WHO child growth standards based on length/height, weight and age. WHO Multicentre Growth Reference Study Group. Acta Paediatr. Suppl. 2006;450S:76-85.
7. de Onis M, Onyango AW, Borghi E, Siyam A, Nishida C, Siekmann J. Development of a WHO growth reference for school-aged children and adolescents. Bull World Health Organ. 2007;85(9):660-7.
8. World Health Organization (WHO). Physical status: the use and interpretation of anthropometry. Report of a WHO Expert Committee. Geneva: WHO; 1995.
9. The Nutrition Screening Initiative. Incorporating Nutrition Screening and Interventions into Medical Practice: a Monograph for Physicians. Washington, DC: The Nutrition Screening Initiative; 1994.
10. Brasil. Orientações para a coleta e análise de dados antropométricos em serviços de saúde: Norma Técnica do Sistema de Vigilância Alimentar e Nutricional – Sisvan. Brasília, DF: Ministério da Saúde; 2011a.
11. Brasil. Orientações para a coleta e análise de dados antropométricos em serviços de saúde: Norma Técnica do Sistema de Vigilância Alimentar e Nutricional – Sisvan [Errata]. Brasília, DF: Ministério da Saúde; 2011b.
12. Figueiredo MCF, Nascimento JMF, Araújo DS, Silva TR, Barros FDD, Moura FVP, et al. The impact of overweight on clinical complications caused by Covid-19: A systematic review. Research, Society and Development. 2020;9(7):e693974791.
13. Costa TRM, Correia RS, Silva PHS, Barbosa GSL, Oliveira LM, Cruz VT, et al. Obesity as a coefficient in the aggravation of patients affected by Covid-19. Research, Society and Development. 2020;9(9):e395997304.
14. Lavie CJ, Sanchis-Gomar F, Henry BM, Lippi G. Covid-19 and obesity: links and risks. Expert Review of Endocrinology & Metabolism. 2020;15(4):215-6.

15. Földi M, Farka N, Kiss S, Zádori N, Váncsa S, Szakó S, et al. Obesity is a risk factor for developing critical condition in Covid-19 patients: A systematic review and meta-analysis. Obes Rev. 2020;21(10):e13095.
16. Brasil. Vigitel Brasil 2019: vigilância de fatores de risco e proteção para doenças crônicas por inquérito telefônico. Brasília, DF: Ministério da Saúde; 2020.
17. IBGE. Pesquisa nacional de saúde 2019: ciclos de vida. Rio de Janeiro: IBGE, 2021.
18. Bloch KV, Klein CH, Szklo M, Kuschnir MC, Abreu GA, Barufaldi LA, et al. Erica: prevalências de hipertensão arterial e obesidade em adolescentes brasileiros. Rev Saúde Pública. 2016;50(Supl 1):9s.
19. Conde WL, Mazzeti CMS, Silva JC, Santos IKS, Santos AMR. Estado nutricional de escolares adolescentes no Brasil: a Pesquisa Nacional de Saúde dos Escolares 2015. Rev Bras Epidemiol. 2018;21(1):e180008.
20. Ferreira CM. Prevalência de obesidade infantil no Brasil: revisão sistemática e meta-análise [Dissertação de Mestrado]. Campinas: Unicamp; 2020.
21. Brasil. Pesquisa de orçamentos familiares 2008-2009: análise do consumo alimentar pessoal no Brasil. Rio de Janeiro: IBGE; 2011c.
22. Lourenço AEP, Santos RV, Orellana JDY, Coimbra Jr. CEA. Nutrition transition in Amazonia: obesity and socioeconomic change in the Suruí Indians from Brazil. American Journal of Human Biology. 2008;20:564-71.
23. Coimbra C, Tavares F, Ferreira A, Welch J, Horta B, Cardoso A, et al. Socioeconomic determinants of excess weight and obesity among Indigenous women: Findings from the First National Survey of Indigenous People's Health and Nutrition in Brazil. Public Health Nutrition. 2020:1-11.
24. Shaw K, Gennat H, O'Rourke P, Del Mar C. Exercise for overweight or obesity. Cochrane Database Syst Rev. 2006;18(4):CD003817.
25. Al-Khudairy L, Loveman E, Colquitt JL, Mead E, Johnson RE, Fraser H, et al. Diet, physical activity and behavioural interventions for the treatment of overweight or obese adolescents aged 12 to 17 years. Cochrane Database Syst Rev. 2017;22(6):CD012691.
26. Mead E, Brown T, Rees K, Azevedo LB, Whittaker V, Jones D, et al. Diet, physical activity and behavioural interventions for the treatment of overweight or obese children from the age of 6 to 11 years. Cochrane Database Syst Rev. 2017;22(6):CD012651.
27. Brown T, Moore TH, Hooper L, Gao Y, Zayegh A, Ijaz S, et al. Interventions for preventing obesity in children. Cochrane Database Syst Rev. 2019;23(7):CD001871.
28. Ross R, Janiszewski PM. Is weight loss the optimal target for obesity-related cardiovascular disease risk reduction? Can J Cardiol. 2008;24(Suppl D):25D-31D.
29. Look AHEAD Research Group. Eight-year weight losses with an intensive lifestyle intervention: the look AHEAD study. Obesity (Silver Spring). 2014;22(1):5-13.
30. Atalla M, Pinto AJ, Mielke GI, Benatti FB, Gualano B. The impact of a real-world, lifestyle intervention in an entire Latin-American city with over 50,000 people. Obesity. 2019;12(27):1967-74.
31. Atalla M, Pinto AJ, Mielke GI, Baciuk EP, Benatti FB, Gualano B. Tackling Youth Inactivity and Sedentary Behavior in an Entire Latin America City. Front Pediatr. 2018;6:298:1-5.
32. Meader N, King K, Wright K, Graham HM, Petticrew M, Power C, et al. Multiple risk behavior interventions: Meta-analyses of RCTs. Am J Prev Med. 2017;53(1):e19-30.
33. Murray J, Fenton G, Honey S, Bara AC, Hill KM, House A. A qualitative synthesis of factors influencing maintenance of lifestyle behaviour change in individuals with high cardiovascular risk. BMC Cardiovasc Disord. 2013;13:48:1-11.
34. Brasil. Estratégia Intersetorial de Prevenção e Controle da Obesidade: promovendo modos de vida e alimentação adequada e saudável para a população brasileira. Brasília, DF: Ministério do Desenvolvimento Social e Combate à Fome; 2014a.

35. Hawkes C, Smith TG, Jewell J, Wardle J, Rammond RA, Friel S, et al. Smart food policies for obesity prevention. Lancet. 2015;385(9985):2410-21.
36. Gonçalves MR, Elias FTS, Silva ET. Ambiente alimentar: entendendo o conceito e as perspectivas de aplicação no Brasil. Rev. de Alim. Cult. Américas – RACA. 2020;1(1):44-59.
37. World Health Organization (WHO). Global action plan for the prevention and control of noncommunicable diseases 2013-2020. Geneva: WHO; 2013.
38. World Health Organization (WHO). Fiscal Policies for Diet and Prevention of Noncommunicable Diseases. Geneva: WHO; 2015.
39. Colchero MA, Salgado JC, Unar-Munguía M, Hernández-Ávila M, Rivera-Dommarco JA. Price elasticity of the demand for sugar sweetened beverages and soft drinks in Mexico. Econ Hum Biol. 2015;19:129-37.
40. Colchero MA, Popkin BM, Rivera JA, Ng SW. Beverage purchases from stores in Mexico under the excise tax on sugar sweetened beverages: observational study. BMJ. 2016;352:h6704.
41. Cominato L, Di Biagio GF, Lellis D, Franco RR, Mancini MC, Melo ME. Obesity prevention: strategies and challenges in Latin America. Current Obesity Reports. 2018;7:97-104.
42. Brasil. Portaria n. 710, de 10 de junho de 1999. Aprova a Política Nacional de Alimentação e Nutrição. Brasília (DF): Diário Oficial da União; 1999.
43. Brasil. Política Nacional de Alimentação e Nutrição. Brasília, DF: Ministério da Saúde; 2013a.
44. Brasil. Plano de ações estratégicas para o enfrentamento das doenças crônicas não transmissíveis (DCNT) no Brasil 2011-2022. Brasília, DF: Ministério da Saúde; 2011b.
45. Brasil. Estratégia Intersetorial de Prevenção e Controle da Obesidade: recomendações para estados e municípios. Brasília, DF: Caisan; 2014b.
46. Ministerio de Salud. Gobierno de Chile. Informe de evaluación de la implementación de la ley sobre composición nutricional de los alimentos y su publicidad. Subsecretaría de Salud Pública División de Políticas Públicas Saludables y Promoción Departamento de Nutrición y Alimentos. Santiago; 2018.
47. Associação Brasileira das Indústrias de Alimentação (Abia). Indústrias de alimentos lançam plano inédito de redução de açúcares [online]; 2018. Disponível em: https://www.abia.org.br/vsn/tmp_2.aspx?id=386.
48. Bortolini GA, Oliveira TFV, Silva SA, Santin RC, Medeiros OL, Spaniol AM, et al. Ações de alimentação e nutrição na atenção primária à saúde no Brasil. Rev Panam Salud Publica. 2020;44:e39.
49. Henriques P, O'Dwyer G, Dias PC, Barbosa RMS, Burlandy L. Políticas de Saúde e de Segurança Alimentar e Nutricional: desafios para o controle da obesidade infantil. Ciência & Saúde Coletiva. 2018;23(12):4143-52.
50. Brasil. Perspectivas e desafios no cuidado às pessoas com obesidade no SUS: resultados do Laboratório de Inovação no manejo da obesidade nas Redes de Atenção à Saúde. Brasília, DF: Ministério da Saúde; 2016.
51. Brasil. Estratégias para o cuidado da pessoa com doença crônica: obesidade. Brasília, DF: Ministério da Saúde; 2014c.
52. Brasil. Guia Alimentar para Crianças Brasileiras menores de 2 anos. Brasília, DF: Ministério da Saúde; 2019.
53. Gómez EJ. Understanding the United States and Brazil's response to obesity: institutional conversion, policy reform, and the lessons learned. Global Health. 2015;11(24):1-14.
54. Bahia L, Schaan CW, Sparrenberger K, Abreu GA, Barufaldi LA, Coutinho Wet al. Visão geral das meta-análises sobre prevenção e tratamento da obesidade infantil. Jornal de Pediatria. 2019;95(4):385-400.

5

Atividade física

Ana Jéssica Pinto
Fabiana Braga Benatti
Sara Maria Lopes Salgado
Julicristie Machado de Oliveira

PANORAMA E ASPECTOS CONCEITUAIS

A discussão acerca da importância da atividade física para a promoção da saúde não é assunto recente.[1] Sabe-se que a inatividade física e o sedentarismo[2] estão associados com a incidência de doenças não transmissíveis (DNT), como hipertensão, dislipidemia, *diabetes mellitus* tipo 2 e alguns tipos de câncer, além de estarem associados à mortalidade por todas as causas.[3,4] Estudos indicam, ainda, que a inatividade física está associada à obesidade, maior incidência de queda e debilidade física em idosos, depressão, demência, ansiedade e alterações do humor.[5] A inatividade física é um dos principais problemas de saúde coletiva no mundo todo em virtude de sua associação com a mortalidade.[6]

Os programas de exercício físico são capazes de melhorar a capacidade física, reduzir fatores de risco cardiovasculares, além de melhorarem parâmetros socioafetivos, sendo, portanto, capazes de reduzir o risco de morte prematura e promover a qualidade de vida.[6,7] Um estilo de vida baseado no padrão alimentar saudável aliado à prática de atividade física regular pode ajudar a modular o estado pró-inflamatório associado a doenças metabólicas.[8] Em todos os ciclos de vida, os impactos são evidenciados na melhora do perfil lipídico, aumento da capacidade respiratória, no fortalecimento do sistema imunológico, no aumento de força e massa muscular, equilíbrio e incremento da massa óssea.[9]

Além das DNT, os efeitos das atividades físicas têm sido estudados no cenário mundial em relação ao possível efeito terapêutico em casos da Covid-19, embora as sequelas de longo prazo ainda sejam desconhecidas.[10] O estudo de Oliveira et al. (2020)[11] em células humanas aponta os efeitos positivos das atividades físicas sobre o sistema imunológico, por meio da produção da irisina, hormônio que pode modular genes relacionados à replicação do SARS-CoV-2.

Com efeito, estima-se que, se a inatividade física fosse reduzida em apenas 10%, aproximadamente 533.000 mortes por ano seriam evitadas. Se essa redução fosse de 25%, o número de mortes evitadas seria de 1,3 milhão.[5] Enquanto recomendações específicas de atividade física são essenciais para atender às necessidades individuais, como, por exemplo, no auxílio do controle da pressão arterial elevada em um indivíduo hipertenso, políticas públicas são de fundamental importância para a promoção de programas de atividade física e de práticas corporais para a população com objetivo de combater os altos riscos de morbidade e mortalidade associados à inatividade física e ao sedentarismo. É importante ressaltar que, na Atenção Primária à Saúde (APS), as práticas corporais assumem um papel importante na medida em que incentivam o engajamento em diversas atividades físicas regionalizadas e de acordo com a cultura dos praticantes.[12]

Antes de prosseguir para os aspectos epidemiológicos, é importante atentar às definições descritas neste capítulo, como podem ser observadas na Figura 1.

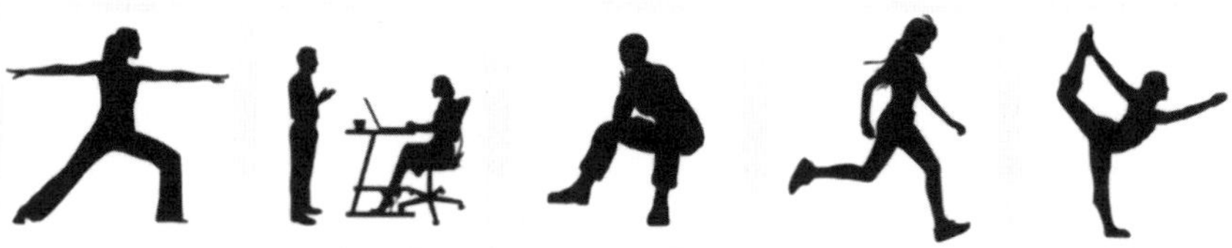

Atividade física	**Inatividade física**	**Sedentarismo**	**Exercício físico**	**Práticas corporais**
Qualquer movimento realizado pela contração do músculo esquelético que resulta em gasto energético acima do basal. O exercício físico e as práticas corporais são subcategorias.	Comportamento de indivíduos que não realizam quantidade suficiente de atividade física de moderada a vigorosa e não atingem as recomendações.	Qualquer comportamento de indivíduo acordado, com um gasto energético ≤ 1,5 MET (*metabolic equivalent of task*), quando deitado ou sentado.	Caracteriza-se por movimentos em sequência planejada, estruturada e repetitiva, com o objetivo de promover ou manter a capacidade física.	Manifestações do movimento corporal que expressam elementos culturais identitários que derivam de experiências de jogos, danças, lutas, entre outros.

Figura 1 Definições de atividade física, inatividade física, sedentarismo e exercício físico e práticas corporais.

Fonte: Caspersen et al., 1985;[1] SBRN, 2012;[2] Brasil, 2015.[12]

ASPECTOS EPIDEMIOLÓGICOS

O nível de atividade física do ser humano mudou sobremaneira ao longo de sua evolução. Estima-se que há 40.000 anos o homem praticava de 1 a 2 horas de atividade física vigorosa por dia, em atividades como caça, luta e fuga. Com o advento da agricultura, há aproximadamente 10.000 anos, esse padrão foi alterado, de modo que o homem passou a não mais praticar as atividades físicas intensas, mas atividades físicas moderadas, porém por períodos mais prolongados, em torno de 6 a 8 horas por dia.[13] Tal padrão parece ter sido mantido ao longo de milhares de anos até que as revoluções industrial e tecnológica, nos últimos 100 anos, tornaram a prática de atividade física, outrora indispensável para a sobrevivência do ser humano, desnecessária.[14]

De modo geral, particularmente nos últimos 50 anos, houve importante aumento no tempo gasto em atividades sedentárias no lazer, em casa e no trabalho, com concomitante redução do gasto energético para realizar atividade física leve e/ou moderada a vigorosa na população mundial.[15] Contudo, sabe-se que tais estimativas de inatividade física e sedentarismo variam em uma mesma e em diferentes populações.[16]

Estima-se que 1/3 dos adultos e dos adolescentes sejam fisicamente inativos em todo o mundo.[16] No Brasil, as crianças passam, em média, 8,3 horas/dia (aproximadamente 55,7% das horas diárias) em atividades sedentárias e realizam 59,3 min/dia de atividade física moderada a vigorosa, equivalendo a 65,9%, sendo classificadas como fisicamente inativas.[17-19] Já adolescentes passam, em média, 10,0 horas/dia (aproximadamente 70,4% das horas diárias) em atividades sedentárias[19] e realizam 33,1-74,2 min/dia de atividade física moderada a vigorosa,[20-22] sendo 88,0% classificados como fisicamente inativos.[21]

Adultos, por sua vez, passam, em média, 7,9 horas/dia (aproximadamente 57,1% das horas diárias) em atividades sedentárias[23] e realizam 28,3 min/dia de atividade física moderada a vigorosa,[22,23] sendo 55,3% classificados como fisicamente inativos. Se apontarmos autores que consideram válida a prática de atividade física moderada a vigorosa apenas quando acumulada em períodos iguais ou superiores a 10 min, essa proporção aumenta para 85,5%.[24] Por fim, idosos passam, em média, 10,5 horas/dia (aproximadamente 65,6% das horas diárias) em atividades sedentárias e realizam 15 min/dia em atividade física moderada a vigorosa,[25-27] sendo 66,9% classificados como fisicamente inativos. Se considerada válida apenas a atividade física moderada a vigorosa acumulada em períodos iguais ou superiores a 10 min, essa proporção aumenta para 87,3%.[26]

Nota-se que da infância para a adolescência há um aumento do tempo em atividades sedentárias e no percentual de inativos, embora haja maior variação na prática de atividade física moderada a vigorosa na adolescência. Já entre as transições da fase da adolescência, idade adulta e terceira idade, há manutenção do tempo em atividades sedentárias e percentual de inativos. Entretanto, observa-se uma redução do tempo total em atividade física moderada a vigorosa. Para além da idade, diversos outros parâmetros se associam com a inatividade física e o sedentarismo, dentre eles: sexo, índice de massa corporal, presença de comorbidades, renda e escolaridade.[22,28]

Em conjunto, os dados demonstram que, independentemente da faixa etária, as pessoas permanecem a maior parte das horas diárias em atividades sedentárias e entre 65,9 e 88,0% dos brasileiros são classificados como fisicamente inativos, o que confirma a necessidade de estratégias que promovam a prática de atividade física para toda a população.

EVIDÊNCIAS

As evidências acerca das relações entre atividade física e saúde têm como marco o estudo clássico de Morris et al. (1953),[29] que verificou maior incidência de eventos cardiovasculares e taxa de mortalidade em motoristas de ônibus que trabalhavam sentados, quando comparados aos cobradores que caminhavam constantemente dentro dos ônibus.

Atualmente, pode-se considerar que já está bem estabelecida a compreensão de que a prática de atividade física é benéfica em todos os estágios da vida, sendo um pilar na prevenção e tratamento de doenças crônicas.[7] Estudos populacionais demonstram que a prática regular de atividade física reduz a incidência de *diabetes mellitus* tipo 2 em aproximadamente 40%,[30,31] eventos cardiovasculares em cerca de 35%[32] e alguns tipos de câncer.[33] Além disso, estudos de intervenção apontam que programas de atividade física podem ser eficientes em melhorar fatores de risco cardiovascular, como a resistência à insulina, as dislipidemias, a hipertensão arterial, a capacidade física e a composição corporal, todos fatores associados à menor morbimortalidade em longo prazo.[7]

Um estudo de revisão sobre os custos da inatividade física sobre os sistemas de saúde no mundo conclui que a adoção de atividades físicas gera economia de recursos financeiros, uma vez que está inversamente associada aos custos com medicamentos, procedimentos de saúde e controle de DNT.[34] Segundo um dos estudos analisados por esses mesmos autores, no Brasil, se houvesse a redução em 50% da inatividade física, a economia seria de 1,14 bilhão de dólares ao ano, pois reduziria o número de internações e o uso de medicamentos para *diabetes mellitus* tipo 2 e hipertensão.[34]

É importante ressaltar que intervenções em larga escala são necessárias para avaliar a efetividade de programas que incentivam a prática de atividade física, de modo que sejam capazes de subsidiar políticas públicas informadas por evidências. Um exemplo de sucesso é o estudo longitudinal Look AHEAD, que teve como objetivo promover o estilo de vida saudável em indivíduos com *diabetes mellitus* tipo 2, contou com mais de 5.000 participantes, de 16 centros nos Estados Unidos, e acompanhou os indivíduos até 11,6 anos após o início da intervenção. Nos primeiros quatro anos de intervenção, os autores identificaram que o aumento no nível de atividade física era mais pronunciado no primeiro ano, mas que os participantes ainda apresentaram maior atividade física moderada a vigorosa e mantiveram as melhoras na capacidade física e fatores de risco cardiometabólicos ao longo do seguimento.[35,36]

Uma revisão sistemática elaborada por Baker et al. (2015)[37] analisou as evidências de estudos de intervenção e coorte, com pelo menos seis meses de seguimento, que avaliaram multiestratégias de base comunitária para promover a atividade física na população. Apesar de alguns estudos que consideraram componentes ambientais descreverem um aumento da caminhada, as evidências não são fortes o suficiente para comprovar a eficácia dessas intervenções na promoção da atividade física.[37] Outra revisão sistemática avaliou as evidências de intervenções para a prática de atividade física em crianças e adolescentes de 6 a 18 anos em ambiente escolar. Os autores descrevem que as referidas intervenções aumentam a prática de atividade física moderada e vigorosa (OR = 2,74, IC 95% 2,01 a 3,75). Ademais, houve aumento, de 5 a 45 min, do tempo dedicado a essas atividades, e uma redução, de 5 a 60 minutos, no tempo dedicado à TV.[38]

No Brasil, há poucas intervenções realizadas em âmbito populacional. Podemos destacar o estudo Vida de Saúde, conduzido em Jaguariúna, SP, em 2016, que verificou os efeitos de uma intervenção multifacetada – envolvendo treinamento, educação, reestruturação ambiental, publicidade, planejamento social, persuasão, incentivo e outros aspectos comportamentais – sobre o nível de atividade física e hábitos alimentares de toda a população da cidade (~53.000 habitantes).[39,40] Resumidamente, em crianças e adolescentes, houve um aumento do nível de atividade física apenas em quem era fisicamente inativo, e redução do tempo de TV e *videogames*.[39] Os resultados foram ainda mais pronunciados em adultos e idosos, nos quais se observou um aumento do percentual de indivíduos ativos no lazer (37%), durante o trabalho (17%), em atividades domésticas (14%) e nos quatro domínios de atividade física (28%), com uma tendência para a redução do percentual de indivíduos que assistiam TV excessivamente (-13%).[40] Além disso, tanto as crianças e adolescentes como os adultos e idosos com sobrepeso ou obesidade reduziram o peso corporal.[39,40] Esses dados demonstram que uma intervenção multifacetada pode ser eficaz, em curto prazo, para promover o aumento no nível de atividade física em toda a população. Entretanto, estudos com maior seguimento são necessários para verificar a efetividade em longo prazo dessas estratégias.

Cabe ressaltar que muitos fatores afetam a mudança de estilo de vida e a manutenção de hábitos saudáveis, como preferências individuais, educação e conhecimento, suporte social, crenças e percepções, e ambiente.[41,42] Muito embora alguns dos resultados descritos acima sejam promissores, uma metanálise demonstrou que, no geral, intervenções para mudança de estilo de vida resultam apenas em pequenas mudanças no nível de atividade física e que a ausência de mudanças mais pronunciadas poderia não se traduzir em redução significante da mortalidade ou risco cardiovascular.[43] Rosa et al. (2015)[44] ressaltam que o nível motivacional e as expectativas que antecedem a inserção em algum tipo de atividade física influenciam o comprometimento com ela. Baseados na Teoria da Autodeterminação, esses autores concluem que as atividades físicas são um meio para alcançar autonomia, competência, relacionamentos e autocoesão, associando-se com práticas sociais, o que pode levar as pessoas a se engajarem e se tornarem fisicamente ativas.[44]

Tendo isso em vista, sugere-se que intervenções devam ter como alvo os múltiplos fatores que afetam o processo de mudança e manutenção de estilo de vida saudável, por meio da combinação de diferentes estratégias (comportamentais, ambientais, sociais) e níveis (individual, social, comunitário) de atuação. Entender essas interações e aplicá-las nos programas para promoção de atividade física e de outros hábitos saudáveis é de fundamental importância para que sejam efetivos.[42]

Assim como a inatividade física, o sedentarismo está associado à incidência de *diabetes mellitus* tipo 2, doenças cardiovasculares, câncer e mortalidade por todas as causas.[4] Entretanto, a maioria dos estudos experimentais que investigaram os efeitos deletérios do sedentarismo e o potencial benefício da redução ou interrupção do tempo em atividades sedentárias é apenas agudo. Resumidamente, parece que apenas um dia de interrupção de atividades sedentárias promove melhoras na glicemia e insulinemia após uma refeição, mas não nos triglicérides.[45]

Poucos estudos longitudinais foram realizados, e os encontrados na literatura demonstram apenas a eficácia das intervenções em reduzir o tempo em atividades sedentárias. Uma metanálise apontou que, em média, as intervenções são capazes de reduzir 30 min/dia do tempo em atividades sedentárias.[46] Embora promissor, ainda não há evidências suficientes para dizer qual é o real tamanho do malefício do sedentarismo para a saúde e o quanto se deve reduzir esse comportamento para obter-se benefícios.

POLÍTICAS PÚBLICAS

A promoção da prática de atividade física está cada vez mais presente nas pautas das políticas públicas globais da Organização Mundial da Saúde (OMS), seja pelo seu papel na redução dos riscos modificáveis, na prevenção e controle de DNT, no desenvolvimento de espaços ou aumento da capacidade para a promoção da saúde.[47] Lançado em 2018, o Plano de Ação Global para a Atividade Física 2018-2030: mais pessoas ativas para um mundo mais saudável responde às demandas dos países em relação a ações efetivas e realistas para promoção da atividade física.[47] Foram estabelecidos, então, quatro objetivos que estão ilustrados na Figura 2.

A OMS também recomenda que crianças e adolescentes (6 a 18 anos) devem realizar pelo menos 60 min/dia de atividade física moderada a vigorosa, incluindo atividades que melhorem a capacidade aeróbia, fortaleçam músculos e ossos e desenvolvam flexibilidade.[49] Além das recomendações descritas, a Sociedade Brasileira de Pediatria (2017)[50] recomenda ainda que crianças e adolescentes devem evitar tempo prolongado em atividades sedentárias e limitar o tempo de tela (por exemplo, TV, celular, *tablet* e computador) em 2 horas/dia, bem como que crianças entre três e cinco anos devem acumular pelo menos 180 minutos de atividade física em qualquer intensidade.

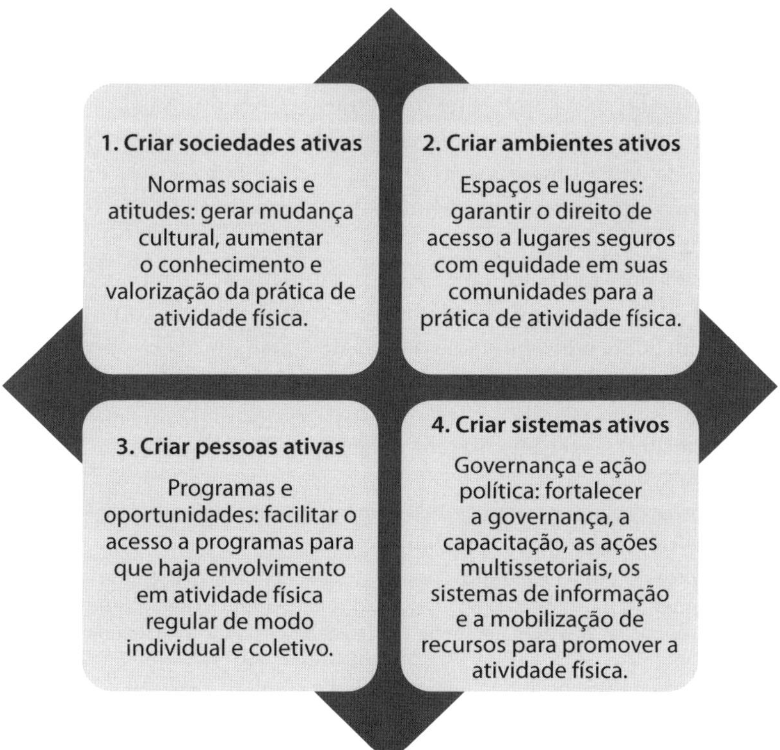
1. Criar sociedades ativas
Normas sociais e atitudes: gerar mudança cultural, aumentar o conhecimento e valorização da prática de atividade física.
2. Criar ambientes ativos
Espaços e lugares: garantir o direito de acesso a lugares seguros com equidade em suas comunidades para a prática de atividade física.
3. Criar pessoas ativas
Programas e oportunidades: facilitar o acesso a programas para que haja envolvimento em atividade física regular de modo individual e coletivo.
4. Criar sistemas ativos
Governança e ação política: fortalecer a governança, a capacitação, as ações multissetoriais, os sistemas de informação e a mobilização de recursos para promover a atividade física.

Figura 2 Os quatro objetivos do Plano de Ação Global para a Atividade Física 2018-2030.
Fonte: WHO (2018).[48]

As recomendações da OMS preconizam a prática de ao menos 150 a 300 minutos de atividade física moderada ou 75 a 150 minutos de atividade vigorosa[49] – e do Colégio Americano de Medicina do Esportiva (Quadro 1).[51,52] Muito embora as recomendações clássicas para adultos e idosos se debrucem apenas sobre atividade física moderada e vigorosa, cada vez mais sugere-se que incentivos como "movimente-se mais, independentemente da intensidade" sejam implementados para essas populações.[45,53]

No Brasil há diversas políticas públicas destinadas à promoção de atividade física, com diferentes programas e ações financiados pelo Ministério da Saúde (MS). Dentre as iniciativas, podem-se destacar iniciativas federais: o Programa Academia da Saúde, o Programa Saúde na Escola (PSE), o Núcleo Ampliado de Saúde da Família (Nasf), entre outros; e estaduais e municipais: Agita São Paulo, CuritibAtiva, respectivamente.[54-58]

Lançado em 2011, o Programa Academia da Saúde é uma estratégia do governo federal que tem como objetivo promover a saúde, por meio de práticas corporais e atividade física, além de outros componentes dos cuidados que se alicerçam em uma visão ampliada do conceito de saúde e agregam, por exemplo, ações culturais e de lazer. O programa foi inspirado em iniciativas já desenvolvidas em algumas capitais de diferentes regiões do Brasil. A implantação dos espaços públicos dos polos do Academia da Saúde conta com infraestrutura própria, além de equipamentos e profissionais capacitados e atua em corresponsabilidade com outros componentes da APS, como os Nasf.[59] O PSE e os Nasf serão tratados em capítulos específicos deste livro.

Além desses, em 2011, foi lançado o plano de ações para o enfrentamento das DNT até 2022, em que a atividade física é contemplada como uma de suas diretrizes.[60] Em 2021, o MS publicou o Guia de Atividade Física para a População

Quadro 1 Sumário das recomendações de atividade física do Colégio Americano de Medicina do Esporte

Exercícios aeróbios devem ser realizados 2-3 vezes/semana, com duração progressiva de 30-60 minutos, com intensidade entre 60-80% da $FC_{máxima}$.
Exercícios de força devem ser realizados 2 vezes/semana, sendo 8-10 exercícios para os grandes grupamentos musculares, com intensidade de 40-80% de 1RM, volume de 1-3 séries e 10-15 repetições por exercício. Incrementos na intensidade e no volume devem ser progressivos.
Exercícios de flexibilidade devem ser realizados 2 vezes/semana, priorizando os grandes grupamentos musculares, com 1-2 séries e 20-30 segundos por exercício.
Exercícios para manutenção ou melhora do equilíbrio devem ser realizados por idosos com risco elevado de queda.

Fonte: adaptado de Haskell et al. (2007);[51] Nelson et al. (2007).[52]

Brasileira, documento essencial para combater o sedentarismo, promover a atividade física e apoiar gestores de políticas públicas.[61]

Muito embora esses programas estejam distribuídos por todo o Brasil, apenas 13,2% das cidades brasileiras possuem algum programa de atividade física, e 64,6% dos programas concentram-se em zonas urbanas.[58] A caminhada orientada, o alongamento e aulas de ginástica são as atividades mais oferecidas. Os tipos de intervenções mais frequentes envolvem ações de comunicação e educação, seguidas por abordagens comportamentais e sociais, e ações ambientais e políticas; sendo que as estruturas utilizadas pelos programas incluem: parques e praças, ginásios e quadras esportivas, unidades de saúde, e igrejas e centros comunitários.[58,62] Entretanto, menos de 10% dos programas monitoram e avaliam a sua implementação.[58]

É inegável o avanço de políticas públicas para a promoção de atividade física no Brasil. Entretanto, ainda se pode verificar a ineficácia dessas estratégias em promover aumento no nível de atividade física na população por vários motivos, dentre eles: 1) o próprio aumento do tempo em atividades sedentárias e redução do nível de atividade física na população brasileira;[16] 2) apenas 20% da população tem conhecimento das estratégias oferecidas para a promoção de atividade física, desses apenas 9,7% participam dos programas;[61] 3) limitação nos tipos de atividade física oferecida para a população, sendo que 30% das pessoas que conhecem os programas não têm interesse nas atividades oferecidas neles.[63]

Enquanto as políticas públicas de promoção de atividade física ainda possuem uma pequena cobertura no território brasileiro e podemos esperar resultados mais expressivos daqui a alguns anos, esses dados são preocupantes e requerem esforços regionais e nacionais para colocar a atividade física como um dos focos centrais em cenários de promoção de saúde populacional.

IMPLICAÇÕES PARA A PESQUISA E AS POLÍTICAS PÚBLICAS

A maioria dos estudos realizados na população brasileira avalia o nível de atividade física por meio de métodos subjetivos, como questionários validados e inquéritos telefônicos (dados não apresentados), como o caso da Vigilância de Fatores de Risco e Proteção para Doenças Crônicas por Inquérito Telefônico (Vigitel), que monitora anualmente a atividade física da população brasileira.[64] Embora esses dados sejam informativos, métodos subjetivos de avaliação do nível de atividade física sabidamente superestimam o tempo em atividade física moderada a vigorosa e subestimam o sedentarismo.[65, 66] Por exemplo, o Vigitel estima que 58,5% dos adultos e idosos sejam inativos. Conforme descrito, dados baseados em mensurações realizadas por meio de acelerômetros sugerem que 86,4% dos idosos sejam inativos no Brasil.

Poucos estudos avaliaram o nível de atividade física da população brasileira usando métodos objetivos, como acelerômetros, sendo que esses ainda são limitados a populações específicas, impedindo uma caracterização abrangente desse hábito na população brasileira. Dessa forma, estudos transversais e de coorte que avaliem o nível de atividade física com acelerômetros em diferentes faixas etárias e regiões do Brasil são de fundamental importância para caracterizar adequadamente o nível de atividade física da população e para o desenvolvimento de políticas públicas específicas para a promoção de atividade física.

A inatividade física se associa com diversas DNT e mortalidade.[3] Apesar disso, a maior parte da população não atinge as recomendações de atividade física para saúde (pelo menos 65,9% da população brasileira é inativa). No Brasil, possuímos uma vasta gama de programas e ações para a promoção de atividade física, entretanto essa não se traduz em aumentos no nível de atividade física da população. Nesse cenário, é de fundamental importância informar, conscientizar e estimular a população para atingir as recomendações de atividade física; divulgar e promover as estratégias oferecidas pelas políticas públicas; avaliar e entender o interesse da população para planejar essas estratégias; usar evidências científicas para desenvolver e implementar novas estratégias; e avaliar sistematicamente a efetividade desses programas para que sejam reestruturados e adaptados quando necessário.[67]

ATIVIDADES E QUESTÕES PARA REFLEXÃO

- O que acontece com o nível de atividade física ao longo dos anos de vida? Quais fatores podem explicar esse comportamento?
- Como os achados de estudos epidemiológicos de associação podem guiar intervenções e políticas públicas para a promoção de atividade física?
- Quais são os efeitos do sedentarismo para a saúde?
- Quais são as diferenças entre as recomendações de atividade física para adultos da OMS e do Colégio Americano de Medicina Esportiva? Elas são complementares ou excludentes?
- Quais estratégias para promoção de atividade física são mais eficazes? Quais são as limitações das políticas para a promoção de atividade física no Brasil? Como esses problemas poderiam ser solucionados?

REFERÊNCIAS BIBLIOGRÁFICAS

1. Caspersen CJ, Powell KE, Christenson GM. Physical activity, exercise, and physical fitness: definitions and distinctions for health-related research. Public Health Rep. 1985;100(2):126-31.

2. SBRN. Sedentary Behaviour Research Network. Letter to the editor: standardized use of the terms "sedentary" and "sedentary behaviours". Appl Physiol Nutr Metab. 2012;37(3):540-2.
3. Booth FW, Roberts CK, Laye MJ. Lack of exercise is a major cause of chronic diseases. Compr Physiol. 2012;2(2):1143-211.
4. Patterson R, McNamara E, Tainio M, de Sa TH, Smith AD, Sharp SJ, et al. Sedentary behaviour and risk of all-cause, cardiovascular and cancer mortality, and incident type 2 diabetes: a systematic review and dose response meta-analysis. Eur J Epidemiol. 2018;33(9):811-29.
5. Grundy SM, Cleeman JI, Merz CN, Brewer HB, Jr., Clark LT, Hunninghake DB, et al. Implications of recent clinical trials for the National Cholesterol Education Program Adult Treatment Panel III guidelines. Circulation. 2004;110(2):227-39.
6. Lee IM, Shiroma EJ, Lobelo F, Puska P, Blair SN, Katzmarzyk PT, et al. Effect of physical inactivity on major non-communicable diseases worldwide: an analysis of burden of disease and life expectancy. Lancet. 2012;380(9838):219-29.
7. Pedersen BK, Saltin B. Exercise as medicine – evidence for prescribing exercise as therapy in 26 different chronic diseases. Scand J Med Sci Sports. 2015;25 Suppl 3:1-72.
8. Maiorino MI, Bellastella G, Giugliano D, Esposito K. From inflammation to sexual dysfunctions: a journey through diabetes, obesity, and metabolic syndrome. Journal of Endocrinological Investigation. 2018;41:1249-58.
9. Mcardle WD, Katch FI, Katch VL. Fisiologia do exercício: energia, nutrição e desempenho humano. 6.ed. Rio de Janeiro: Guanabara-Koogan; 2008.
10. Barker-Davies RM, Sullivan OO, Senaratne KPP, Baker P, Cranley M, Dharm-Datta S, et al. The Stanford Hall consensus statement for post-Covid-19 rehabilitation. Br J Sports Med. 2020;0:1-11. doi: 10.1136/bjsports-2020-102596.
11. Oliveira M, Sibio MT, Mathias LS, Rodrigues BMM, Sakalemb E, Nogueira CR. Irisin modulates genes associated with severe coronavirus disease (Covid-19) outcome in human subcutaneous adipocytes cell culture. Molecular and Cellular Endocrinology. 2020 Sep 15;515:110917.
12. Brasil. Ministério da Saúde. Secretaria de Atenção à Saúde Departamento de Atenção Básica. Programa Saúde na Escola. Caderno temático práticas corporais, atividade física e lazer – versão preliminar. Brasília, DF; 2015.
13. Ruegsegger GN, Booth FW. Health benefits of exercise. Cold Spring Harb Perspect Med. 2018;8(7).
14. Lightfoot JT. Why control activity? Evolutionary selection pressures affecting the development of physical activity genetic and biological regulation. Biomed Res Int. 2013;2013:821678.
15. Gualano B, Tinucci T. Sedentarismo, exercício físico e doenças crônicas. Rev Bras Educ Fis Esporte. 2011;25:7.
16. Ng SW, Popkin BM. Time use and physical activity: A shift away from movement across the globe. Obes Rev. 2012;13(8):659-80.
17. Ferrari GL, Araujo TL, Oliveira LC, Matsudo V, Fisberg M. Association between electronic equipment in the bedroom and sedentary lifestyle, physical activity, and body mass index of children. J Pediatr (Rio J). 2015;91(6):574-82.
18. Matsudo VK, Ferrari GL, Araujo TL, Oliveira LC, Mire E, Barreira TV, et al. [Socioeconomic status indicators, physical activity, and overweight/obesity in Brazilian children]. Rev Paul Pediatr. 2016;34(2):162-70.
19. Ferrari GL, Oliveira LC, Araujo TL, Matsudo V, Barreira TV, Tudor-Locke C, et al. Moderate-to--vigorous physical activity and sedentary behavior: independent associations with body composition variables in Brazilian children. Pediatr Exerc Sci. 2015;27(3):380-9.
20. Ramos DE, Bueno MRO, Vignadelli LZ, Werneck AO, Ronque ERV, Coelho-E-Silva MJ, et al. Pattern of sedentary behavior in Brazilian adolescents. Rev Bras Ativ Fis Saúde. 2018;23:6.

21. Barbosa AO, Prazeres Filho A, de Farias Júnior JC. Efeito da quantidade de horas e dia de uso do acelerômetro sobre as estimativas de atividade física em adolescentes. Rev Bras Cineantropom Desempenho Hum. 2019;21:11.
22. Silva IC, van Hees VT, Ramires VV, Knuth AG, Bielemann RM, Ekelund U, et al. Physical activity levels in three Brazilian birth cohorts as assessed with raw triaxial wrist accelerometry. Int J Epidemiol. 2014;43(6):1959-68.
23. Gonçalves PB, Hallal PC, Hino AAF, Reis RS. Individual and environmental correlates of objectively measured physical activity and sedentary time in adults from Curitiba, Brazil. Int J Public Health. 2017;62(7):831-40.
24. Salvo D, Sarmiento OL, Reis RS, Hino AAF, Bolivar MA, Lemoine PD, et al. Where Latin Americans are physically active, and why does it matter? Findings from the IPEN-adult study in Bogota, Colombia; Cuernavaca, Mexico; and Curitiba, Brazil. Prev Med. 2017;103S:S27-S33.
25. Figueiro TH, Arins GCB, Santos C, Cembranel F, Medeiros PA, d'Orsi E, et al. Association of objectively measured sedentary behavior and physical activity with cardiometabolic risk markers in older adults. PLoS One. 2019;14(1):e0210861.
26. Santos CES, Manta SW, Maximiano GP, Confortin SC, Benedetti TRB, d'Orsi E, et al. Accelerometer-measured physical activity and sedentary behavior: a cross-sectional study of Brazilian older adults. J Phys Act Health. 2018;15(11):811-8.
27. Ramires VV, Wehrmeister FC, Bohm AW, Galliano L, Ekelund U, Brage S, et al. Physical activity levels objectively measured among older adults: a population-based study in a Southern city of Brazil. Int J Behav Nutr Phys Act. 2017;14(1):13.
28. Hallal PC, Andersen LB, Bull FC, Guthold R, Haskell W, Ekelund U, et al. Global physical activity levels: surveillance progress, pitfalls, and prospects. Lancet. 2012;380(9838):247-57.
29. Morris JN, Heady JA, Raffle PA, Roberts CG, Parks JW. Coronary heart-disease and physical activity of work. Lancet. 1953;265(6795):1053-7; contd.
30. Orchard TJ, Temprosa M, Goldberg R, Haffner S, Ratner R, Marcovina S, et al. The effect of metformin and intensive lifestyle intervention on the metabolic syndrome: the Diabetes Prevention Program randomized trial. Ann Intern Med. 2005;142(8):611-9.
31. Pan XR, Li GW, Hu YH, Wang JX, Yang WY, An ZX, et al. Effects of diet and exercise in preventing NIDDM in people with impaired glucose tolerance. The Da Qing IGT and Diabetes Study. Diabetes Care. 1997;20(4):537-44.
32. Manson JE, Hu FB, Rich-Edwards JW, Colditz GA, Stampfer MJ, Willett WC, et al. A prospective study of walking as compared with vigorous exercise in the prevention of coronary heart disease in women. N Engl J Med. 1999;341(9):650-8.
33. Friedenreich CM. Physical activity and cancer prevention: from observational to intervention research. Cancer Epidemiol Biomarkers Prev. 2001;10(4):287-301.
34. Bueno DR, Marucci MFN, Codogno JS, Roediger MA. Os custos da inatividade física no mundo: estudo de revisão. Ciência & Saúde Coletiva. 2016;21(4):1001-10.
35. Look ARG, Wing RR. Long-term effects of a lifestyle intervention on weight and cardiovascular risk factors in individuals with type 2 diabetes mellitus: four-year results of the Look AHEAD trial. Arch Intern Med. 2010;170(17):1566-75.
36. Unick JL, Gaussoin SA, Hill JO, Jakicic JM, Bond DS, Hellgren M, et al. Four-year physical activity levels among intervention participants with type 2 diabetes. Med Sci Sports Exerc. 2016;48(12):2437-45.
37. Baker PRA, Francis DP, Soares J, Weightman AL, Foster C. Community wide interventions for increasing physical activity. Cochrane Database of Systematic Reviews. 2015, Issue 1. Art. No.: CD008366.

38. Dobbins M, Husson H, DeCorby K, LaRocca RL. School-based physical activity programs for promoting physical activity and fitness in children and adolescents aged 6 to 18. Cochrane Database of Systematic Reviews. 2013, Issue 2. Art. No.: CD007651.
39. Atalla M, Pinto AJ, Mielke GI, Baciuk EP, Benatti FB, Gualano B. Tackling youth inactivity and sedentary behavior in an entire Latin America city. Front Pediatr. 2018;6:298.
40. Atalla M, Pinto AJ, Mielke GI, Benatti FB, Gualano B. The impact of a real-world, lifestyle intervention in an entire Latin-American city with over 50,000 people. Obesity. 2019;12(27):1967-74.
41. Murray J, Fenton G, Honey S, Bara AC, Hill KM, House A. A qualitative synthesis of factors influencing maintenance of lifestyle behaviour change in individuals with high cardiovascular risk. BMC Cardiovasc Disord. 2013;13:48.
42. Sallis JF, Owen N, Fisher EB. Ecological models of health behavior. In: Glanz K, Rimer BK, Viswanath K, editors. Health behavior and health education: theory, research, and practice. 4. United States of America: Jossey-Bass; 2008. p.465-85.
43. Meader N, King K, Wright K, Graham HM, Petticrew M, Power C, et al. Multiple risk behavior interventions: meta-analyses of RCTs. Am J Prev Med. 2017;53(1):e19-e30.
44. Rosa JPP, Souza AAL de, Lima GHO de, Rodrigues DF, Lemos VA, Alves ES, et al. Motivational and evolutionary aspects of a physical exercise training program: a longitudinal study. Frontiersin Psychology. May 2015;6, Article 648.
45. Chastin SFM, De Craemer M, De Cocker K, Powell L, Van Cauwenberg J, Dall P, et al. How does light-intensity physical activity associate with adult cardiometabolic health and mortality? Systematic review with meta-analysis of experimental and observational studies. Br J Sports Med. 2018.
46. Shrestha N, Grgic J, Wiesner G, Parker A, Podnar H, Bennie JA, et al. Effectiveness of interventions for reducing non-occupational sedentary behaviour in adults and older adults: a systematic review and meta-analysis. Br J Sports Med. 2018.
47. World Health Organization (WHO). WHO's work on physical activity. Geneva: WHO, 2020. Disponível em: https://www.who.int/westernpacific/health-topics/physical-activity.
48. World Health Organization (WHO). Plano de Ação Global para a Atividade Física 2018-2030: mais pessoas ativas para um mundo mais saudável. WHO/NMH/PND/18.5. Geneva: WHO; 2018.
49. WHO. Guidelines on Physical Activity and Sedentary Behaviour: at a glance. Genebra: WHO, 2020.
50. Sociedade Brasileira de Pediatria. Promoção da Atividade Física na Infância e Adolescência. 2017.
51. Haskell WL, Lee IM, Pate RR, Powell KE, Blair SN, Franklin BA, et al. Physical activity and public health: updated recommendation for adults from the American College of Sports Medicine and the American Heart Association. Med Sci Sports Exerc. 2007;39(8):1423-34.
52. Nelson ME, Rejeski WJ, Blair SN, Duncan PW, Judge JO, King AC, et al. Physical activity and public health in older adults: recommendation from the American College of Sports Medicine and the American Heart Association. Med Sci Sports Exerc. 2007;39(8):1435-45.
53. Stamatakis E, Ekelund U, Ding D, Hamer M, Bauman AE, Lee IM. Is the time right for quantitative public health guidelines on sitting? A narrative review of sedentary behaviour research paradigms and findings. Br J Sports Med. 2018.
54. Brasil. Decreto n. 6.286, de 5 de dezembro de 2007. Institui o Programa Saúde na Escola – PSE, e dá outras providências. Diário Oficial da União, 6 de dezembro de 2007, p.2.
55. Brasil. Ministério da Saúde. Portaria n. 154, de 24 de janeiro de 2008. Cria os Núcleos de Apoio à Saúde da Família – Nasf. Brasília: MS; 2008.

56. Brasil. Ministério da Saúde. Portaria n. 719, de 7 de abril de 2011a. Institui o Programa Academia da Saúde no âmbito do Sistema Único de Saúde. Brasília: MS; 2011a.
57. Brasil. Ministério da Saúde. Primeiros passos do Brasil em Movimento. 2019. Disponível em: https://www.saude.gov.br/noticias/agencia-saude/45994-primeiros-passos-do-brasil-em-movimento.
58. Amorim T, Knuth A, Cruz D, Malta D, Reis R, Hallal PC. Description of the physical activity promotion programs funded by the Brazilian Ministry of Health. Rev Bras Ativ Fis e Saúde. 2013;18(1):12.
59. Brasil. Ministério da Saúde. Secretaria de Atenção à Saúde. Departamento de Atenção Básica. Programa Academia da Saúde. Caderno Técnico de Apoio à Implantação e Implementação. Brasília, DF; 2019.
60. Brasil. Ministério da Saúde. Secretaria de Vigilância em Saúde. Departamento de Análise e Situação de Saúde. Plano de ações estratégicas para o enfrentamento das doenças crônicas não transmissíveis (DCNT) no Brasil, 2011-2022. Brasília: Ministério da Saúde; 2011b.
61. Brasil. Guia de Atividade Física para a População Brasileira. Brasília: Ministério da Saúde, 2021.
62. Gomes GAO, Kokubun E, Mielke GI, Ramos LR, Pratt M, Parra DC, et al. Characteristics of physical activity programs in the Brazilian primary health care system. Cad Saúde Pública. 2014;30(10):14.
63. Ferreira RW, Caputo EL, Hafele CA, Jeronimo JS, Florindo AA, Knuth AG, et al. [Access to public physical activity programs in Brazil: National Health Survey, 2013]. Cad Saúde Pública. 2019;35(2):e00008618.
64. Monteiro CA, Florindo AA, Claro RM, Moura EC. Validity of indicators of physical activity and sedentariness obtained by telephone survey. Revista de Saúde Pública. 2008;42:575-81.
65. Chinapaw MJ, Mokkink LB, van Poppel MN, van Mechelen W, Terwee CB. Physical activity questionnaires for youth: a systematic review of measurement properties. Sports Med. 2010;40(7):539-63.
66. Van Poppel MN, Chinapaw MJ, Mokkink LB, van Mechelen W, Terwee CB. Physical activity questionnaires for adults: A systematic review of measurement properties. Sports Med. 2010;40(7):565-600.
67. Heath GW, Parra DC, Sarmiento OL, Andersen LB, Owen N, Goenka S, et al. Evidence-based intervention in physical activity: lessons from around the world. Lancet. 2012;380(9838):272-81.

Parte II

Deficiências de micronutrientes: epidemiologias, evidências e políticas

6

Deficiência de ferro, de folato e anemia

Natália Pereira Silva
Sarah Aparecida Vieira Ribeiro
Silvia Eloiza Priore
Ligiana Pires Corona
Julicristie Machado de Oliveira

PANORAMA E ASPECTOS CONCEITUAIS

As deficiências de micronutrientes representam um importante problema de saúde coletiva global. Estima-se que mais de dois bilhões de pessoas em todo o mundo apresentem algum tipo de deficiência nutricional, sendo a anemia o problema de maior magnitude. As anemias nutricionais ocorrem quando a ingestão, a absorção e a utilização de alguns micronutrientes são insuficientes para garantir a síntese de hemoglobina e a produção adequada de eritrócitos, sendo que a deficiência de ferro é a causa mais comum.[1]

A deficiência de ferro ocorre de forma gradual, e, de acordo com Carvalho et al. (2006),[2] é possível definir três estágios: 1. depleção de ferro, quando há redução da ferritina sérica, mas sem alteração do ferro sérico; 2. deficiência latente, quando as reservas de ferro estão exauridas, há redução da saturação de transferrina, aumento da capacidade total de ligação de ferro (CTLF), mas a hemoglobina ainda é adequada; 3. anemia por deficiência de ferro, quando a hemoglobina se encontra abaixo do ponto de corte que indica normalidade e há produção de eritrócitos microcíticos (que apresentam volume corpuscular médio (VCM) < 80 fl).

As deficiências de folato e cobalamina (vitamina B12) também podem resultar em anemia do tipo macrocítica ou megalobástica (VCM > 100 fl), devido aos seus papéis específicos na produção de eritrócitos e hemoglobina. As deficiências de outros micronutrientes, como a de vitamina A ou de cobre, também se associam à anemia.[1]

Alimentos de origem animal, como as diversas carnes, são considerados fontes de ferro heme. Alguns alimentos de origem vegetal, como feijão e hortaliças verde-escuras, são consideradas fontes de ferro não heme. As fontes de origem vegetal, quando ingeridas nas mesmas refeições que alimentos fontes de vitamina C, ácidos cítrico e málico, têm sua absorção potencializada. Processamentos térmico e mecânico, além de remolho, germinação e fermentação, também contribuem para aumento da biodisponibilidade. Em contrapartida, alimentos ricos em cálcio, fosfatos, polifenóis e fitatos, como leite e derivados, café e chá, devem ser evitados nas mesmas refeições por interferirem negativamente na absorção do ferro. O folato pode ser encontrado naturalmente em diversas fontes como as hortaliças verdes, os cereais integrais, as leguminosas, as frutas e os sucos de frutas. Alimentos fortificados, como as farinhas de trigo e milho, também são fontes desses micronutrientes.[1]

E, além da deficiência de micronutrientes, as anemias também podem ser causadas por aumento da perda de sangue ou destruição dos eritrócitos, como em situações de sangramento menstrual ou gastrintestinal intensos e hemorragias. Causas hereditárias também devem ser mencionadas, como a anemia falciforme e a talassemia. Ademais, doenças como a malária, a ancilostomíase e inflamações também se associam à anemia.[3-5]

A anemia pode ser classificada como hipoproliferativa (contagem de reticulócitos corrigida < 2%) ou hiperproliferativa (contagem de reticulócitos corrigida > 2%), e com base na classificação são apontadas as suas causas.[4,5] A Figura 1 apresenta classificação das anemias hipoproliferativas.

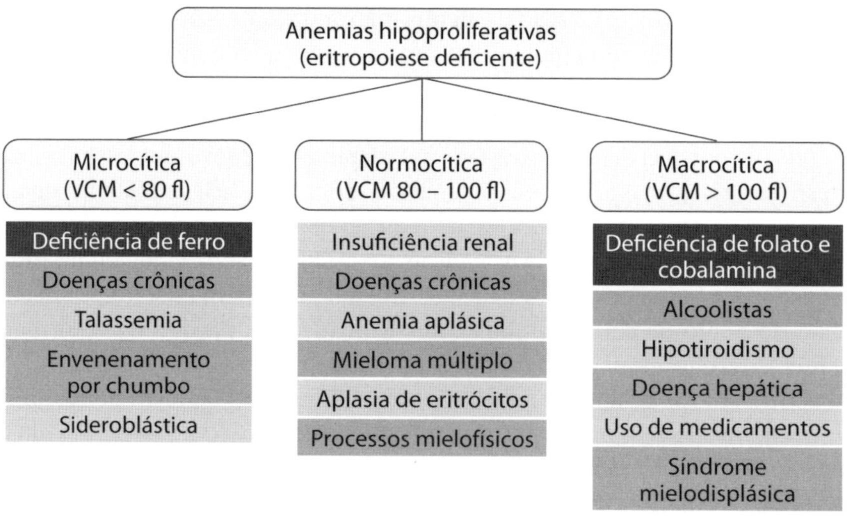

Figura 1 Classificação das anemias hipoproliferativas.

Fonte: adaptada de Turner et al. (2020)[4] e Chaparro et al. (2019).[5]

VCM = volume corpuscular médio; fl = fentolitro.

Para diagnosticar anemia em populações há uma série de características e indicadores que devem ser avaliados e interpretados para que seja identificada a sua causa, gravidade e cronicidade.

Embora haja limitações, como altitude, sexo, etnia, faixa etária, tabagismo, para o uso da hemoglobina como indicador, sua concentração é a mais utilizada para diagnosticar anemia (Tabela 1). Além de concentração de hemoglobina, o hematócrito, o VCM, a contagem de eritrócitos, a contagem de reticulócitos sanguíneos, o hemograma completo e a eletroforese de hemoglobina também podem ser usados para diagnóstico.[5,6]

Tabela 1 Principais indicadores e pontos de corte para diagnóstico da anemia e deficiência de ferro utilizados em estudos epidemiológicos

Concentração de hemoglobina (g/L)				
População	Sem anemia	Anemia leve	Anemia moderada	Anemia grave
Crianças (6 a 59 meses)	≥ 110	100-109	70-99	< 70
Crianças (5 a 11 anos)	≥ 115	110-114	80-109	< 80
Crianças (12 a 14 anos)	≥ 120	110-119	80-109	< 80
Mulheres não grávidas (acima de 15 anos)	≥ 120	110-119	80-109	< 80
Mulheres grávidas	≥ 120	100-109	70-99	< 70
Homens (acima de 15 anos)	≥ 130	110-129	80-109	< 80

Fonte: Chaparro (2019).[5]

Outros indicadores sobre estado nutricional relativo ao ferro também podem ser utilizados em diagnósticos, como podem ser observados no Quadro 1.

Quadro 1 Estágios da anemia por deficiência de ferro e indicadores laboratoriais considerados

Indicador/estágios	Capacidade total de ligação do ferro (µg/dℓ)	Ferritina sérica (µg/ℓ)	Ferro sérico (µg/dℓ)	Receptor de transferrina (mg/ℓ)	Protoporfirina eritrocitária livre (µg/dℓ)
Excesso de ferro	< 300	> 300	> 175	Baixo	30
Normal	330 ± 30	100 ± 60	115 ± 50	Normal	30
Depleção de ferro	360	20	115	Normal	30
Eritropoiese ferro-deficiente	390	10	< 60	Alto	> 70
Anemia por deficiência de ferro	410	< 10	< 40	Alto	> 70

Fonte: adaptado de Rondó, Paiva e Oliveira (2018).[7]

A CTLF está aumentada na deficiência de ferro, mas é influenciada por situações de inflamação e tem menor sensibilidade quando comparada à ferritina.[7]

A concentração de ferritina plasmática ou sérica pode ser utilizada para avaliar estoques de ferro e, portanto, ser um indicador de sua depleção. No entanto, há limitações quando utilizada isoladamente, pois a ferritina é proteína de fase aguda positiva e sua concentração pode estar aumentada em casos de inflamação ou infecção.[8]

Assim, é recomendável, quando possível, que sejam avaliadas também a proteína C reativa (PCR) e a alfa-1-glicoproteína ácida (AGP) para excluir ou confirmar inflamação ou infecção.[5] Em casos de infecções, neoplasias, doenças hepáticas, consumo excessivo de álcool e hipertireoidismo os níveis de ferritina também podem estar elevados, o que compromete o diagnóstico. É importante mencionar que, na infância ou na gestação, seus valores médios, normalmente, são próximos dos valores de deficiência.[7,8]

O ferro sérico responde às reduções adicionais de ferro quando suas reservas já estão exauridas.[7]

O receptor de transferrina sérica vem sendo utilizado para distinguir a anemia por deficiência de ferro da anemia por doença crônica, mas seus níveis são afetados pela taxa de eritropoiese. Assim, é um indicador de gravidade da deficiência de ferro apenas quando os estoques estão baixos e não há uma causa de eritropoiese anormal identificada.[9]

As concentrações desse receptor solúvel refletem a deficiência de ferro, em sua fase inicial, por serem proporcionais à demanda celular desse micronutriente, entretanto, nas anemias hipoproliferativas associadas às doenças crônicas esses receptores ficam reduzidos. Isso pode estar correlacionado com outros parâmetros de avaliação como a CTLF, ferro e ferritina séricos.[7]

A concentração da protoporfirina livre no interior dos eritrócitos está aumentada quando há redução das reservas de ferro, assim também pode ser utilizada como indicador.[7]

Para a avaliação do estado nutricional relativo ao folato, há indicadores para todos os ciclos de vida que utilizam a anemia macrocítica ou a concentração de homocisteína como referências. Assim, a avaliação das concentrações de folato no soro, no plasma ou nos eritrócitos constituem tais indicadores, como podem ser observados no Quadro 2.[10]

Para as mulheres em idade fértil a avaliação utiliza os defeitos de tubo neural como referência e há somente classificação indicativa de suficiência ou insuficiência com base apenas nas concentrações de folato nos eritrócitos, como também pode ser observado no Quadro 2.[10]

Quadro 2 Indicadores do estado nutricional referente a folato, pontos de corte e classificação ou interpretação

Indicadores para todos os ciclos da vida, tendo a anemia macrocítica como referência*	Pontos de corte em ng/mL (nmol/L)	Interpretação/ classificação
Concentração de folato no soro ou plasma	> 20 (> 45,3)	Elevado
	6-20 (13,5-45,3)	Adequado
	3-5,9 (6,8-13,4)	Possível deficiência
	< 3 (< 6,8)	Deficiência
Concentração de folato nos eritrócitos	< 100 (< 226,5)	Deficiência
Indicadores para todos os ciclos da vida, tendo a homocisteína como referência**	**Pontos de corte em ng/mL (nmol/L)**	**Interpretação/ classificação**
Concentração de folato no soro ou plasma	4 (< 10)	Deficiência
Concentração de folato nos eritrócitos	< 151 (< 340)	Deficiência
Indicador para prevenção de defeitos no tubo neural em mulheres em idade fértil em nível populacional***	**Pontos de corte em ng/mL (nmol/L)**	**Interpretação/ classificação**
Concentração de folato nos eritrócitos	> 400 (> 906)	Suficiente
	< 400 (< 906)	Insuficiente

Fonte: adaptado de WHO (2015).[10] *Ensaio microbiológico (*Lactobacillus Casei*). **Avaliado por radioimunoensaio. ***Esses pontos de corte não devem ser aplicados para avaliação do risco individual de desenvolvimento de defeitos do tubo neural.

Os grupos populacionais de maior risco para desenvolvimento de anemia e de deficiência de micronutrientes são: crianças < 5 anos, mulheres em idade fértil, gestantes e lactantes e idosos, devido ao aumento das necessidades nutricionais nessas fases.[1,11]

As consequências da deficiência de multimicronutrientes na primeira infância ultrapassam as questões somente de estado nutricional e de indicadores bioquímicos; há impactos também nos desenvolvimentos cognitivo, psíquico e físico, o que causa prejuízos na aprendizagem, na produtividade e nos parâmetros socioeconômicos.[12]

ASPECTOS EPIDEMIOLÓGICOS

Estimativas mundiais apontam que, em 2016, cerca de 33% das mulheres, com idade entre 15 e 49 anos, no mundo apresentavam anemia, sendo as maiores prevalências observadas na África e na Ásia.[13] Para as crianças < 5 anos, as estimativas de 2011 apontam prevalência de 62,3% de anemia na África.[14] Observa-se, assim, que a anemia é um problema de saúde coletiva principalmente nas camadas mais desfavorecidas socialmente.[13]

No Brasil, a Pesquisa Nacional de Demografia e Saúde da Criança e da Mulher (PNDS), realizada com mulheres em idade fértil não grávidas, de 15 a 45 anos e crianças de 6 meses a 5 anos, estimou as prevalências de anemia. Foram coletadas e analisadas 3.455 e 5.669 amostras de sangue de crianças e mulheres, respectivamente. A prevalência de anemia, avaliada por concentração de hemoglobina, foi de 20,9% entre as crianças e 29,4% entre as mulheres. Para as crianças, as maiores prevalências foram observadas na região Nordeste, 25,5%, e na Sudeste, 22,2%. Para as mulheres, as maiores prevalências foram também observadas na região Nordeste, 39,1%, e na Sudeste, 28,5% (Brasil, 2009a).[15]

Cerca de 13 anos após esse inquérito, o Estudo Nacional de Alimentação e Nutrição Infantil (Enani-2019), realizado entre fevereiro de 2019 e março de 2020, que apresenta dados de concentração de hemoglobina de 8.187 crianças, com idade entre 6 meses e 5 anos, revelou prevalência de 10% de anemia, o que revela uma redução importante quando se compara com a estimativa de 2006 da PNDS. As maiores prevalências foram encontradas na região Norte, 17%, e na Nordeste, 11,7%. Observaram-se prevalências mais importantes nas crianças com idade entre 6 meses e 2 anos: 30,3% na região Norte e 19,2% na Centro-Oeste.[16]

No Enani-19 foram realizadas avaliações de ferritina e PCR para diferenciar as prevalências de anemia por deficiência de ferro em amostras de 7.473 crianças. Estimou-se, assim, prevalência de 3,6% de anemia por deficiência de ferro no Brasil, sendo 6,5% da região Norte e 13,8% nas crianças com idade entre 6 meses e 2 anos.[16]

Resultados semelhantes ao do Enani foram encontrados em estudo realizado no Rio de Janeiro-RJ, com 536 crianças atendidas na Atenção Primária em Saúde (APS), com idade de 6 meses a 5 anos. Foram observadas prevalências de 13,7 e de 5,5% de anemia e anemia ferropriva, respectivamente.[17]

Há ausência de dados representativos sobre as prevalências de anemia em mulheres em idade fértil no Brasil. Alguns estudos, no entanto, buscaram conhecer as prevalências em determinadas populações. Por exemplo, a IV Pesquisa Estadual de Saúde e Nutrição: Situação Alimentar, Nutricional e de Saúde no estado de Pernambuco (IV Pesn), realizada em 2015-2016, avaliou 1.329 de 10 a 49 anos e, em 655, foi realizada mensuração da concentração de hemoglobina. A prevalência de anemia foi de 24,6% e houve um aumento de 50% na prevalência em relação à III Pesn, realizada em 2006.[18]

Em relação aos povos e comunidades tradicionais, a Pesquisa Nacional de Saúde e Nutrição dos Povos Indígenas estimou as prevalências de anemia em 5.522 crianças com idade entre 6 meses e 5 anos, 2.007 mulheres não grávidas e 244 grávidas, com idade entre 14 e 49 anos. A prevalência de anemia nas crianças foi de 51,3%, sendo 66,0% na região Norte, 80,5% nas crianças com idade entre 6 meses e 1 ano, e 68,4% em crianças com idade entre 1 e 2 anos. Para as mulheres não grávidas, a prevalência de anemia foi de 32,7%, e para as grávidas 35,2%.[19]

Assim, há necessidade de um olhar mais atencioso para os povos e comunidades tradicionais, por serem grupos de maior vulnerabilidade para as deficiências de micronutrientes.[20]

Quanto aos idosos, o estudo Saúde, Bem-Estar e Envelhecimento (Sabe), que avaliou dados de 1.256 moradores de São Paulo-SP, observou prevalência de anemia de 7,7%, sendo maior entre os idosos mais longevos.[21] Em estudo realizado por Milagres et al. (2015)[22] em Viçosa-MG, com base na avaliação de 349 idosos, foi observada prevalência de anemia de 11,7%, sendo mais elevada entre os homens, 15,4%, entre idosos com mais de 80 anos, 30,0%, e entre os praticantes de polifarmácia, 16,8%. Stauder et al. (2018)[23] indicam que a anemia em idosos não é justificada, em sua maioria, pelo déficit de micronutrientes, mas por outras questões que se desenvolvem com a maior idade, como as doenças do trato gastrintestinal, a prática de polifarmácia, o isolamento social e a desnutrição.

Uma revisão sistemática que estimou as prevalências de deficiência de folato em adolescentes e mulheres em idade fértil, com idade entre 10 e 9 anos, incluiu 45 estudos, publicados entre 2000 e 2014 em 39 países. Dos 45 estudos, quatro foram realizados em países com economias de baixa renda e a prevalência de deficiência de folato, estimada pelas suas concentrações séricas ou plasmáticas, variou de 7 a 79%. Em países com economias de renda média-baixa renda, seis pesquisas usaram o mesmo indicador e a prevalência de deficiência variou de < 1 a 86%. Três pesquisas mediram o folato nos glóbulos vermelhos e relataram prevalências variando de 7 a 49%.[24]

No Brasil, um estudo transversal multicêntrico realizado em Goiânia-GO, Olinda-PE, Rio Branco-RJ e Porto Alegre-RS,[25] com 46 crianças, de 11 a 15 meses de idade, observou prevalência de deficiência de folato < 1%.[26]

Outro estudo nacional, o inquérito transversal de base populacional que incluiu 750 indivíduos maiores de 12 anos, avaliou o efeito de dez anos de política de fortificação de alimentos com ácido fólico no *status* de folato de residentes da cidade de São Paulo-SP. De modo geral a deficiência de folato foi considerada baixa, correspondendo a 1,76% de toda a população estudada. Considerando apenas as 179 mulheres na faixa etária de 20 a 59 anos de idade, a deficiência de folato no plasma foi de 2,42%.[27]

Para além da importância dos estudos epidemiológicos para apoiar o monitoramento e o planejamento de ações, intervenções, programas e políticas para lidar com as deficiências de ferro, ácido fólico e as anemias nutricionais, o potencial desses estudos para estimar o risco de ingestão excessiva de micronutrientes e possíveis efeitos adversos também deve ser cuidadosamente estudado.[25]

Apesar da importância inquestionável dos dados nacionais produzidos pelos inquéritos com amostras representativas, a condução de estudos epidemiológicos para produção de evidências locais também é relevante.[17] Esses estudos podem apoiar intervenções mais sensíveis às realidades, especialmente em cenários de crises econômica e sanitária, pela pandemia de Covid-19, vivenciadas nos últimos anos.[17]

EVIDÊNCIAS

Os cuidados nos períodos pré e pós-natal, como o planejamento da gravidez, prevenção da gravidez na adolescência, a suplementação de ferro e ácido fólico ou multimicronutrientes, o diagnóstico e tratamento de anemia, as orientações nutricionais e medidas profiláticas e terapêuticas para parasitoses, são essenciais para a saúde das mulheres e das crianças. Ademais, nas fases perinatal e pós-natal, algumas recomendações, como retardar o clampeamento do cordão umbilical, prevenir hemorragia no pós-parto, planejar o intervalo de 24 meses entre uma gravidez também reduzem riscos importantes.[1,28]

Em relação à suplementação, uma revisão sistemática avaliou as evidências sobre a suplementação diária de ferro, combinada ou não com ácido fólico ou outros micronutrientes durante a gravidez, com base nos resultados de 44 ensaios clínicos aleatorizados ou *quasi* aleatorizados, que envolveram 43.274 mulheres. Os autores observaram redução de 70% da prevalência de anemia e 25% de anemia por deficiência de ferro ao final da gestação. Porém, não foram encontrados impactos significativos na mortalidade materna ou infantil, no peso ao nascer, no tempo de gestação ou nas anormalidades congênitas.[29]

Em outra revisão sistemática que incluiu 13 estudos envolvendo 5.810 participantes da América Latina, África e Ásia, seis estudos incluíram participantes com menos de 59 meses de idade, quatro incluíram apenas crianças com 60 meses de idade ou mais e três estudos incluíram crianças menores e maiores de 59 meses de idade. Os autores apontaram resultados positivos relacionados à melhora do estado nutricional após a suplementação com micronutrientes que contivessem ferro obrigatoriamente. Foi verificada a redução de 34% da prevalência de anemia e de 65% de deficiência de ferro.[30]

Quanto aos efeitos da suplementação com multimicronutrientes durante a gravidez, outra revisão sistemática considerou 20 ensaios clínicos aleatorizados por *cluster* ou não que incluíram 141.849 mulheres. Os estudos compararam os efeitos da suplementação com multimicronutrientes que continham ferro e ácido fólico com a suplementação isolada de ferro ou de ferro com ácido fólico apenas. Houve redução de 8% no nascimento de crianças pequenas para a idade gestacional, 12% no nascimento com baixo peso e 19%

nos nascimentos muito prematuros. Não foram observados efeitos positivos adicionais.[31]

Em relação aos defeitos do tubo neural, De-Regil et al. (2015)[32] conduziram uma revisão sistemática que incluiu cinco ensaios clínicos aleatorizados ou *quasi* aleatorizados, com 7.391 mulheres. Foram observadas reduções de 69% no risco de nascimentos com defeitos do tubo neural e de 66% na recorrência após suplementação diária de ácido fólico, isolado ou em combinação com outros micronutrientes, durante o período periconcepcional.

Uma outra revisão sistemática incluiu ensaios controlados aleatorizados e estudos observacionais que avaliaram os efeitos da fortificação da farinha de milho, fubá e produtos de farinha de milho fortificada. Dos cinco estudos incluídos, apenas três contribuíram com dados para a metanálise e incluíram 1.102 crianças de 2 a 11,9 anos e mulheres em idade fértil. Os autores não encontraram efeitos da fortificação nas prevalências anemia, risco de deficiência de ferro, concentração de hemoglobina ou concentrações de ferritina.[33]

Uma outra revisão sistemática que avaliou o efeito da fortificação de farinha de trigo com ferro e outros micronutrientes para reduzir as prevalências de anemia, com a inclusão de dez ensaios, envolvendo 3.319 participantes, realizados em Bangladesh, Brasil, Índia, Kuwait, Filipinas, África do Sul e Sri Lanka, concluiu que a farinha fortificada com ferro e outros micronutrientes, quando comparada com farinhas não fortificadas, reduz o risco de deficiência de ferro em 27%, porém sem efeito na prevalência de anemia.[34]

Uma série de estudos evidenciam que o clampeamento do cordão umbilical tardio (em mais de 30 segundos após o nascimento ou quando a pulsação do cordão cessou) traz benefícios para a saúde dos bebês a termo e pré-termo.[35-37] A revisão sistemática conduzida por Zhao et al. (2019)[37] incluiu 20 ensaios clínicos aleatorizados, conduzidos com 3.733 bebês. Os resultados das metanálises para bebês nascidos a termo sugeriram que o clampeamento tardio do cordão umbilical reduziu em 8% o risco de anemia após os 6 meses de idade e reduziu em 32% o risco de anemia por deficiência de ferro entre os 4 e os 12 meses de idade.

É válido enfatizar que o acompanhamento correto das consultas do pré-natal possibilita a identificação de deficiências nutricionais a fim de acender um alerta sobre como os profissionais de saúde e educação devem intervir nesse momento. A orientação nutricional e as práticas de Educação Alimentar e Nutricional (EAN) devem incentivar hábitos alimentares saudáveis e eficazes contra a deficiência de micronutrientes de maior preocupação para a fase em questão.[38]

O consenso sobre anemia por deficiência de ferro da Sociedade Brasileira de Pediatria traz recomendações para prevenção da deficiência de ferro e da anemia que incluem a prática do clampeamento tardio do cordão umbilical, além de enfatizar a importância de outras práticas de saúde coletiva combinadas. São citados, por exemplo, o fortalecimento de políticas públicas de proteção ao aleitamento materno, dos protocolos de suplementação profilática e a fortificação com ferro e ácido fólico, as orientações nutricionais para alimentação complementar e uso adequado de fórmulas infantis, os cuidados com a alimentação das crianças vegetarianas e das crianças que recebem leite de vaca precocemente.[39]

Apesar de medidas de controle da anemia e da deficiência de ferro incluírem intervenções de cunho individual e coletivo, o consumo insuficiente de fontes de nutrientes e a baixa biodisponibilidade do ferro na dieta infantil contribuem para a vulnerabilidade em relação à anemia e suas consequências.[40] Nesse sentido, o cuidado com a alimentação e a promoção de orientações adequadas para um cardápio completo do ponto de vista nutricional é ressaltado nos guias referentes à alimentação infantil.[41,42]

Na primeira infância, período considerado crítico em relação às deficiências de micronutrientes, o conhecimento dos padrões alimentares associados a outros fatores (socioeconômicos, comportamentais, de nascimento e nutrição), faz-se necessário para proceder intervenções e o aconselhamento dietético mais efetivo permeando a prevenção de doenças e deficiência de nutrientes.[43]

É importante fazer referência a outros fatores de risco para a deficiência de micronutrientes, dentre eles: dieta monótona, descontinuidade ou não oferta do aleitamento materno pelo menos até os 6 meses de idade, estado nutricional geral prejudicado, baixa escolaridade materna, desigualdades na distribuição de renda, ingestão incompleta de micronutrientes na alimentação complementar da criança.[44,20]

O aconselhamento dietético é importante para reduzir as prevalências de deficiência de ferro e anemia na população. De acordo com Azevedo et al. (2016),[45] são inúmeros os benefícios que um planejamento alimentar variado, adequado e saudável pode trazer para reduzir a deficiência. Ainda de acordo com as autoras, a Estratégia Saúde da Família (ESF) representa papel fundamental para identificar as lacunas existentes na alimentação das famílias e seus interferentes sociais, culturais e econômicos, além de atuar na promoção de aconselhamento para práticas alimentares mais saudáveis com maior efetividade em favor da redução de déficits de micronutrientes.

POLÍTICAS PÚBLICAS

A OMS aponta intervenções nutricionais específicas para combate das causas imediatas da anemia, como fortificação de alimentos e promoção de práticas alimentares saudáveis na infância, além de ações que abordam causas básicas relacionadas à anemia, como saneamento, controle de doenças e redução da pobreza.[2] Uma síntese das principais ações e intervenções está descrita nas Figuras 2 e 3.

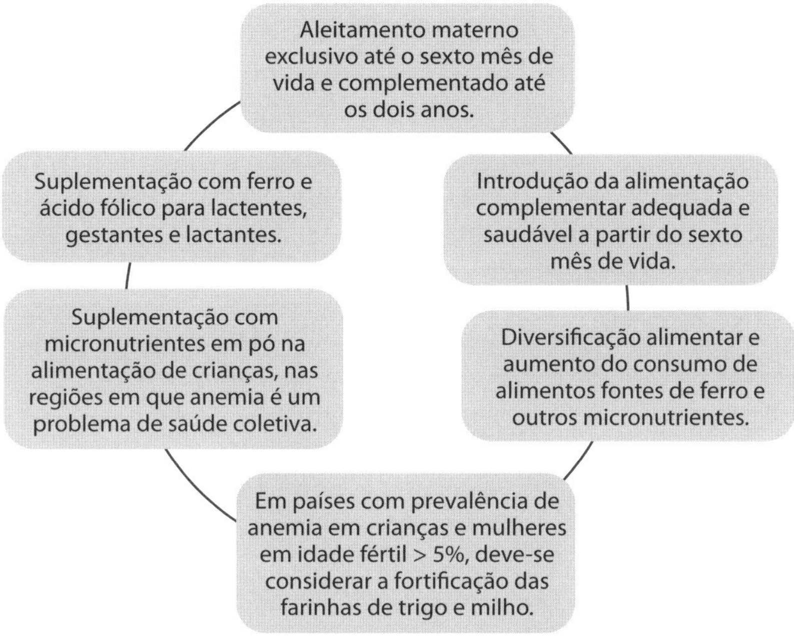

Figura 2 Diretrizes e ações nutricionais específicas para prevenção e controle da anemia.
Fonte: adaptada de WHO (2017)[2].

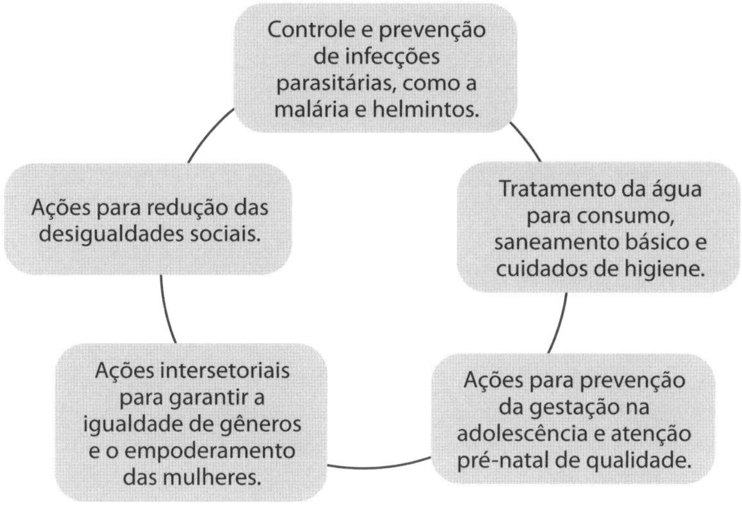
Controle e prevenção de infecções parasitárias, como a malária e helmintos.
Tratamento da água para consumo, saneamento básico e cuidados de higiene.
Ações para prevenção da gestação na adolescência e atenção pré-natal de qualidade.
Ações intersetoriais para garantir a igualdade de gêneros e o empoderamento das mulheres.
Ações para redução das desigualdades sociais.

Figura 3 Diretrizes e ações gerais para prevenção e controle da anemia.
Fonte: adaptada de WHO (2017).[2]

Entre as políticas públicas nacionais vigentes, as principais ações no âmbito do Sistema Único de Saúde (SUS) são: o Programa Nacional de Suplementação de Ferro (PNSF),[46] a fortificação obrigatória das farinhas de trigo e milho com ferro e ácido fólico, a Estratégia de Fortificação da Alimentação Infantil com Micronutrientes em pó (NutriSUS),[47] por ora interrompido por conta de entraves relacionados à aquisição dos sachês,[48] a Promoção da Alimentação Adequada e Saudável (Paas), que corresponde a uma das diretrizes da Política Nacional de Alimentação e Nutrição (Pnan),[49] e o Guia Alimentar para Crianças Brasileiras menores de 2 anos de idade.[42]

O PNSF, instituído em 2005, consiste na suplementação diária, profilática e universal de ferro para todas as crianças de 6 a 24 meses de idade, gestantes no início do pré-natal até o terceiro mês pós-parto, e na suplementação de gestantes com ácido fólico, com o intuito de reduzir o risco de baixo peso ao nascer, anemia e deficiência de ferro durante a gestação. Os suplementos devem ser distribuídos gratuitamente nas Unidades Básicas de Saúde (UBS), em todos os municípios brasileiros.[46]

Em 2013, o programa foi reformulado e a conduta do programa também foi atualizada, prevendo dosagens e periodicidade descritas no Quadro 3.

Quadro 3 Detalhamento da administração da suplementação prevista no Programa Nacional de Suplementação de Ferro segundo o público-alvo

Público-alvo	Suplemento e dosagem diária	Formulação
Crianças 6-24 meses	Sulfato ferroso – 1 mg/kg peso/dia	Solução oral 25 mg/mL Fe++
Gestantes	Sulfato ferroso – 40 mg de ferro elementar Ácido fólico – 400 mcg de ácido fólico	Comprimido de 40 mg FE++ Solução oral 0,2 mg/mL de ácido fólico
Puérperas	Sulfato ferroso – 40 mg de ferro elementar	Comprimido de 40 mg FE++

Fonte: adaptado de Brasil (2013).[46]

A segunda política importante estabelecida em âmbito nacional é a fortificação de farinhas de trigo e milho, instituída no Brasil pela Resolução RDC n. 344, de 13 de dezembro de 2002.[50] Ela tem o objetivo de reduzir a prevalência de anemia e prevenir a ocorrência de defeitos do tubo neural (DTN), partindo-se da premissa de que a fortificação de alimentos amplamente distribuídos e consumidos tem potencial para melhorar o estado nutricional de parcela importante da população.[51]

Em 2017, a política foi revisada e uma nova resolução, a RDC n. 150, de 13 de abril de 2017, foi publicada e estabeleceu novas regras para a fortificação. Atualmente, as farinhas de trigo e de milho enriquecidas devem conter entre 140 e 220 mcg de ácido fólico e entre 4 e 9 mg de ferro por 100 g. Além disso, podem ser utilizados como fonte de ferro somente os compostos com melhor biodisponibilidade, como o sulfato e o fumarato ferroso. Outra importante mudança é a inclusão de uma frase no rótulo do produto que visa esclarecer o consumidor sobre a relevância da estratégia: "O enriquecimento de farinhas com ferro e ácido fólico é uma estratégia para combate da má formação de bebês durante a gestação e da anemia".[50]

Em relação aos impactos da fortificação, Fujimore et al. (2013)[52] realizaram um estudo transversal no qual analisaram a prevalência e a distribuição espacial de defeitos do tubo neural, antes e após a fortificação das farinhas de trigo e milho com ácido fólico, em São Paulo-SP. Os dados foram extraídos do Sistema de Informações sobre Nascidos Vivos (Sinasc) e compararam-se dois momentos: antes da efetivação da fortificação das farinhas (1 de janeiro de 2001 a 31 de dezembro de 2003) e após (1 de janeiro de 2006 a 31 de dezembro de 2008). Houve redução da prevalência de DTN de 0,57 para 0,37 por 1.000 nascidos vivos, ou seja, uma redução significativa de 35%.

Outro estudo realizado no Brasil verificou a eficácia da fortificação de farinhas de trigo e milho com ferro e ácido fólico na prevenção de DTN. Também foram comparadas as prevalências entre nascidos vivos e natimortos de base populacional no Brasil no período pré-fortificação (2001-2004) com a registrada no período pós-fortificação (2005-2014). Os autores apontaram redução significativa na prevalência de DTN nas regiões estudadas: Centro-Oeste, Sudeste e Sul. A prevalência geral de defeitos do tubo neural caiu de 0,79 por 1.000 nascidos pré-fortificação para 0,55 por 1.000 nascidos pós-fortificação, correspondendo a uma redução de 30,1%.[53]

Quanto às estratégias que envolvem multimicronutrientes, o NutriSUS[20,47,54] consiste em adicionar o conteúdo de sachês, 15 micronutrientes em pó (Quadro 4), na refeição das crianças de 6 a 23 meses de idade matriculadas em creches participantes do Programa de Saúde na Escola (PSE). A intervenção é realizada em dois ciclos de administração de 1 sachê/dia (até completar 60 sachês) e há pausa da administração de 3 a 4 meses. A ação tem de ser ajustada conforme o calendário da unidade escolar para que não haja interrupção. O conteúdo dos sachês deve ser misturado a uma porção da refeição principal de cada uma das crianças, não podendo ser misturado a bebidas, pois a diluição não se dará por completo ou alimentos duros, pois a mistura não será viabilizada. Ademais, também não é recomendado que a refeição que contenha os micronutrientes seja aquecida, pois podem perder suas propriedades. A fim de garantir a ingestão pela criança, recomenda-se a oferta supervisionada da primeira porção da refeição que contenha os micronutrientes em pó, pelos responsáveis pela implementação da estratégia na creche.

A inclusão da criança no NutriSUS substitui a participação no Programa Nacional de Suplementação de Ferro (PNSF).[20] O uso combinado de micronutrientes contribui para uma redução significativa nas prevalências de anemia por deficiência de ferro e pela deficiência de outros nutrientes associados, como o zinco, o cobre, a vitamina A e B12 e as proteínas.[20]

Quadro 4 Composição dos sachês de micronutrientes utilizados na Estratégia de Fortificação da Alimentação Infantil com Micronutrientes (vitaminas e minerais) em Pó – NutriSUS

Micronutriente	Teor
Vitamina A RE	400 µg
Vitamina D	5 µg
Vitamina E TE	5 mg
Vitamina C	30 mg
Vitamina B1	0,5 mg
Vitamina B2	0,5 mg
Vitamina B6	0,5 mg
Vitamina B12	0,9 µg
Niacina	6 mg
Ácido fólico	150 µg
Ferro	10 mg
Zinco	4,1 mg
Cobre	0,56 mg
Selênio	17 µg
Iodo	90 µg

RE: retinol equivalente; TE: tocoferol equivalente.

Fonte: adaptado de Brasil (2015).[47]

Apesar da eficácia do NutriSUS, no contexto prático há diversos problemas e desafios para que seja atribuída sua efetividade. Podem ser citados como desafios: a manipulação dos sachês pelos cuidadores; a oferta e a apresentação das refeições às crianças; a frequência e a estabilidade da presença das crianças nas creches; a seletividade alimentar característica da idade que dificulta a aceitação de toda porção da comida em que foi misturado o conteúdo do sachê; entre outros.[47]

E, por fim, mas não menos importante, de modo mais genérico, a Paas tem como objetivo promover a qualidade de vida em nível populacional, por meio de ações intersetoriais. Essas ações contemplam a EAN, as estratégias de regulação de alimentos (rotulagem e informação, publicidade e melhoria do perfil nutricional dos alimentos), bem como as ações de incentivo à criação de ambientes institucionais promotores de alimentação adequada e saudável.[49] Preocupa-se, portanto, com a prevenção e com o cuidado integral dos agravos relacionados à alimentação e nutrição, provendo ações preventivas voltadas para o cuidado com as deficiências nutricionais específicas, a desnutrição, o sobrepeso e a obesidade e as doenças não transmissíveis (DNT).

IMPLICAÇÕES PARA A PESQUISA E AS POLÍTICAS PÚBLICAS

A implementação da PNSF não é simples, pois há dificuldades na mensuração de seus impactos na melhora dos parâmetros de estado nutricional relativo ao ferro da população e entraves relacionados à aquisição dos suplementos junto ao planejamento do componente básico da assistência farmacêutica, que acabam interferindo na efetividade da estratégia. Há ainda, de acordo com Fisberg et al. (2018),[39] a necessidade de rever as formas de suplementação para o público-alvo infantil, e considerar efeitos colaterais decorrentes da suplementação, revisar as dosagens e o esquema da profilaxia de acordo com características mais individualizadas das crianças, as quais têm relação com o peso e com o fato de os nascimentos serem a termo ou pré-termo, por exemplo.

Sobre a fortificação dos alimentos com ferro e ácido fólico, desde sua implementação, estudos vêm apontando sua efetividade. É válido, no entanto, investir em monitoramento do processo produtivo das farinhas fortificadas, a fim de garantir bons desfechos com a prática e a otimização de recursos. Ademais, é relevante combinar essa intervenção a outras ações de EAN que visam a garantia de acesso universal à alimentação adequada e saudável, consumo de alimentos fontes do nutriente combinado a outros alimentos fontes de outros nutrientes que viabilizam sua absorção. A garantia do acesso à saúde, o acolhimento e o acompanhamento de mulheres em idade fértil, gestantes e puérperas também são essenciais para a promoção da saúde.

Em relação ao NutriSUS, uma questão a ser discutida é a forma como a estratégia foi delineada e como é implementada de fato. As evidências de sua eficácia foram construídas com base na fortificação realizada por responsável, em ambiente doméstico. Como no Brasil a política pública foi implementada em pré-escolas, é necessário que se façam mais estudos relacionados ao contexto prático para que sua cobertura seja correspondente às metas de suplementação nacionais.

Por fim, no que tange às políticas e intervenções voltadas para o enfrentamento da anemia é preciso que seja compreendida sua etiologia, especialmente na diferenciação entre as anemias nutricionais e as hemoglobinopatias. Em saúde coletiva, intervenções populacionais consideram uma série de questões para que sejam delineadas e monitoradas ao longo dos anos, e é nesse sentido que se faz importante a valorização da interpretação de dados epidemiológicos, a investigação das causas (deficiências nutricionais, infecção, doenças cônicas, distúrbios genéticos, entre outras) e dos contextos (sociais, econômicos, ambientais, culturais) em que se insere o quadro de anemia para determinada população.[5]

ATIVIDADES E QUESTÕES PARA REFLEXÃO

- Quais as estratégias mais comumente utilizadas para prevenir e controlar as anemias nutricionais e como a identificação desse problema pode contribuir para a formulação de políticas públicas?
- Imagine que em seu território de atuação como nutricionista há um grupo de gestantes sob cuidado multiprofissional:
  - Quais recomendações poderiam ser dadas para prevenção de riscos associados às deficiências nutricionais?
  - Quais outras abordagens não prescritivas poderiam ser desenvolvidas para a promoção da saúde?
- Imagine que em seu município de atuação, que aderiu ao NutriSUS, foram identificadas algumas falhas na operacionalização, como adição do suplemento no suco ofertado à criança e não esclarecimento às mães, aos pais ou responsáveis sobre os objetivos da suplementação. Quais estratégias poderiam ser desenvolvidas para suplantar os desafios identificados?

REFERÊNCIAS BIBLIOGRÁFICAS

1. WHO – World Health Organization. Nutritional anaemias: tools for effective prevention and control. Geneva: World Health Organization; 2017.
2. Carvalho MC, Baracat ECE, Sgarbieri VC. Anemia ferropriva e anemia de doença crônica: distúrbios do metabolismo de ferro. Segurança Alimentar e Nutricional. 2015;13(2):54-63.
3. WHO – World Health Organization. Haemoglobin concentrations for the diagnosis of anaemia and assessment of severity. Vitamin and Mineral Nutrition Information System. Geneva: World Health Organization; 2011.
4. Turner J, Parsi M, Badireddy M. Anemia. In: StatPearls [Internet]. Treasure Island (FL): StatPearls Publishing; 2020. Disponível em: https://www.ncbi.nlm.nih.gov/books/NBK499994/.
5. Chaparro CM, Suchdev PS. Anemia epidemiology, pathophysiology, and etiology in low- and middle-income countries. Ann N Y Acad Sci. 2019;1450(1):15-31.
6. WHO – World Health Organization. Assessing the iron status of populations: including literature reviews: report of a Joint World Health Organization/Centers for Disease Control and Prevention Technical Consultation on the Assessment of Iron Status at the Population Level. 2.ed. Geneva: World Health Organization; 2004. p.6-8.
7. Rondó PHC, Paiva AA, Oliveira JM. Avaliação do Estado Nutricional em Ferro. In: Ribeiro SML; de Melo CM; Tirapegui J. Avaliação nutricional: teoria e prática. 2.ed. Rio de Janeiro: Guanabara Koogan, 2018. p.161-7.
8. WHO – World Health Organization. Serum ferritin concentrations for the assessment of iron status and iron deficiency in populations. Vitamin and Mineral Nutrition Information System. Geneva: World Health Organization; 2011.

9. WHO – World Health Organization. Serum transferrin receptor levels for the assessment of iron status and iron deficiency in populations. Vitamin and Mineral Nutrition Information System. Geneva: World Health Organization; 2014.
10. WHO – World Health Organization. Serum and red blood cell folate concentrations for assessing folate status in populations. Vitamin and Mineral Nutrition Information System. Geneva: World Health Organization; 2015.
11. Bailey RL, West JRKP, Black RE. The epidemiology of global micronutrient deficiencies. Ann Nutr. Metab. 2015;66 (supl.2):22-33.
12. Oliveira HF, Marques AA, Brito LMH. Análise da implementação da estratégia NutriSUS sob a Perspectiva dos Profissionais. Rev. e-ciência. 2017;5(1):43-51.
13. FAO, IFAD, UNICEF, WFP, WHO. The state of food security and nutrition in the world 2017. Building resilience for peace and food security. Rome: Food and Agriculture Organization of the United Nations; 2017. p.1-109.
14. WHO – World Health Organization. The global prevalence of anaemia in 2011. Geneva: World Health Organization; 2015.
15. Brasil. Ministério da Saúde. Pesquisa Nacional de Demografia e Saúde da Criança e da Mulher – PNDS 2006: dimensões do processo reprodutivo e da saúde da criança. Centro Brasileiro de Análise e Planejamento. Brasília (DF), 2009.
16. UFRJ – Universidade Federal do Rio de Janeiro. Estudo Nacional de Alimentação e Nutrição Infantil – Enani-2019: Resultados preliminares – Prevalência de anemia e deficiência de vitamina A entre crianças brasileiras de 6 a 59 meses. Rio de Janeiro: UFRJ; 2020.
17. Castro IRR et al. Prevalência de anemia e deficiência de vitamina A e consumo de ferro e de vitamina A entre crianças usuárias do Sistema Único de Saúde na cidade do Rio de Janeiro, Brasil. Cad Saúde Pública. 2021;37(4):e00252420.
18. Clemente HA. Tendência temporal da anemia e seus fatores associados em mulheres em idade reprodutiva do estado de Pernambuco. Pernambuco. Tese [Doutorado] – Universidade Federal de Pernambuco; 2019.
19. Brasil. Inquérito Nacional de Saúde e Nutrição dos Povos Indígenas. Relatório Final (Análise de dados, n. 7). Rio de Janeiro, 2009.
20. Brasil. Ministério da Saúde. NutriSUS: Guia de Evidências: estratégia de fortificação da alimentação infantil com micronutrientes (vitaminas e minerais) em pó / Ministério da Saúde, Secretaria de Atenção à Saúde, Departamento de Atenção Básica. Brasília (DF), 2015.
21. Corona LP, Duarte YAO, Lebrao ML. Prevalência de anemia e fatores associados em idosos: evidências do Estudo Sabe. Rev. Saúde Pública. 2014;48(5):723-431.
22. Milagres CS, Moraes KBD, Franceschini SCC, Sant'Ana LFR, Lima LM, Ribeiro AQ. Prevalência e fatores associados à presença de anemia em idosos do município de Viçosa (MG), Brasil. Ciência & Saúde Coletiva. 2015;20(12):3733-3741.
23. Stauder R, Valent P, Theurl I. Anemia at older age: etiologies, clinical implications, and management. Blood. 2018;1;131(5):505-514.
24. Rogers LM, Cordero AM, Pfeiffer CM, Hausman DB, Tsang BL, De-Regil LM, et al. Global folate status in women of reproductive age: a systematic review with emphasis on methodological issues. Ann N Y Acad Sci. 2018;1431(1):35-57.
25. Cardoso MA, Augusto RA, Bortolini GA, Oliveira CSM, Tietzman DC, Sequeira LAS, et al. Effect of providing multiple micronutrients in powder through primary healthcare on anemia in young Brazilian children: a multicentre pragmatic controlled trial. PLoS ONE. 2016;11(3):e0151097.
26. Silva LL, Fawzi WW, Cardoso MA, ENFAC Working Group. Serum folate and vitamin B12 status in young Brazilian children. Public Health Nutr. 2019 May; 22(7):1223-1231.

27. Steluti J, Selhub J, Paul L, Reginaldo C, Fisberg RM, Marchioni DML. An overview of folate status in a population-based study from São Paulo, Brazil and the potential impact of 10 years of national folic acid fortification policy. Eur J Clin Nutr. 2017;71(10):1173-1178.
28. WHO – World Health Organization. Recommendations on antenatal care for a positive pregnancy experience. Geneva: World Health Organization; 2016.
29. Peña-Rosas JP, De-Regil LM, Garcia-Casal MN, Dowswell T. Daily oral iron supplementation during pregnancy. Cochrane Database of Systematic Reviews. 2015;Issue 7. Art. No: CD004736.
30. De-Regil LM, Jefferds MED, Peña-Rosas JP. Point-of-use fortification of foods with micronutrient powders containing iron in children of preschool and school-age. Cochrane Database Syst Rev. 2017;11(11):CD009666.
31. Keats EC, Haider BA, Tam E, Bhutta ZA. Multiple-micronutrient supplementation for women during pregnancy. Cochrane Database of Systematic Reviews. 2019;Issue 3. Art. No.: CD004905.
32. De-Regil LM, Peña-Rosas JP, Fernández-Gaxiola AC, Rayco-Solon P. Effects and safety of periconceptional oral folate supplementation for preventing birth defects. Cochrane Database of Systematic Reviews. 2015;Issue 12. Art. No.: CD007950.
33. Garcia-Casal MN, Peña-Rosas JP, De-Regil LM, Gwirtz JA, Pasricha SR. Fortification of maize flour with iron for controlling anaemia and iron deficiency in populations. Cochrane Database of Systematic Reviews. 2018;Issue 12. Art. Nº: CD010187.
34. Field MS, Mithra P, Peña-Rosas JP. Fortificação da farinha de trigo com ferro e outros micronutrientes para reduzir a anemia e melhorar o estado do ferro nas populações. Cochrane Database of Systematic Reviews. 2021;Issue 1. Art. Nº: CD011302.
35. Qian Y, Ying X, Wang P, Lu Z, Hua Y. Early versus delayed umbilical cord clamping on maternal and neonatal outcomes. Arch Gynecol Obstet. 2019 Sep;300(3):531-543.
36. Ashish KC, Rana N, Målqvist M, Jarawka Ranneberg L, Subedi K, Andersson O. Effects of delayed umbilical cord clamping vs early clamping on anemia in infants at 8 and 12 months: a randomized clinical trial. JAMA Pediatr. 2017 Mar 1;171(3):264-270.
37. Zhao Y, Hou R, Zhu X, Ren L, Lu H. Effects of delayed cord clamping on infants after neonatal period: A systematic review and meta-analysis. Int J Nurs Stud. 2019;92:97-108.
38. Ferreira LB, Melo LF de, Melo MEF de, Miranda C, Pereira SCL, Notaro KAM, et al. Fatores assistenciais e gestacionais associados à anemia em nutrizes atendidas em um banco de leite humano. Ciência & Saúde Coletiva. 2018;23(11):3567-3575.
39. Fisberg M, Lyra I, Weffort V (coords.). Consenso sobre anemia ferropriva: mais que uma doença, uma urgência médica! Diretrizes, Departamentos de Nutrologia e Hematologia-Hemoterapia; Sociedade Brasileira de Pediatria, n. 2, 2018.
40. Lamounier JA, Capanema FD, Rocha DS, et al. Anemia ferropriva. In: Nogueira-De-Almeida CA, Mello ED. Nutrologia pediátrica: prática baseada em evidências. Barueri: Manole; 2016.
41. Vieira A, Navolar TS. Alimentação para bebês e crianças vegetarianas até 2 anos de idade: guia para família. Sociedade Vegetariana Brasileira, Departamento de Saúde e Nutrição, 2018.
42. Brasil. Ministério da Saúde. Secretaria de Atenção Primaria à Saúde. Departamento de Promoção da Saúde. Guia Alimentar para Crianças Brasileiras menores de 2 anos / Ministério da Saúde, Secretaria de Atenção Primaria à Saúde, Departamento de Promoção da Saúde. Brasília: Ministério da Saúde; 2019.
43. Carvalho CA de, Fonseca PCA, Nobre LN, Silva MA, Pessoa MC, Ribeiro AQ, et al. Fatores associados aos padrões alimentares no segundo semestre de vida. Ciência & Saúde Coletiva. 2020;25(2):449-459.
44. Da Silva LLS, Jaime PC. Políticas públicas de alimentação e nutrição voltadas às carências de micronutrientes. In: Jaime PC (org.). Políticas públicas de alimentação e nutrição. 1.ed. São Paulo: Atheneu; 2019.

45. Azevedo BAR, Almeida MF, Szarfarc SC. Percepção das causas e riscos da anemia de gestantes atendidas em Programa Estratégia de Saúde da Família em São Caetano do Sul (São Paulo). Segur. Aliment. Nutr. 2016;23(2):984-92.
46. Brasil. Ministério da Saúde. Programa Nacional de Suplementação de Ferro: manual de condutas gerais. Secretaria de Atenção à Saúde. Departamento de Atenção Básica. Brasília (DF), 2013.
47. Brasil. Ministério da Saúde. NutriSUS: Caderno de Orientações: estratégia de fortificação da alimentação infantil com micronutrientes (vitaminas e minerais) em pó / Ministério da Saúde, Ministério da Educação. Brasília (DF), 2015.
48. Brasil. Ofício Circular n. 10/2019/CGAN/DEPROS/SAPS/MS. Assunto: NutriSUS. Ministério da Saúde. Brasília/DF, 2019.
49. Brasil. Ministério da Saúde. Política Nacional de Alimentação e Nutrição (PNAN). Ministério da Saúde, Secretaria de Atenção à Saúde. Departamento de Atenção Básica. 1.ed., 1. reimpr. Brasília (DF), 2013.
50. Anvisa – Agência Nacional de Vigilância Sanitária. Resolução – RDC n. 150 de 13 de abril de 2017. Dispõe sobre o enriquecimento das farinhas de trigo e de milho com ferro e ácido fólico, 2017.
51. WHO – World Health Organization. Recommendations on wheat and maize flour fortification meeting report: Interim consensus statement. Geneva: World Health Organization; 2009.
52. Fujimori E, Baldino CF, Sato APS, Borges ALV, Gomes MN. Prevalence and spatial distribution of neural tube defects in São Paulo State, Brazil, before and after folic acid flour fortification. Cad Saúde Pública. 2013,29(1):145-54.
53. Santos LM, Lecca RC, Cortez-Escalante JJ, Sanchez MN, Rodrigues HG. Prevention of neural tube defects by the fortification of flour with folic acid: a population-based retrospective study in Brazil. Bulletin of the World Health Organization. 2016;94(1):22-29.
54. Brasil. Ministério da Saúde. NutriSUS – Estratégia de fortificação da alimentação infantil com micronutrientes (vitaminas e minerais) em pó: Manual Operacional. Brasília: Ministério da Saúde; 2015.

7

Deficiência de vitamina A

Carlos Henrique Ribeiro Lima
Iara Katrynne Fonsêca Oliveira
Adriana de Azevedo Paiva
Julicristie Machado de Oliveira

PANORAMA E ASPECTOS CONCEITUAIS

A deficiência de vitamina A (DVA) é um problema nutricional de importância epidemiológica em âmbito global. Segundo a Organização Mundial da Saúde (OMS), a DVA acomete principalmente crianças menores de 5 anos e gestantes de países de média e baixa renda.[1] A DVA é reconhecida como um dos principais problemas de saúde coletiva não apenas devido à sua magnitude, mas também pelos graves prejuízos que acarreta, como a cegueira irreversível, o comprometimento da função visual, do crescimento, do desenvolvimento, da reprodução, além do aumento do risco da morbimortalidade.[1,2] De modo geral, a DVA é resultado da ingestão inadequada da vitamina que pode ser potencializada por infecções como o sarampo e a diarreia,[2] e está associada a outras deficiências nutricionais, anemia e pobreza.[3]

São considerados alimentos fontes de vitamina A pré-formada, ou retinol, o fígado, a gema de ovo e o leite integral e seus derivados.[4] Alguns alimentos vegetais são fontes de carotenoides com ação de vitamina A, como o betacaroteno, que devem ser bioconvertidos em retinol, a forma circulante, o retinal e o ácido retinoico, as formas que desempenham funções, e o palmitato de retinila, a forma de armazenamento hepático. Hortaliças, frutas e seus óleos, como abóbora, cenoura, cajá, mamão, manga, buriti, dendê e pequi, são alimentos fontes.[4] Alguns alimentos fortificados também podem ser fontes desse micronutriente.

Para classificar a DVA como um problema de saúde coletiva, a OMS considera diferentes indicadores, clínicos e subclínicos. Nos clínicos, a xeroftalmia engloba um espectro amplo de manifestações oculares como a mancha de Bitot, a xerose da conjuntiva, da córnea, a ulceração, a ceratomalácia e a cicatriz da córnea.[5] Trata-se de um processo de ressecamento da córnea que pode resultar em cegueira irreversível.[2] Esses indicadores clínicos e suas respectivas prevalências mínimas para classificação estão no Quadro 1.

Quadro 1 Indicadores clínicos e prevalências mínimas para classificação da deficiência de vitamina A como problema de saúde coletiva

Indicadores clínicos	Prevalência mínima
Xerose da conjuntiva com mancha de Bitot	> 0,5%
Xerose da córnea, ulceração e ceratomalácia	> 0,01%
Cicatriz da córnea	> 0,05%

Fonte: WHO (1996).[6] Observação: esses pontos de corte não se aplicam para crianças < 6 meses.

Em relação aos subclínicos, tem-se a cegueira noturna como indicador funcional, que pode ser caracterizada pela dificuldade de enxergar com pouca luz.[2,5]

A concentração de retinol sérico ou plasmático também é um indicador subclínico bioquímico que está relacionado ao estoque de vitamina A hepática (palmitado de retinila) quando esse se encontra muito reduzido ou elevado. Porém, como a concentração de retinol está em controle homeostático, pode não refletir a ingestão dietética. De todo modo, esse indicador é utilizado para avaliar o estado nutricional relativo à vitamina A em populações, mas não em indivíduos. O ponto de corte de concentração de retinol sérico ou plasmático é ≤ 0,7 mcmol/L para classificação de DVA em crianças ou adultos.[2,7] Para deficiência grave, se utiliza o ponto de corte de ≤ 0,35 mcmol/L.[2]

Outros indicadores subclínicos bioquímicos são a concentração de retinol no leite humano e as estimativas de reserva hepática de palmitato de retinila que podem ser avaliadas pelos testes Resposta Relativa à Dose (RDR), Resposta Relativa à Dose Modificada (MRDR) ou Resposta Relativa Sérica de 30 dias (S30DR).

A concentração de retinol no leite humano pode ser um indicador interessante para avaliar o estado nutricional relativo à vitamina A tanto da mulher lactante quanto do lactente. A amostra de leite pode ser mais facilmente obtida quando se compara a uma amostra sanguínea por ser menos invasiva. Porém, uma série de cuidados deve ser tomada na coleta, pois a concentração de retinol varia de acordo com o momento do aleitamento (colostro, leite de transição e maduro), período do dia (manhã, tarde ou noite) e momento da mamada (início ou final). É importante a utilização de recipiente de vidro âmbar para coleta para evitar aderência da gordura do leite e orientação de coleta de pequenas amostras ao longo do dia, antes e depois das mamadas, com armazenamento sob refrigeração, para se obter uma amostra global. Apesar de ser um indicador interessante, sua utilização é menos comum em comparação com a concentração de retinol sérico.

Os testes para a estimativa da reserva hepática de palmitato de retinila são menos utilizados em pesquisas, pois são complexos, e o tempo necessário para aplicação é longo e seus custos muito elevados. Essas características limitam a utilização desse indicador em estudos epidemiológicos.

A Citologia de Impressão Conjuntival (CIC) ou a Citologia de Impressão com Transferência (ICT) são indicadores subclínicos histológicos que revelam alterações na morfologia das células do tecido visual. Esses indicadores foram mais utilizados em estudos iniciais sobre a DVA e, atualmente, estão em desuso.

Todos esses indicadores subclínicos e suas respectivas faixas de prevalência para classificação estão no Quadro 2.

Quadro 2 Indicadores subclínicos e faixas de prevalência para classificação da deficiência de vitamina A como problema de saúde coletiva

	Indicadores subclínicos	Grau de importância		
		Leve	Moderado	Grave
Funcional	Cegueira noturna	> 0 - < 1%	≥ 1 - < 5%	≥ 5%
Bioquímicos	Retinol sérico ≤ 0,7mcmol/L	≥ 2 - < 10%	≥ 10 - < 20%	≥ 20%
	Retinol no leite humano ≤ 1,05 mcmol/L ou ≤ 8 mcg/g de gordura	< 10%	≥ 10 - < 25%	≥ 25%
	Resposta Relativa à Dose (RDR) ≥ 20%	< 20%	≥ 20 - < 30%	≥ 30%
	Resposta Relativa à Dose Modificada (MRDR) ≥ 0,06	< 20%	≥ 20 - < 30%	≥ 30%
	Resposta Relativa Sérica de 30 dias (S30DR) ≥ 20%	< 20%	≥ 20 - <3 0%	≥ 30%
Histológicos	Citologia de Impressão Conjuntival (CIC) ou Citologia de Impressão com Transferência (ICT)	< 20%	≥ 20 - < 40%	≥ 40%

Fonte: WHO (1996).[6]
Observação: esses pontos de corte não se aplicam para crianças < 6 meses.

ASPECTOS EPIDEMIOLÓGICOS

Segundo a OMS, as regiões nas quais a DVA se configura como problema de saúde coletiva grave são o Sudeste Asiático e o continente Africano.[3] Em relação à América Latina e ao Caribe, Cediel et al. (2015)[8] conduziram uma revisão sistemática de inquéritos nacionais e estudos representativos conduzidos nessa região entre 1998 e 2014. Foram selecionados dez inquéritos e seis estudos representativos realizados com crianças < 6 anos, escolares de 6 a 12 anos e mulheres em idade reprodutiva > 12 anos de idade. Com base no indicador concentração de retinol sérico, observaram-se prevalências que classificaram os países em grau de importância da DVA (Quadro 2).

Para as crianças < 6 anos, Costa Rica, Cuba, El Salvador e Panamá foram classificados como países com a DVA como problema de saúde coletiva leve. Na Argentina, Brasil, Equador, Honduras e Peru a DVA foi considerada problema de saúde coletiva moderado. Por fim, Colômbia, Haiti e México foram classificados com DVA como problema de saúde coletiva grave. Poucos estudos foram conduzidos com escolares de 6 a 12 anos de idade, e, para essa faixa etária, a DVA não foi considerada problema de saúde coletiva em Cuba, foi classificada como problema de saúde coletiva leve na Costa Rica e moderado apenas no México. Para as mulheres em idade reprodutiva, em El Salvador e na Nicarágua a DVA não foi um problema de saúde coletiva, no México e no Peru foi classificada como problema de saúde coletiva leve e no Brasil foi considerado moderado.[8]

Os autores destacaram ainda que as prevalências foram maiores em populações vulneráveis, como comunidades indígenas e afro-americanas. De modo geral, houve reduções nas prevalências, especialmente na América Central.[8]

O inquérito realizado no Brasil e incluído na referida revisão foi a Pesquisa Nacional de Demografia e Saúde da Criança e da Mulher (PNDS), realizada com mulheres em idade fértil não grávidas, de 15 a 45 anos, e crianças de 6 meses a 5 anos. Foram coletadas e analisadas 3.499 e 5.698 de amostras de sangue de crianças e mulheres, respectivamente. A prevalência de DVA, avaliada por concentração de retinol sérico, foi de 17,4% entre as crianças e 12,3% entre as mulheres. Para as crianças, as maiores prevalências foram observadas na região Nordeste, 19%, e na região Sudeste, 21,6%. Para as mulheres, as maiores prevalências foram observadas na região Sudeste, 14%, e, na região Centro-Oeste, 12,8%.[9]

Essas prevalências apontaram que a DVA nas diferentes regiões do Brasil, em 2006, poderiam ser classificadas como problema de saúde coletiva moderado ou grave. Porém, cerca de 13 anos após esse inquérito, o Estudo Nacional de Alimentação e Nutrição Infantil (Enani – 2019), realizado entre fevereiro de 2019 e março de 2020, que apresenta dados de concentração de retinol sérico de 8.394 crianças, com idade entre 6 meses e 5 anos, revelou prevalência de 6% de DVA, o que subsidia a mudança de classificação do Brasil como área de problema de saúde coletiva leve. As maiores prevalências foram observadas no Sul e no Centro-Oeste, 8,9 e 9,5%, respectivamente.[10]

Após a PNDS de 2006, não foram conduzidos inquéritos nacionais com mulheres em idade fértil. Porém, em estudo realizado com 676 gestantes de Recife, Vitória de Santo Antão e Caruaru, PE, observou-se prevalência de 6,2% de DVA.[11] Ademais, pesquisas realizadas com crianças e adolescentes com idades mais avançadas que a faixa avaliada pelo Enani – 2019 relevam prevalências semelhantes ou mais elevadas.

Em estudo realizado em Teresina-PI, com 245 crianças e adolescentes, com idade de 8 a 14 anos, a prevalência de DVA foi de 9,8%.[12] Em estudo realizado no Rio de Janeiro-RJ, com 536 crianças, com idade de 6 meses a 5 anos de idade, observou-se prevalência de 13% de DVA.[13] Um estudo realizado com 411 adolescentes de 12 a 19 anos, de ambos os sexos, de Recife-PE, revelou prevalência de 32,1% de DVA.[14] De modo geral, os estudos realizados no Brasil indicam que a DVA pode ser classificada como problema de saúde coletiva leve ou moderado.

Castro et al. (2021)[13] ressaltam a importância da produção de evidências locais, por meio de estudos epidemiológicos, que possam embasar as intervenções, bem como o monitoramento dos impactos do enfraquecimento das políticas públicas, as crises econômica e sanitária, pela pandemia de Covid-19, vividas nos últimos anos.

EVIDÊNCIAS

Em áreas onde a DVA se apresenta como problema de saúde coletiva, três abordagens de intervenções comunitárias podem ser desenvolvidas para redução das prevalências de DVA: aumento da disponibilidade e ingestão de alimentos fontes, fortificação de alimentos básicos e suplementação.[3]

A primeira abordagem requer tanto a melhoria da disponibilidade quanto ações de Educação Alimentar e Nutricional (EAN) para promoção do consumo de alimentos fontes. Assim, hortas urbanas, caseiras ou comunitárias, bem como o incentivo de cooperativas locais para abastecer a população com os alimentos fontes, podem ser alternativas viáveis e sustentáveis.[3]

Carney et al. (2012)[15] conduziram uma pesquisa participativa de base comunitária, que iniciou com 38 famílias de trabalhadores rurais migrantes sazonais de uma comunidade do Oregon, EUA. Os autores observaram um aumento expressivo do consumo de hortaliças em adultos e crianças, uma redução drástica da Insegurança Alimentar e Nutricional (IAN) e o fortalecimento das relações familiares após a intervenção.[15]

As políticas públicas de Segurança Alimentar e Nutricional (SAN) podem ter um papel fundamental no acesso a alimentos saudáveis. Frizo et al. (2020)[16] analisaram o Programa de Aquisição de Alimentos (PAA) na cidade de Limeira-SP, e observaram que a política foi essencial para a SAN e a promoção da qualidade da alimentação tantos dos agricultores acampados rurais quanto das famílias beneficiárias das "Cestas Verdes".

Chakravarty (2000)[17] discute uma série de experiências exitosas com intervenções baseadas em agricultura, com introdução de novas espécies e equilíbrio sazonal, e EAN, que incluía modos de cozinhar que conservam os nutrientes nos alimentos, em Bangladesh, Índia, Indonésia, Vietnam e Tailândia. De forma geral, as experiências reduziram as prevalências de DVA avaliadas por indicadores específicos como xerose da conjuntiva, mancha de Bitot e cegueira noturna. Ademais, houve aumento da compreensão por parte da população de que esses sinais e sintomas eram relacionados à DVA.

Em relação à segunda abordagem, a fortificação de alimentos, alguns itens como açúcar, gorduras, óleos, margarinas e produtos à base de cereais, tem sido feita em países em desenvolvimento e desenvolvidos.[3]

Uma revisão sistemática realizada por Hombali et al. (2019),[18] que envolveu dez ensaios controlados randomizados, 4.455 participantes e teve como objetivo avaliar os efeitos da fortificação de alimentos básicos com vitamina A, como farinha de trigo, pão de trigo, óleo de coco, margarina, leite e lacticínios, tempero em pó e sal. Os autores concluíram que o efeito da fortificação é incerto em relação às concentrações de retinol sérico e à DVA subclínica, ao considerar o grau moderado ou baixo de qualidade das evidências. Não foi possível estimar os impactos da fortificação na morbimortalidade, nas anormalidades congênitas, na concentração de retinol no leite humano e nos efeitos adversos, tendo em vista que nenhum estudo incluído avaliou esses desfechos.[18]

Em terceiro lugar, a abordagem mais amplamente praticada para controlar a DVA é a suplementação periódica com altas doses da vitamina, direcionada especialmente para crianças de 6 meses a 5 anos de idade.[3] Revisões sistemáticas com metanálises que incluíram ensaios clínicos realizados com recém-nascidos e crianças nos primeiros 6 meses de vida não observaram impactos positivos da suplementação de vitamina na morbimortalidade.[19,20]

Imdad et al. (2017),[21] por meio de uma revisão sistemática com metanálise que incluiu 47 ensaios clínicos e envolveu 1.223.856 crianças, de 6 meses a 5 anos de idade, de áreas onde a DVA é endêmica, observaram redução de 12% no risco de mortalidade, 15% de incidência de diarreia, 50% de sarampo e 29% de DVA, avaliada pela concentração de retinol sérico. Em relação aos efeitos adversos, os autores observaram aumento de 97% do risco de ocorrência de vômito nas 48h após a suplementação.

Em relação às mulheres, McCauley et al. (2015)[22] elaboraram uma revisão sistemática que incluiu 19 ensaios clínicos, conduzidos com 310.000 mulheres grávidas. A suplementação apenas com vitamina A reduziu em 36% o risco de anemia, 55% de infecções e 21% de cegueira noturna. Para as mulheres lactantes, outra revisão sistemática que incluiu 14 ensaios clínicos, conduzidos com 25.758 mulheres (e seus bebês lactentes), suplementadas até seis semanas pós-parto, não descreve impactos positivos na morbimortalidade materna e infantil.[23] Apenas para as concentrações de retinol sérico materno e no leite humano foram encontrados impactos positivos que se sustentaram apenas até 3 a 3,5 meses pós-parto.[23]

Tem sido investigado o efeito positivo da suplementação de vitamina A em relação à microbiota intestinal em recém-nascidos, pois o processo de seu estabelecimento pode ser influenciado pela função desse micronutriente na integridade epitelial e na imunidade.[24]

Atualmente, existem políticas públicas e diretrizes nacionais e internacionais para reduzir a DVA na população e principalmente nos grupos de risco, o grupo materno-infantil. Essas políticas e diretrizes serão discutidas a seguir.

POLÍTICAS PÚBLICAS

Atualmente, as diretrizes internacionais da OMS recomendam apenas a suplementação de vitamina A para gestantes e crianças com idade entre 6 meses e 5 anos de idade. Em áreas onde a DVA é um problema de saúde coletiva, caracterizada por prevalência de cegueira noturna ≥ 1% em crianças com idade entre 2 e 5 anos, ou a prevalência de DVA avaliada pelas concentrações de retinol sérico ≥ 20% em crianças com idade entre 6 meses e 5 anos, a suplementação é recomendada. Para as gestantes, recomenda-se a suplementação apenas em regiões onde a DVA é um problema de saúde coletiva grave, ou seja, quando há histórico ≥ 5% de mulheres com cegueira noturna nas gestações de bebês nascidos vivos nos últimos 3 a 5 anos ou se ≥ 20% das gestantes apresentarem DVA avaliada pelas concentrações de retinol sérico.[1,25]

Para bebês com idade entre 6 e 11 meses, recomenda-se apenas uma dose de suplemento com 100.000 UI de vitamina A e, para crianças com idade 1 e 5 anos, recomenda-se suplementação com doses de 200.000 UI de vitamina A a cada 4 a 6 meses.[1]

Os suplementos podem ser elaborados à base de óleo ou formulação líquida oral com palmitato ou acetato de retinila. Podem ser utilizadas cápsulas gelatinosas para delimitar a dose ou colher graduada. As cápsulas de 200.000 UI em geral são vermelhas e as de 100.000 UI são azuis, o que facilita a operacionalização da política.[1]

Para as gestantes, recomenda-se a suplementação com 10.000 UI de vitamina A por dia ou 25.000 UI por semana. Doses maiores não são recomendadas, pois há risco de teratogenia. Não há benefícios da suplementação em áreas onde o consumo habitual é superior a 8.000 UI (2.400 μg RE); pelo contrário, pode haver riscos caso a ingestão adequada se combine com suplementação rotineira de 10.000 IU.[25]

Como é comum o uso de suplementos pré-natais com multimicronutrientes, é sempre recomendável avaliar se é necessária a suplementação isolada de vitamina A. Além disso, é importante criar mecanismos para a garantia de nutrição adequada durante a gestação por meio do consumo alimentar saudável.[25]

No Brasil, o combate à DVA iniciou em 1983 por meio da distribuição de megadoses de vitamina A em campanhas de vacinação para crianças de 6 meses a 5 anos de vida. Em 2001, a distribuição das doses foi ampliada para as mulheres nos pós-parto.[26] Em 2005, o Ministério da Saúde (MS) implementou, por meio da Portaria n. 729, de 13 de maio, o Programa Nacional de Suplementação de Vitamina A (PNSVA), com objetivo de prevenir e/ou controlar a DVA no país.[27]

O programa previa a suplementação com vitamina A para crianças de 6 a 59 meses e mulheres no pós-parto imediato, em conjunto com outras ações tais como o incentivo ao consumo de alimentos fontes da vitamina, visando reduzir a mortalidade por infecções.[27]

O PNSVA foi inicialmente implantado em áreas endêmicas, mas posteriormente foi ampliado para todos os municípios com casos oficiais de DVA em crianças e/ou lactantes e beneficiárias do Programa Bolsa Família (PBF).[28] Desde 2016, o programa foi suspenso em mulheres no pós-parto por ausência de evidências de efeitos benéficos.[29] No Quadro 3 há a descrição dos esquemas de suplementação para crianças no Brasil e no Quadro 4 todos os cuidados no processo de suplementação.

Quadro 3 Esquema de suplementação com vitamina A em crianças segundo a faixa etária

Faixa etária	Dose	Frequência
≥ 6 meses - < 1 ano	100.000 UI	Uma dose
≥ 1 anos - < 5 anos	200.000 UI	Uma vez a cada 6 meses

Fonte: Brasil (2005).[27]

Quadro 4 Recomendações de como administrar as cápsulas de vitamina A

"Verifique o rótulo do frasco para confirmar a dose de vitamina A contida em cada cápsula (100.000 UI ou 200.000 UI)."
"Verifique a data de validade do suplemento (descarte as cápsulas vencidas e registre a perda no sistema de gestão do Programa Nacional de Suplementação de Vitamina A)."
"Para abrir, torça a ponta da cápsula e puxe para cima."
"Não use alfinetes para abri-las ou outros objetos perfurocortantes, evitando, assim, ferir os dedos e contaminar o produto."
"Peça à criança para abrir a boca, suspenda levemente o queixo da criança e segure-o, apertando firmemente com a outra mão os lados da cápsula até derramar todo o conteúdo."
"O profissional de saúde que administrar a dose de vitamina A na criança deve ficar atento para garantir que ela engula todo o conteúdo da cápsula e não derrame nenhuma gota."
"Caso a criança cuspa o produto, não se deve administrar outra cápsula."
"Coloque as cápsulas usadas no recipiente apropriado para descarte."
"Caso o município opte por administrar as vitaminas nas campanhas e/ou nas salas de vacinação, recomenda-se primeiro administrar as vacinas e depois o suplemento de vitamina A."
"Na falta de qualquer dose na unidade básica de saúde, não se deve dobrar a dose de 100.000 UI para 200.000 UI ou então dar somente uma gota de 200.000 UI em substituição à dose de 100.000 UI."

Fonte: Brasil (2013).[30]

Apesar de a OMS recomendar que as cápsulas sejam vermelhas e azuis,[1] no Brasil são vermelhas (200.000 UI) e amarelas (100.000 UI). Na Figura 1 é possível observar o formato das cápsulas.

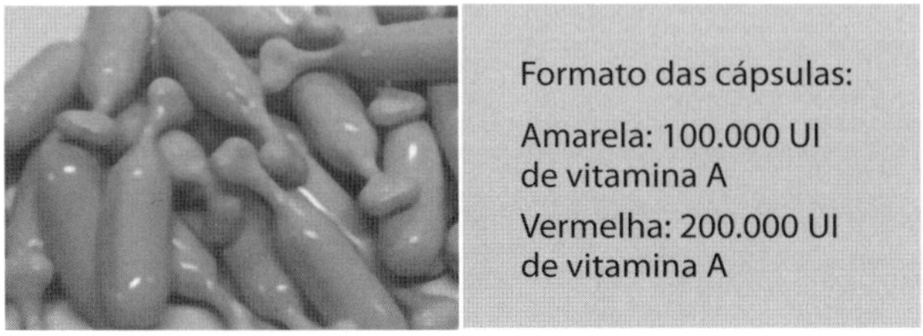

Figura 1 Cápsula de vitamina A.
Fonte: Brasil (2013).[30]

Os suplementos devem ser mantidos em local arejado, sem exposição à luz ou sol, porém não devem ser refrigerados/congelados. Deve-se realizar o registro de doses administradas no mapa diário e no local apropriado da caderneta da criança.[30] Além da suplementação, o PNSVA prevê outras ações, como pode ser observado na Figura 2.

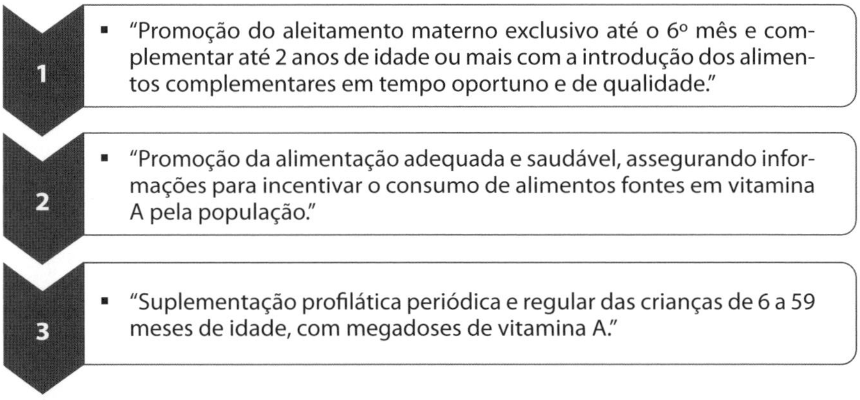

Figura 2 Ações relevantes para a prevenção da deficiência de vitamina A.
Fonte: Brasil (2013).[30]

Em relação à análise do PNSVA, Almeida et al. (2010)[31] realizaram um estudo em Cabedelo-PB, que envolveu os responsáveis por crianças menores de 5 anos. Os autores observaram desconhecimento dos pais e/ou responsáveis em relação ao programa, além da cobertura de suplementação em crianças de 18 meses ou mais não ter alcançado a meta estabelecida.[31]

Paiva et al. (2011)[32] também avaliaram a operacionalização do PNSVA no estado da Paraíba, sob a ótica da tríade estrutura-processo-resultado. Nesse estudo, algumas fragilidades foram identificadas, dentre elas: ausência de educação continuada dos profissionais para atuarem no programa, periodização incorreta da suplementação e ausência de materiais educativos.[32]

Semelhante aos demais estudos, Marques et al. (2017)[33] avaliaram o PNSVA e a percepção das mães de crianças beneficiárias no estado de Minas Gerais. Os autores concluíram que é indispensável o desenvolvimento/fortalecimento de atividades educativas, capazes de promover a compreensão sobre a vitamina A, sobre a existência/finalidade de um programa destinado à prevenção/controle da DVA, além de promoverem hábitos alimentares saudáveis.[33]

O PNSVA tem um papel muito relevante no enfrentamento recente de aumento de casos de sarampo no Brasil. Como não há um tratamento específico para o sarampo, recomenda-se a utilização de medicamentos antitérmicos, cuidados de higiene dos olhos, da pele e das vias aéreas, a ingestão adequada de água, a prática do aleitamento materno e a suplementação com vitamina A.[34] Em relação à suplementação, são recomendadas doses definidas de acordo com a idade: crianças < 6 meses recebem duas doses de 50.000 UI, de 6 a 12 meses recebem duas doses de 100.000 UI, e > 12 meses de idade recebem 200.000 UI, via oral, sendo a primeira dose no dia do diagnóstico e a segunda no dia posterior.[34]

IMPLICAÇÕES PARA A PESQUISA E AS POLÍTICAS PÚBLICAS

Tendo em vista a forte associação entre a DVA e a morbimortalidade, especialmente infantil, o PNSVA tem se mostrado importante para o controle e a redução dos indicadores de DVA no Brasil. No entanto, torna-se imperativo o apoio da gestão pública nas três esferas de governo para ampliação da cobertura e fortalecimento das demais ações de prevenção dessa deficiência nutricional.

É possível observar que o aprimoramento do PNSVA brasileiro tornou-se um desafio de gestão e necessita de um olhar mais cuidadoso em relação ao seu funcionamento. Dessa forma, é necessário adotar medidas que favoreçam a correta operacionalização, promovam a cobertura da suplementação e estimulem ações voltadas para alimentação e nutrição por parte dos profissionais, com o objetivo de situar o PNSVA na perspectiva da promoção da saúde. Ademais, a adesão dos municípios ao PNSVA poderia ser mais efetiva se embasada em diagnóstico local do quadro epidemiológico da DVA.

A garantia da SAN, o estímulo à alimentação saudável, com foco no consumo de vitamina A, por meio da ingestão de alimentos fontes e fortificados, medidas de saneamento básico, de combate a infecções, de garantia da cobertura vacinal e de reconhecimento dos riscos da DVA são elementos fundamentais para enfrentamento do problema. Ademais, pesquisas futuras podem testar delineamentos que avaliam o estímulo à produção de alimentos fontes, em ambientes rurais, urbanos e periurbanos, em uma perspectiva da agricultura para a nutrição adequada.

ATIVIDADES E QUESTÕES PARA REFLEXÃO

- Quais as estratégias mais comumente utilizadas para prevenir e controlar a DVA e como a identificação desse problema pode contribuir para a formulação de políticas públicas.
- Imagine que em seu território de atuação como nutricionista há um grupo de gestantes sob cuidado multiprofissional. Como você avaliaria a necessidade ou não de suplementação de vitamina A?
- Imagine que em seu município de atuação, que aderiu ao PNSVA, foram identificadas algumas falhas na operacionalização como:
  - registro da dose do suplemento recebido em local inadequado da caderneta da criança;
  - não esclarecimento às mães, aos pais ou responsáveis sobre os objetivos da suplementação;
  - ausência de ações educativas sobre a importância da vitamina A, as fontes e os modos de manipular, cozinhar e comer esses alimentos.

  Com base nesse diagnóstico, desenvolva um projeto de melhoria do programa no seu município.

REFERÊNCIAS BIBLIOGRÁFICAS

1. WHO – World Health Organization. Guideline: vitamin A supplementation in infants and children 6-59 months of age. Geneva: WHO; 2011.
2. WHO – World Health Organization. Vitamin A deficiency. Disponível em: https://www.who.int/data/nutrition/nlis/info/vitamin-a-deficiency. Acesso em: 21 maio 2021.
3. WHO – World Health Organization. Global prevalence of vitamin A deficiency in populations at risk 1995–2005. WHO Global Database on Vitamin A Deficiency. Geneva: World Health Organization; 2009.
4. Brasil. Deficiência de vitamina A. Dicas em Saúde. BVS, 2004. Disponível em: http://bvsms.saude.gov.br/bvs/dicas/70vitamina_a.html. Acesso em: 25 maio 2021.
5. WHO – World Health Organization. Xerophthalmia and night blindness for the assessment of clinical vitamin A deficiency in individuals and populations. WHO/NMH/NHD/EPG/14.4. Geneva: WHO; 2014.
6. WHO – World Health Organization. Indicators for assessing vitamin A deficiency and their application for monitoring and evaluating interventions programmes: Micronutrients Series. Geneva: WHO/UNICEF; 1996.

7. WHO – World Health Organization. Serum retinol concentrations for determining the prevalence of vitamin A deficiency in populations. WHO/NMH/NHD/MNM/11.3. Geneva: WHO; 2011.
8. Cediel G, Olivares M, Brito A, Lòpez de Romaña D, Cori H, La Frano MR. Interpretation of Serum Retinol Data From Latin America and the Caribbean. Food Nutr Bull. 2015 Jun;36(2 Suppl):S98-108.
9. Brasil. Pesquisa Nacional de Demografia e Saúde da Criança e da Mulher – PNDS 2006: dimensões do processo reprodutivo e da saúde da criança. Brasília: Ministério da Saúde; 2009.
10. UFRJ. Universidade Federal do Rio de Janeiro. Estudo Nacional de Alimentação e Nutrição Infantil – Enani-2019: Resultados preliminares – Prevalência de anemia e deficiência de vitamina A entre crianças brasileiras de 6 a 59 meses. UFRJ: Rio de Janeiro; 2020.
11. Maia SB, Caminha MFC, Silva SL, Souza ASR, Santos CC, Batista Filho M. The prevalence of vitamin A deficiency and associated factors in pregnant women receiving prenatal care at a reference maternity hospital in Northeastern Brazil. Nutrients. 2018;10(9);1271.
12. Lima DB, Damiani LP, Fujimori E. Vitamin a deficiency in Brazilian children and associated Variables. Revista Paulista de Pediatria. 2018;36(2):176-185.
13. Castro IRR, Pereira AS, Carneiro LBV, Cardoso LO, Bezerra FF, Citelli M, et al. Prevalência de anemia e deficiência de vitamina A e consumo de ferro e de vitamina A entre crianças usuárias do Sistema Único de Saúde na cidade do Rio de Janeiro, Brasil. Cad Saúde Pública. 2021;37(4):e00252420.
14. Paes-Silva RP, Gadelha PCFP, Lemos MCC, Castro CMMB, Arruda IKG, Diniz AS. Adiposidade, inflamação e vitaminas lipossolúveis em adolescentes. J. Pediatr. 2019;95(5):575-583.
15. Carney PA, Hamada JL, Rdesinski R, Sprager L, Nichols KR, Liu BY, et al. Impact of a community gardening project on vegetable intake, food security and family relationships: a community-based participatory research study. J Community Health. 2012;37:874-881.
16. Frizo BLS, Grilo MF, Silva Júnior RD, Oliveira JM. Programa "Cestas Verdes": análise sociotécnica de uma política que conecta produção e consumo na cidade de Limeira, SP. Revista Contraponto. 2020;7(3):57-82.
17. Chakravarty I. Food-based strategies to control vitamin A deficiency. Food and Nutrition Bulletin. 2000;21(2):135-143.
18. Hombali AS, Solon JA, Venkatesh BT, Nair NS, Peña-Rosas JP. Fortification of staple foods with vitamin A for vitamin A deficiency. Cochrane Database of Systematic Reviews. 2019;Issue 5. Art. No.: CD010068.
19. Haider BA, Sharma R, Bhutta ZA. Neonatal vitamin A supplementation for the prevention of mortality and morbidity in term neonates in low and middle countries. Cochrane Database of Systematic Reviews. 2017;Issue 2. Art. No.: CD006980.
20. Imdad A, Ahmed Z, Bhutta ZA. Vitamin A supplementation for the prevention of morbidity and mortality in infants one to six months of age. Cochrane Database of Systematic Reviews. 2016;Issue 9. Art. No.: CD007480.
21. Imdad A, Mayo-Wilson E, Herzer K, Bhutta ZA. Cochrane Database of Systematic Reviews. 2017;Issue 3. Art. No.: CD008524.
22. McCauley ME, van den Broek N, Dou L, Othman M. Vitamin A supplementation during pregnancy for maternal and newborn outcomes. Cochrane Database of Systematic Reviews. 2015;Issue 10. Art. No.: CD008666.
23. Oliveira JM, Allert R, East CE. Vitamin A supplementation for postpartum women. Cochrane Database of Systematic Reviews. 2016;Issue 3. Art. No.: CD005944.
24. Huda MN, Ahmad SM, Kalanetra KM, Taft DH, Alam MJ, Khanam UM, Raqib R, Underwood MA, Mills DA, Stephensen CB. Neonatal vitamin A supplementation and vitamin a status are associated with gut microbiome composition in Bangladeshi infants in early infancy and at 2 years of age. The Journal of Nutrition. 2019;149(6):1075-1088.

25. WHO - World Health Organization. WHO antenatal care recommendations for a positive pregnancy experience. Nutritional interventions update: Multiple micronutrient supplements during pregnancy. Geneva: WHO; 2020.
26. Miranda WD, Guimarães EAA, Campos DSL, Antero LS, Beltão NRM, Luz ZMP. Programa Nacional de Suplementação de Vitamina A no Brasil: Um estudo de avaliabilidade. Rev Panam Salud Publica. 2018;42:e182.
27. Brasil. Portaria n. 729/GM, de 13 de maio de 2005. Institui o Programa Nacional de Suplementação de Vitamina A e dá outras providências. 2005.
28. Soares MM, Silva MA, Garcia PPC, Silva LSD, Costa GDD, Araújo, RMA, Cotta RMM. Effect of vitamin A suplementation: a systematic review. Ciência & Saúde Coletiva. 2019;24(3):827-838.
29. Brasil. Nota Técnica n. 135/2016 CGAN/DAB/SAS/MS. Encerramento da suplementação de puérperas com megadose de vitamina no Programa Nacional de Suplementação de Vitamina A. 2016.
30. Brasil. Manual de condutas gerais do Programa Nacional de Suplementação de Vitamina A. Brasília: Ministério da Saúde; 2013.
31. Almeida ER, Carvalho TC, Nilson EAF, Coutinho JG, Carvalho AT. Avaliação participativa do Programa Nacional de Suplementação de Vitamina A em um município da Região Nordeste do Brasil. Cad Saúde Pública. 2010;26(5):949-960.
32. Paiva AA, Cagliari MPP, Queiroz D, Souto RA, Brito VRS, França ISX. Programa Nacional de Suplementação de Vitamina A no Estado da Paraíba: uma análise a partir do relato de profissionais da equipe de saúde da família. Epidemiologia e Serviços de Saúde. 2011;20(3):373-383.
33. Marques ECS, Teixeira RA, Paes SR. Programa Nacional de Suplementação de Vitamina A: práticas e representações sociais de mães em um município do Vale do Jequitinhonha. DEMETRA: Alimentação, Nutrição & Saúde. 2017;12(4):1165-1183.
34. Carvalho AL, Dorabela A, Andrade JG, Diniz LMO, Romanelli RMC. Sarampo: atualizações e reemergência. Rev Med Minas Gerais. 2019;29(13S):80-85.

8

Deficiência de iodo

Mariana de Souza Macedo
Almeida Abudo Leite Machamba
Aline Carare Candido
Francilene Maria Azevedo
Julicristie Machado de Oliveira
Sylvia do Carmo Castro Franceschini

PANORAMA E ASPECTOS CONCEITUAIS

A deficiência de iodo é considerada a principal causa de déficit mental evitável, que se associa a prejuízos no desenvolvimento pessoal e socioeconômico em diversos países.[1] Por muitos anos, a deficiência foi compreendida e abordada com base na identificação de sua manifestação clínica mais extrema, o bócio, que acometia parte considerável de populações de certas localidades, caracterizadas como áreas iodo deficientes.[2]

Com o avanço das políticas internacionais de combate à deficiência, especialmente com a adição de iodo ao sal (a "iodação do sal") destinado ao consumo humano, as taxas de bócio reduziram substancialmente, até ser considerado virtualmente eliminado no Brasil.[2]

Em contrapartida, ocorreu a ampliação do conceito da deficiência de iodo para além do bócio, que incluem os Distúrbios por Deficiência de Iodo (DDIs), um amplo espectro de manifestações que variam em grau de endemicidade e que denotam a necessidade de monitoramento periódico do impacto da adição de iodo ao sal na população.[3]

ASPECTOS EPIDEMIOLÓGICOS

No mundo, cerca de 2,2 bilhões de pessoas vivem em regiões deficientes em iodo, 655 milhões apresentam bócio e 11 milhões, cretinismo. No início do século XX, ao ser reconhecida como problema de saúde coletiva, a deficiência de iodo foi investigada em 130 países, dentre os quais 47 foram considerados iodo deficientes.[3]

No Brasil, a deficiência de iodo passou a ser considerada problema de saúde coletiva na década de 1950.[4] Em 1955, o I Inquérito Nacional de Prevalência de Bócio Endêmico, que avaliou 86.217 escolares, com idade entre 5 e 17 anos, de 20 estados e Distrito Federal, observou uma prevalência de bócio de 20,7%. Assim, os estados do Espírito Santo, Minas Gerais, Rio de Janeiro, São Paulo, Paraná, Santa Catarina, Rio Grande do Sul, Mato Grosso, Goiás e Distrito Federal foram considerados áreas de bócio endêmico.[5]

Após 20 anos, entre 1974 e 1976, a então denominada Superintendência de Campanhas de Saúde Pública (Sucam – Ministério da Saúde), com o objetivo de monitorar a situação nutricional na população, realizou o II Inquérito Nacional de Prevalência de Bócio Endêmico. Foram avaliados 421.752 escolares, com idade entre 7 e 14 anos, e foi observada uma prevalência de bócio de 14,1%, o que revelou uma redução de apenas 6,6% no período de 20 anos.[6]

Mais uma vez, após 20 anos, em 1995, foi realizado o III Inquérito Nacional sobre Prevalência de Bócio Endêmico, que, além do bócio, investigou a concentração de iodo urinário (ou iodúria). Foram avaliados 178.774 escolares, entre 6 e 14 anos de idade, de 428 municípios. As prevalências de bócio, segundo grau de endemicidade leve, moderado ou grave, foi de 19,4, 3,5 e 0,9% dos municípios investigados, respectivamente. Por outro lado, 76,2% dos municípios investigados não apresentaram sinais de deficiência de iodo. Municípios dos estados do Acre, Amapá, Tocantins e Goiás exibiram baixos níveis de iodo urinário, o que apontou para a necessidade de monitoramento.[7]

Em 2000, o Conselho Internacional para o Controle dos Distúrbios por Deficiência de Iodo (CICDDI) desenvolveu na América Latina, em parceria com a Organização Pan-americana de Saúde (Opas), o Projeto *Thyromobil.* O estudo foi realizado em 17 municípios, de seis estados brasileiros, com 1.977 escolares de ambos os sexos. Foi observada mediana elevada (360 µg/L) de iodo urinário nos 17 municípios investigados e, em 29%, observaram-se valores de ingestão considerados mais que adequados (200 a 299 µg/L), o que indica ingestão excessiva de iodo entre escolares. Por meio da ultrassonografia da tireoide, foi identificada prevalência 1,4% de bócio, o que caracterizou sua eliminação virtual.[8]

Entre 2008 e 2009, a Pesquisa de Orçamentos Familiares (POF) estimou um consumo diário médio de 12 g de sal na população brasileira, o que, ao se considerar a faixa de adição de iodo no sal vigente na época, entre 20 e 60 mg de iodo/kg de sal, promoveria uma ingestão média de aproximadamente 420 µg de iodo por dia.[9] Essa ingestão estimada, considerada excessiva segundo critérios internacionais,[3] colaborou para a redução dos limites de adição de iodo para entre 15 e 45 mg/kg de sal.[10]

Esses novos critérios, no entanto, não consideraram a elevada demanda nutricional de grupos específicos como gestantes e nutrizes, cujo aumento da ingestão de iodo é imposto por modificações fisiológicas inerentes ao período gestacional e de lactação. Dentre as manifestações mais conhecidas destacam-se: aumento do clearance renal e taxa de filtração glomerular, o que exacerba a excreção de iodo na urina, função tireóidea fetal exclusivamente dependente da ingestão materna e excreção de iodo via leite para suprir as necessidades do lactente.[11,12]

Vale destacar que o consumo diário de 5 g de sal, conforme estabelecido para uma dieta normossódica, contendo 45 µg de iodo, promove uma ingestão média em torno de 225 µg/dia do micronutriente, o que não atende à recomendação diária de 250 µg, que é preconizada para gestantes e lactantes.[3] Nesse sentido, estudos têm evidenciado a limitação da política pública nacional na promoção de ingestão satisfatória de iodo por esses grupos.

Um estudo realizado em 2014, que avaliou 191 gestantes de uma maternidade da rede pública de Ribeirão Preto-SP, identificou prevalência de 57% de deficiência de iodo.[13]

Outro estudo, realizado em 2017, em Diamantina-MG, observou 73,8% de deficiência de iodo em gestantes e 71,8% em lactantes. Os principais fatores associados à deficiência foi a ausência de trabalho remunerado e a utilização de tempero caseiro no preparo dos alimentos. Entre os lactentes, a prevalência de deficiência foi de 27,3%, apesar de menor, ainda foi expressiva.[14]

Um estudo realizado em Novo Cruzeiro-MG, com lactentes e pré-escolares, observou prevalência de 34,4% de deficiência de iodo. Segundo os autores, crianças residentes na zona rural tiveram três vezes mais risco de deficiência quando comparadas às residentes no meio urbano.[15]

Em um estudo transversal realizado no estado da Bahia, que avaliou 1.419 crianças e adolescentes, entre 6 e 14 anos de idade, observou-se prevalência de 12,3% de algum grau de deficiência. A média de excreção de iodo na urina foi menor na zona rural em comparação ao meio urbano (m= 176,8; dp = 6,1 µg/L *vs.* m = 213,1; dp = 80 µg/L). A deficiência estava associada com certas características, como viver em domicílios com mais de seis pessoas (OR = 1,62), consumir água de poços rasos (OR = 1,70) e situação de IAN moderada ou grave (OR = 1,70).[16]

O último inquérito realizado no Brasil com amostragem representativa da população foi a Pesquisa Nacional de Iodação do Sal (Pnaisal). Em dois períodos, de março de 2008 a dezembro de 2009, e, posteriormente, de fevereiro de 2013 a dezembro de 2014, foram avaliados 18.978 escolares, de 6 a 14 anos de idade, dos 26 estados e Distrito Federal. A concentração mediana de iodo urinário observada foi de 276,75 µg/L, o que evidencia ingestão de iodo excessiva. Foram observadas prevalências de 6,9, 2,3 e 0,5%, para as deficiências leve (50-99 µg/L), moderada (20-49 µg/L) e grave (< 20 µg/L), respectivamente. Os achados evidenciaram, portanto, que o objetivo de eliminar os DDIs como problemas de saúde coletiva no Brasil foram alcançados.[17]

Atualmente, o Brasil é classificado como região de risco de efeitos adversos à saúde, como a tireoidite de Hashimoto, associados à ingestão excessiva de iodo, com mediana de iodo urinário em torno de 360 μg/L, conforme *ranking* mundial organizado pela Organização Mundial da Saúde (OMS).[18] É relevante ressaltar, no entanto, que tal classificação é baseada exclusivamente na avaliação de escolares e não reflete a situação nutricional de outros grupos mais suscetíveis às consequências da deficiência de iodo, como o grupo materno-infantil.

EVIDÊNCIAS

Desde 1993, a OMS e a Organização das Nações Unidas para a Infância (Unicef) recomendam a fortificação do sal com iodo de forma global, estabelecendo a denominada Iodação Universal do Sal (IUS).[3]

A IUS tem sido priorizada como a principal estratégia de combate e controle dos DDIs em decorrência de suas vantagens, como: tecnologia de adição de iodo estabelecida e disponível; não alteração das características sensoriais com adição de compostos iodados (iodato ou iodeto de potássio); maior estabilidade do iodo em alimentos processados que contenham sal; e baixo custo operacional.[19] A Figura 1 apresenta os critérios epidemiológicos estabelecidos pela OMS para avaliação da efetividade dos programas de adição de iodo ao sal com vistas a cumprir a meta de erradicação dos DDIs como problema de saúde coletiva em todo o mundo.[3]

Sal iodado

- Meta: proporção de domicílios com uso de sal iodado adequadamente > 90%.

Iodo urinário

- Metas: mediana para população geral = 100-199 μg/L; mediana para gestantes = 150-249 μg/L.

Figura 1 Critérios para monitoramento da eliminação sustentável dos Distúrbios por Deficiência de Iodo como problemas de saúde coletiva.

Fonte: WHO (2007).[3]

A IUS trouxe grandes progressos aos países que a implementaram, pois se atingiu a meta global de cobertura de 90% dos domicílios com acesso ao sal com iodo adicionado, além de 75% desses apresentarem níveis adequados de adição.[18] Apesar do considerável avanço, dificuldades na implementação dos programas de adição de iodo ao sal favorecem a ocorrência da deficiência, ainda como problema de saúde coletiva em diversas regiões do globo.[18]

Um ponto que merece destaque é o empenho de algumas políticas de saúde nacionais, de alguns países da Europa, África e Oceania, para reduzir do consumo de sal pela população. Assim, a fortificação com iodo de leite, pão, óleo e alguns alimentos processados têm se mostrado um caminho alternativo.[19]

Em algumas regiões consideradas suficientes em iodo, já se verificam níveis excessivos do micronutriente na população mediante mensuração da concentração de iodo na urina, que configura importante fator de risco para a ocorrência de hipertireoidismo e outros efeitos adversos à saúde.[3]

De modo geral, quando se reflete sobre os DDIs, houve uma substancial redução no número de países considerados regiões de risco,[20] com a adoção do sal como única fonte de iodo para população.[21] Assim, a OMS recomenda a adição de iodo, sob a forma de iodeto ou iodato de potássio, a todo sal destinado ao consumo humano e animal, além do sal destinado ao processamento nas indústrias alimentícias.[3]

O risco de perdas de iodo durante o processamento, no entanto, pode elevar o custo de produção e contribuir para uma menor adesão das indústrias alimentícias às práticas de adição. Nesse cenário, os custos do processo de adição de iodo ao sal podem ser minimizados por políticas de incentivo bem estabelecidas.[22-24]

O monitoramento do conteúdo de iodo no sal, bem como seu impacto na saúde populacional, são orientados por diversos organismos internacionais. Dentre os indicadores preconizados para a avaliação do impacto, destacam-se: volume da tireoide por palpação ou ultrassonografia, concentração de iodo urinário e análise da concentração sérica de do hormônio estimulante da tireoide (TSH) e tireoglobilina (Tg).[3] O Quadro 1 apresenta os principais indicadores de avaliação e os grupos populacionais aos quais se destinam.

Quadro 1 Indicadores de impacto das adições de iodo no sal segundo grupo populacional

Indicador	Grupo populacional
Concentração mediana de iodo urinário (µg/L)	Escolares, adultos e gestantes
Volume da tireoide (palpação ou ultrassonografia)	Escolares e adultos
TSH (mIU/L)	Recém-nascidos
Tg (µg/L)	Escolares e adultos

Fonte: WHO (2007).[3]

Devido à praticidade e menor custo operacional, empregam-se frequentemente, em inquéritos populacionais e estudos epidemiológicos, os indicadores concentração de iodo urinário e avaliação do volume da tireoide, cujos critérios para classificação estão descritos no Quadro 2 e na Figura 2.

Quadro 2 Critérios epidemiológicos para avaliação do estado nutricional referente ao iodo segundo concentração de iodo urinário

Escolares (≥ 6 anos) e adultos		
Concentração mediana de iodo urinário (µg/L)	Ingestão de iodo	Estado nutricional referente ao iodo
< 20	Insuficiente	Deficiência grave
20-49	Insuficiente	Deficiência moderada
50-99	Insuficiente	Deficiência leve
100-199	Adequada	Adequação
200-299	Acima das recomendações	Risco de ingestão acima das recomendações
≥ 300	Excessiva	Risco de efeitos adversos à saúde associados à ingestão excessiva de iodo (hipertireoidismo induzido por iodo, doenças autoimunes da tireoide)
Gestantes*		
Concentração mediana de iodo urinário (µg/L)	Ingestão de iodo	
< 150	Insuficiente	
150-249	Adequada	
250-499	Acima das recomendações	
≥ 500	Excessiva	
Lactantes* e crianças < 2 anos*		
Concentração mediana de iodo urinário (µg/L)	Ingestão de iodo	
100	Pode ser usada para definir ingestão adequada, mas nenhuma outra categoria foi definida para esses grupos. Observação: apesar de as recomendações de ingestão de iodo para lactantes serem as mesmas das recomendações para as gestantes, a mediana de excreção de iodo na urina é menor porque o iodo é excretado no leite humano	

*Não há definição de estado nutricional referente ao iodo para gestantes, lactantes e crianças < 2 anos.
Fonte: adaptado de WHO (2007).[3]

Nenhuma	Leve	Moderada	Grave
0,0-4,9%	5,0-19,9%	20-29,9%	≥ 30,0%

Figura 2 Graus de endemicidade dos Distúrbios por Deficiência de Iodo segundo percentual de casos de bócio.

Observação: as prevalências de bócio respondem de forma lenta à ingestão de iodo.

Fonte: WHO (2007).[3]

POLÍTICAS PÚBLICAS

A política de adição de iodo ao sal foi implantada em 1953, sendo obrigatória para regiões bócio-endêmicas.[25] A estratégia, no entanto, foi estendida para todo o país a partir de 1956.[26] Em 1974, após a identificação de prevalência ainda significativa de bócio endêmico no país, foi determinada alteração da faixa de adição para de 10 a 30 mg de iodo/kg de sal, com transferência da fiscalização das indústrias beneficiadoras para órgãos sanitários estaduais.[27] Em 1983, o Programa de Combate ao Bócio Endêmico (PCBE), criado em 1975 no Rio Grande do Norte, foi expandido para as demais indústrias salineiras do país. Mais tarde, em 1994, o programa foi remodelado e renomeado como Programa Nacional de Controle dos Distúrbios por Deficiência de Iodo (PNCDDI).[28] Nesse mesmo ano, houve alteração da faixa de adição para de 40 a 60 mg de iodo/kg de sal.[29]

Em 1999, a faixa de adição foi elevada para de 40 a 100 mg de iodo/kg de sal.[30] Porém, em 2003, houve redução dos valores para de 20 a 60 mg de iodo/kg de sal.[31] Ainda em 1999, foi instituída a Comissão Interinstitucional para Controle dos Distúrbios por Deficiência de Iodo (CIPCDDI) no Ministério da Saúde (MS) para acompanhar e avaliar o programa de controle dos DDIs em todo o território nacional[32], que foi remodelada em 2005.[33]

Ainda em 2005, o PNCDDI foi reestruturado, sendo agora denominado Programa Nacional de Prevenção e Controle dos Distúrbios por Deficiência de Iodo, o como Pró-Iodo. O programa, sob monitoramento da CIPCDDI, destina-se a promover a eliminação virtual sustentável dos DDI mediante a obrigatoriedade de adição de iodo ao sal.[34]

Visando ao alcance de metas internacionais estabelecidas, o programa foi proposto com base em quatro linhas de ação:

1. Monitorar o teor de iodo do sal para consumo humano para verificar se a quantidade está adequada para prevenção dos DDIs e se não oferece risco de consumo excessivo. Estão previstas inspeções sanitárias nas indústrias de sal, análises do teor de iodo no sal disponível para comercialização e consumo

em ambiente domiciliar. Os órgãos de vigilância sanitária distrital, estaduais e/ou municipais, articulados com os laboratórios oficiais de saúde, são os responsáveis pela execução dessas atividades. A análise do teor de iodo no sal domiciliar é realizada a cada três anos, por meio de inquéritos populacionais conduzidos por pesquisadores da área, em parceria com equipes de saúde, órgãos e agências oficiais.[34,35]

2. Monitorar o impacto da adição de iodo ao sal na saúde da população. Compreende avaliação periódica de indicadores de resultado, como a concentração de iodo urinário da população, que reflete sua ingestão dietética recente. Esse monitoramento deve ser feito a cada três anos para prevenir e controlar o desenvolvimento de doenças associadas à deficiência e/ou ao excesso de iodo. Com esse intuito, são avaliadas amostras representativas da população com idade escolar, de 6 a 14 anos. Além disso, a avaliação do volume da tireoide por ultrassonografia é realizada a cada seis anos, em subamostras de populações de áreas classificadas com deficiência e/ou excesso de iodo em avaliações anteriores.[34,35]
3. Atualizar os parâmetros sobre os teores de iodo do sal destinado ao consumo humano. Engloba a revisão e atualização dos parâmetros legais dos teores de iodo do sal, a qual deve ser implementada de acordo com os resultados obtidos nos monitoramentos periódicos.[34,35]
4. Implementar estratégias de divulgação e mobilização social. Compreende a implantação de estratégias de educação, informação, comunicação e mobilização social desenvolvidas por meio de todas as instituições participantes da CIPCDDI. Consiste na disseminação, a toda a população, de informações sobre os DDIs, sua evolução, distribuição, riscos à saúde, bem como estratégias de prevenção.[34,35]

Em relação à primeira linha de ação, de 2010 a 2018, resultados do monitoramento apontam que o percentual de adequação das amostras de sal variou de 92,9 a 96,5%, proporções próximas à recomendada. Em 2019, porém, a proporção de adequação reduziu para 87,6%, sendo o sal rosa do Himalaia o responsável por 62,1% das inadequações.[36]

Quanto à segunda linha, os resultados do último inquérito brasileiro realizado em 2008/2009 e 2013/2014, com 18.978 escolares, de 6 a 14 anos de idade, Pnaisal, revelou prevalências de excreção de iodo na urina < 100 μg/L em nove estados da federação: Amazonas (23,8%), Maranhão (19,7%), Acre (16,7%), Piauí (16,7%), Santa Catarina (13,7%), Roraima (13,7%), Tocantins (13,5%), Goiás (13,1%) e Mato Grosso (10,3%).[17] Porém, em nenhum desses estados a prevalência de deficiência grave, de excreção de iodo na urina < 50 μg/L, foi superior a 20%,[17] o que classificaria como problema de saúde coletiva (ver Quadro 3).

Em relação à terceira linha de ação, considerando o alto consumo de sal observado na população brasileira, a faixa de adição de iodo ao sal foi alterada pela RDC n. 23, de 24 de abril de 2013, que estabeleceu valores entre 15 e 45 mg/kg de sal. Além disso, a resolução permitiu a adição de sal não iodado em produtos industrializados desde que se comprove a interferência do micronutriente nas características sensoriais do produto.[10]

Para avaliação da efetividade da política nacional na garantia da eliminação virtual dos DDIs, foram propostas metas específicas para cada indicador de avaliação, as quais estão calcadas em critérios epidemiológicos estabelecidos internacionalmente pela OMS, conforme descrito no Quadro 3.

Quadro 3 Metas estabelecidas pra avaliar a efetividade da adição de iodo ao sal no contexto do Pró-Iodo (Programa Nacional para a Prevenção e Controle dos Distúrbios por Deficiência de Iodo)

Indicador	Meta
Adição de iodo ao sal	> 90% dos domicílios com sal iodado 95% do sal produzido e comercializado deve atender à faixa de adição de iodo estabelecida na legislação nacional vigente
Iodo urinário (avaliação feita em escolares a cada três anos)	Mediana de excreção de iodo entre 100 e 200 μg/L < 50% da população com excreção de iodo < 100 μg/L < 20% da população com excreção de iodo < 50 μg/L
Volume da tireoide (avaliação feita em escolares de 6 a 14 anos a cada seis anos)	Prevalência de bócio < 5% da população

Fonte: adaptado de Brasil (2008).[35]

IMPLICAÇÕES PARA A PESQUISA E AS POLÍTICAS PÚBLICAS

A deficiência de iodo mantém-se como problema de saúde coletiva em escala mundial com reconhecido impacto sobre o desenvolvimento social das populações atingidas. No Brasil, atualmente considerado pela OMS como um país sob risco de consequências adversas associadas ao consumo excessivo de iodo, observa-se uma distribuição da deficiência de iodo bastante heterogênea. Enquanto os dados oficiais apontam para uma concentração excessiva de iodo urinário, estudos locais indicam que, embora não configure problema de saúde coletiva, a deficiência de iodo ainda pode ser expressiva em gestantes, lactantes, crianças e adolescentes.

Evidências recentes têm apontado limitações e desafios dos programas de adição de iodo ao sal em todo o mundo. Mudanças recentes nos hábitos alimentares das populações têm levado alguns países a redefinirem suas políticas de adição de iodo ao sal, à medida que a redução do consumo do sal tem se tornado prioridade. Desse modo, incentivar o consumo de alimentos naturalmente fontes de iodo, promover a fortificação de alimentos para além do sal, bem como disponibilizar informações nutricionais a respeito dos teores de iodo nos alimentos por meio de tabelas de composição, podem se tornar novos rumos das estratégias. Ademais, tais reorientações podem se constituir grande desafio para a gestão das políticas e para as pesquisas futuras, especialmente em regiões que ainda não dispõem de dados suficientes para sustentar uma análise de ingestão do micronutriente.

A adição de iodo ao sal destinado ao consumo humano como medida de combate e controle dos DDIs já está bem estabelecida e é bastante efetiva desde que associada ao monitoramento periódico de seu impacto na saúde da população. Contudo, deve-se discutir a avaliação da situação real do estado nutricional referente ao iodo nas diversas regiões do Brasil, bem como a necessidade de um acompanhamento mais rigoroso da deficiência entre os grupos sabidamente mais vulneráveis. Tal medida é crucial para subsidiar as revisões dos níveis de adequação do sal, as discussões futuras sobre formas e estratégias de intervenção mais específicas e direcionadas que levem em conta as características de cada grupo e o perfil de consumo alimentar em cada região do país.

ATIVIDADES E QUESTÕES PARA REFLEXÃO

- Considerando os dados epidemiológicos apresentados sobre o estado nutricional referente ao iodo na população brasileira, elabore uma proposta para um projeto de pesquisa que vise complementar tais dados, com enfoque nos grupos populacionais menos investigados. Para auxiliá-lo na concepção do estudo, reflita sobre as seguintes questões:
  - Qual ou quais grupos populacionais estão subavaliados quanto ao estado nutricional de iodo no Brasil?
  - Quais seriam os indicadores de avaliação do impacto da adição de iodo ao sal (indicadores de resultado) mais apropriados para análise do estado nutricional de iodo nesses grupos?
  - Qual delineamento de estudo seria mais apropriado para a condução da avaliação proposta?
- Com base nas linhas de ação propostas no contexto do Pró-Iodo, quais delas você consideraria estarem efetivamente implementadas e quais não? Justifique sua resposta.
- Elabore uma estratégia educativa em relação aos cuidados de armazenamento do sal em ambiente doméstico, bem como recomendações para o consumo diário seguro (em gramas e medidas caseiras). Além do texto deste capítulo, use também o Manual Técnico e Operacional do Pró-Iodo.[35]

REFERÊNCIAS BIBLIOGRÁFICAS

1. Benoist B, Andersson M, Egli I, Takkouche B, Allen H. Iodine status worldwide. WHO Global Database on Iodine Deficiency. Department of Nutrition for Health and Development. Geneva: WHO; 2004.
2. Santos LP. Bibliografia sobre deficiência de micronutrientes no Brasil 1990-2000, v.3 – Iodo e bócio endêmico. Brasília: Opas; 2002.
3. WHO – World Health Organization. Assessment of iodine deficiency disorders and monitoring their elimination: a guide for programme managers. 3. edition. Geneva: WHO; 2007.
4. Brasil. Cadernos de Atenção Básica: Carências de Micronutrientes. Brasília: Ministério da Saúde; 2007.
5. Brasil. Áreas Bocígenas do Brasil. Brasília: Ministério da Saúde; 1956.
6. Medeiros Filho A. Bócio endêmico. Levantamento de sua prevalência em todo o território brasileiro por microrregiões homogêneas. Rev Bras Malariol Doenças Trop. 1976:1-49.
7. Corrêa Filho HR, Vieira JBF, Silva YSP, Coelho GE, Cavalcante FAC, Pereira MPL. Inquérito sobre a prevalência de bócio endêmico no Brasil em escolares de 6 a 14 anos: 1994 a 1996. Revista Panamericana de Salud Pública. 2002;12(5):317-326.
8. Pretell EA. Thyromobil project in Latin América; Reporto of the study in Brazil. Relatório apresentado ao Ministério da Saúde. In: Santos LP. Bibliografia sobre deficiência de micronutrientes no Brasil 1990-2000, v.3 – Iodo e bócio endêmico. Brasília: Opas; 2002.
9. IBGE – Instituto Brasileiro de Geografia e Estatística. Pesquisa de orçamentos familiares 2008-2009: análise do consumo alimentar pessoal no Brasil. Rio de Janeiro: IBGE; 2011.
10. Anvisa – Agência Nacional de Vigilância Sanitária. Resolução da Diretoria Colegiada – RDC n. 23, de 24 de abril de 2013. Dispõe sobre o teor de iodo no sal destinado ao consumo humano e dá outras providências. Brasília: Anvisa; 2013.
11. Glinoer D. The regulation of thyroid function in pregnancy: pathways of endocrine adaptation from physicology to pathology. Endocr Rev. 1997;18:404-433.
12. Delange F. Iodine deficiency as a cause of brain damage. Postgrad Med J. 2001;77:217-220.
13. Ferreira SBS, Navarro AM, Magalhães PKR, Maciel LMZ. Iodine insufficiency in pregnant women from the State of São Paulo. Arq Bras Endocrinol Metab. 2014;58(3):282-287.
14. Macedo MS. Estado nutricional de iodo materno durante gestação e lactação e sua relação com deficiência de iodo em recém-nascidos e lactentes no município de Diamantina, MG. Faculdade de Medicina, Universidade Federal de Minas Gerais, 2017.
15. Macedo MS, Teixeira RA, Bonomo E, Silva CAM, Silva ME, Sakurai E. Deficiência de iodo e fatores associados em lactentes e pré-escolares de um município do semiárido de Minas Gerais, Brasil, 2008. Cad Saúde Pública. 2012;28(2):346-356.
16. Campos RO, Rebouças SCL, Beck R, Jesus LRM de, Ramos YR, Barreto IS, et al. Iodine nutritional status in school children from public schools in Brazil. Tyroide. 2016;26(7):1-8.
17. Santos IS, Almeida JC. Pesquisa nacional para avaliação do impacto da iodação do sal (Pnaisal). Relatório Técnico Final. Universidade Federal de Pelotas; Universidade Federal do Rio Grande do Sul. Pelotas; 2016.
18. WHO – World Health Organization. Vitamin and Mineral Nutrition Information System. WHO Global database on Iodine Deficiency. Geneva: WHO; 2007.
19. WFP – World Food Programme. Guidelines: Fortification of food-grade salt with iodine for the prevention and control of iodine deficiency disorders. Genebra: WFP; 2014.
20. Gizak M, Iodine Global Network. Global Scorecard 2016: Moving toward Optimal Iodine Status. IDD Newsletter, Global Scorecard, 2016.

21. GFDx. Interactive map: Number of food vehicles with standards of the 1960-2019. Genebra: GFDx; 2021.
22. Ohlhorst SD, Slavin M, Bhide JM, Bugusu B. Use of iodized salt in processed foods in select countries around the world and the role of food processors. Comprehensive Reviews in Food Science and Food Safety. 2012;11(2):233-84.
23. Spohrer R, Larson M, Maurin C, Laillou A, Capanzana M, Garrett GS. The growing importance of staple foods and condiments used as ingredients in the food industry and implications for large-scale food fortification programs in Southeast Asia. Food Nutr Bull. 2013;34(2S):S50-61.
24. Hoogendoorn A, Luthringer C, Parvanta I, Garrett GS. Food Fortification Global Mapping Study 2016. European Commission; 2016.
25. Brasil. Lei n. 1.944, de 14 de agosto de 1953. Torna obrigatória a iodetação do sal de cozinha destinado a consumo alimentar nas regiões bocígenas do país. 1953
26. Brasil. Decreto n. 39.814, de 17 de agosto de 1956. Delimita as áreas bocígenas do Brasil, dispõe sobre o uso do sal iodado e dá outras providências. 1956.
27. Brasil. Lei n. 6.150, de 3 de dezembro de 1974. Dispõe sobre a obrigatoriedade da iodação do sal, destinado ao consumo humano, seu controle pelos órgãos sanitários e dá outras providências. 1974.
28. Brasil. Portaria MS n. 2.165, de 29 de dezembro de 1994. Substitui o título do Programa de Controle ao Bócio Endêmico para Programa Nacional de Controle dos Distúrbios por Deficiência de Iodo (PNCDDI). 1994.
29. Brasil. Portaria MS n. 1.806, de 24 de outubro de 1994. Estabelece os teores de iodo para o sal próprio para o consumo humano. 1994.
30. Brasil. Portaria MS n. 218, de 24 de março de 1999. Altera os teores de iodo para o sal próprio para o consumo humano. 1999.
31. Anvisa. Resolução da Diretoria Colegiada – RDC n. 130, de 26 de maio de 2003. Altera os teores de iodo para o sal próprio para o consumo humano. 2003.
32. Brasil. Portaria MS/GM n. 1.328, de 11 de novembro de 1999. Institui a Comissão Interinstitucional para Controle dos Distúrbios por Deficiência de Iodo no âmbito do Ministério da Saúde. 1999.
33. Brasil. Portaria MS n. 520, de 6 de abril de 2005. Institui Comissão Interinstitucional para a Prevenção e o Controle dos Distúrbios por Deficiência de Iodo e dá outras providências. 2005.
34. Brasil. Portaria MS n. 2.362, de 1º de dezembro de 2005. Reestrutura o Programa Nacional de Prevenção e Controle dos Distúrbios por Deficiência de Iodo – DDI, designado por Pró-Iodo. 2005.
35. Brasil. Manual Técnico e Operacional do Pró-Iodo: Programa Nacional para a Prevenção e Controle dos Distúrbios por Deficiência de Iodo. Brasília: Ministério da Saúde; 2008.
36. Anvisa. Relatório do Monitoramento da Iodação do Sal Destinado ao Consumo Humano – 2019. Brasília: Anvisa; 2020.

9

Beribéri, deficiência de tiamina (vitamina B1)

Ana Paula Gasques Meira
Joverlany Pessoa de Albuquerque
Ana Beatriz Gonzalez
Julicristie Machado de Oliveira

PANORAMA E ASPECTOS CONCEITUAIS

O beribéri é uma doença provocada pela deficiência de tiamina (vitamina B1), uma vitamina hidrossolúvel essencial para o metabolismo de carboidratos e a função neural.[1] A tiamina é encontrada em uma variedade de alimentos, como cereais integrais, leguminosas, leveduras, nozes e carnes. Em contrapartida, algumas bebidas, como o café e alcoólicas, inibem sua absorção.[2]

A deficiência de tiamina é normalmente associada a condições de pobreza e fome, ou seja, com a Insegurança Alimentar e Nutricional (IAN), prática de dieta monótona, rica em arroz polido, com alto teor de carboidratos simples.[3] Existem alguns grupos de risco específicos como alcoolistas, gestantes, crianças e pessoas que exercem atividade física ou laboral extenuante. No caso dos alcoolistas, há aumento da demanda de vitaminas do complexo B, diminuição do autocuidado muitas vezes relacionado ao consumo abusivo de álcool e reduzida ingestão de alimentos.[2]

O beribéri também pode estar relacionado com situações que aumentam a demanda metabólica de tiamina ou ainda interferem na sua biodisponibilidade, como exemplificadas na Figura 1.

Um quadro crônico de beribéri pode se caracterizar por fadiga grave, perda de peso, fraqueza muscular progressiva, distúrbios emocionais, dor e paralisia nas pernas, edema e insuficiência cardíaca. Em situações nas quais há deficiência de tiamina no leite materno, pode haver o agravamento do quadro de saúde dos lactentes, com o desenvolvimento de beribéri infantil, que é grave e frequentemente fatal.[3,4]

Aumento da demanda metabólica e/ou fisiológica	▪ Gravidez e lactação, atividade física intensa, doença intercorrente (câncer, febre, hipertireoidismo) e dieta rica em carboidratos.
Metabolismo da tiamina prejudicado	▪ Insuficiência hepática.
Absorção reduzida da tiamina	▪ Cirurgia ou doença gastrintestinal, diarreia, vômitos.
Aumento da eliminação da tiamina	▪ Diálise e diuréticos.

Figura 1 Algumas situações associadas ao desenvolvimento de beribéri.
Fonte: Brasil (2012).[3]

Existem várias maneiras de dividir clinicamente o beribéri com base em condições que apresentam características específicas, como ilustrado no Quadro 1.

Quadro 1 Tipos de beribéri

Tipo	Características
Beribéri úmido	Insuficiência cardíaca de alto débito devido à retenção de sódio e água, vasodilatação periférica e insuficiência biventricular (circulação hiperdinâmica e hipertrofia miocárdica).
Beribéri Shoshin	"Shoshin" deriva do japonês, em que *sho* significa "dano agudo" e *shin* significa "coração". Refere-se à insuficiência cardíaca fulminante, de início súbito, com acidose lática e insuficiência biventricular.
Síndrome de Wernicke-Korsakoff	Essa síndrome combina a encefalopatia de Wernicke com a amnésia de Korsakoff. Caracteriza-se por lesões da base do cérebro, hipotálamo, tálamo e corpos mamilares, com proliferação glial, dilatação capilar e hemorragia perivascular.
Beribéri infantil cardíaco agudo	A maior prevalência ocorre em lactentes com sobrepeso, de 1 a 3 meses de idade. Os primeiros sintomas são cólicas, agitação, anorexia e vômitos, com progressão para edema generalizado, cianose e dispneia, incluindo sinais de insuficiência cardíaca.

(continua)

Quadro 1 Tipos de beribéri *(continuação)*

Tipo	Características
Beribéri infantil afônico	Ocorre em lactentes de 4 a 6 meses de idade. Manifesta-se com paresia ou paralisia das cordas vocais devido à neurite. A voz da criança se altera e o choro vai se tornando cada vez mais rouco, até nenhum som ser produzido. Sem tratamento, os casos evoluem em dias para agitação, edema, dispneia e morte.
Beribéri infantil encefalítico ou pseudomeningítico	Ocorre em lactentes de 7 a 9 meses de idade e é equivalente à encefalopatia de Wernicke (nistagmo, contratura muscular, rigidez de nuca, abaulamento de fontanela, convulsões e perda de consciência).

Fonte: Brasil (2012).[3]

ASPECTOS EPIDEMIOLÓGICOS

A epidemia de beribéri no Brasil possui registros do final do século XVII, como o estudo realizado no "Asilo São João de Deus", entre 1897-1904, pelo médico Raimundo Nina Rodrigues, que relata os casos de doença desconhecida que levou inúmeros pacientes a óbito.[5]

O beribéri recebeu diversas denominações, era conhecido como "inchação", em Minas Gerais, e como "perneiras", no Mato Grosso.[6] Outro importante registro sobre a epidemia de beribéri no Brasil, entre 1870 e 1910, ocorreu durante o ciclo da borracha na Região Amazônica.[7]

Em 2006, casos de beribéri foram notificados nos estados do Maranhão, Tocantins e Roraima. No Maranhão, em maio de 2006, foi realizada uma investigação pela Secretaria da Saúde do Estado do Maranhão em parceria com a Secretaria de Vigilância Sanitária do Ministério da Saúde (MS), que chegou a algumas suposições diagnósticas.[8]

De 2006 a 2008, foram notificados 1.207 casos no Maranhão, com ocorrência de 40 óbitos no ano de 2006, e maior concentração nas regiões oeste e central do estado. A ocorrência de casos e óbitos concentrou-se em homens jovens, com idade entre 20 e 40 anos, que consumiam álcool, eram tabagistas, apresentavam baixa renda e atividade laboral extenuante.[9]

Nas etnias Ingaricó e Macuxi, no município de Uiramutã, Roraima, foram identificados casos suspeitos da doença em 2008. No Distrito Sanitário Especial Indígena (DSEI) no leste de Roraima, os primeiros casos suspeitos de beribéri foram observados durante campanha de vacinação nas comunidades indígenas em Uiramutã. Em oito comunidades, identificaram-se sete casos e três óbitos decorrentes da doença.[10] Esse estudo sobre os casos de beribéri notificados entre indígenas do extremo norte do país, de 2008 a 2014, por meio do Sistema de Informação de Atenção à Saúde Indígena (Siasi), com um total de 709 casos, verificou predominância de pessoas do sexo masculino, com idade entre 20 e 59 anos, em grupos de riscos específicos, associados com IAN e pobreza.[10]

No ano de 2014, foram notificados 87 casos suspeitos de beribéri, 71 casos em indígenas (81,6%), 63 casos em homens (72,4%) com média de idade de 45 anos. Desses casos, 13 eram do estado do Tocantins, 62 casos de Roraima, 12 casos do Maranhão, sendo que 40 pacientes (46,0%) já haviam apresentado beribéri anteriormente. O consumo de bebidas alcoólicas apareceu em 63,2% dos casos e a realização de atividade física ou laboral extenuante, em 79,3% dos casos suspeitos.[11]

Apesar de o beribéri não ser uma doença vastamente difundida na população mundial, surtos da doença têm sido descritos em diferentes regiões do mundo nos últimos três séculos, geralmente relacionados à pobreza, em países como Gâmbia, Cuba, Colômbia, Costa do Marfim e Tailândia.[10]

EVIDÊNCIAS

A Organização Mundial de Saúde (OMS)[12] orienta como forma de prevenir a deficiência de tiamina: a fortificação de alimentos, a melhoria do processamento para evitar perdas, especialmente na moagem, a oferta de alimentos fontes e a suplementação.[12]

A fortificação de alimentos tem sido amplamente utilizada há alguns anos, inicialmente nos países industrializados, com controle bem-sucedido para as deficiências de diversos micronutrientes (vitamina A e D, iodo, ferro e vitaminas do complexo B, inclusive a tiamina). Desde o início da década de 1940, é comum a fortificação de cereais com tiamina, riboflavina e niacina.[13]

Os resultados em relação às adições de tiamina, riboflavina, niacina e ferro à farinha de trigo, por meio de programas de fortificação nos Estados Unidos e parte da Europa, destacam a redução das deficiências, embora seja importante considerar outros fatores, como a melhoria da diversidade alimentar.[13] Nas Filipinas, entre os anos 1947 e 1949, por meio da fortificação do arroz com tiamina, niacina e ferro, foi observada a redução dos casos de beribéri.[14,15]

O estudo realizado na província canadense Newfoundland, em 1944, apontou que a obrigatoriedade de fortificação da farinha de trigo branca com tiamina, riboflavina e niacina associou-se ao desaparecimento das desordens relacionadas à deficiência de tiamina em seis anos.[16] Na Austrália, a farinha de trigo fortificada (6,4 mg de tiamina por quilo de farinha) diminuiu a prevalência de deficiência de tiamina em adultos, também durante o período de seis anos.[17]

Em estudo realizado no Brasil, os autores Della Lucia et al. (2016), com base no fornecimento do arroz fortificado com múltiplos micronutrientes servido em pré-escolas brasileiras, observaram um aumento significativo no total de tiamina pirofosfato nas amostras de sangue dos escolares.[18]

Estudos que abordaram diferentes métodos de processamento de alimentos para reduzir as perdas de tiamina também apresentaram resultados promissores.[19] Na China, foram implementadas regulamentações que impõem limites de extração do farelo na moagem, que não podem ultrapassar 92% no arroz e 81% no trigo, o que resultou na redução drástica de deficiência de tiamina.[20]

Com relação à suplementação, em Cuba, durante a epidemia de neuropatia cubana, a porcentagem dos valores de tiamina na faixa de normalidade entre os tratados com tiamina aumentou de 36 para 70% em três semanas de administração oral de tiamina (50 mg/dia), além da remissão dos sintomas.[21]

Nesse contexto, embora as abordagens no âmbito da fortificação, suplementação e processamento tenham apresentado resultados positivos, análises mais robustas são necessárias, especialmente dos programas consolidados nos diversos países, em associação ao contexto socioeconômico.

Em outra perspectiva, com o aumento na prevalência da obesidade no Brasil e no mundo, bem como da realização de cirurgias bariátricas,[22,23] tem-se registrado casos de desnutrição e deficiência de micronutrientes no pós-operatório.[24,25] Apesar do conhecimento geral na comunidade médica sobre a necessidade da suplementação de micronutrientes e acompanhamento longitudinal dos pacientes, ainda é recorrente casos de deficiência de tiamina e a demora no diagnóstico.[26,27]

Como estratégias resolutivas, têm-se a abordagem e o acompanhamento em equipe multidisciplinar e a utilização de protocolos específicos que, juntamente com uma relação de acolhimento e escuta, favorecem uma melhor evolução dos pacientes.[25,28]

POLÍTICAS PÚBLICAS

Desde 2006, por meio da identificação de casos de beribéri nos estados do Maranhão, Tocantins e Roraima, o MS tem atuado na promoção da investigação, do acompanhamento, da prevenção e do controle da doença. Em 2012, foi lançado o Guia de Consulta para Vigilância Epidemiológica, Assistência e Atenção Nutricional nos Casos de Beribéri.[3] Esse guia detalha a abordagem geral do paciente, enfatiza que a avaliação clínica de caso suspeito de beribéri é fundamental para um diagnóstico preciso e análise da gravidade, o que possibilita a tomada de decisões emergenciais específicas. Uma vez que o diagnóstico de beribéri é fundamentalmente clínico, essa abordagem deve ser realizada de maneira detalhada, de modo a não confundir com outras doenças que apresentam sinais clínicos parecidos.[3]

A Figura 2 apresenta um fluxograma resumido de atendimento do paciente com suspeita de beribéri e as atribuições do nutricionista das Equipes de Saúde, de Saúde da Família (eSF) e de Equipes Multidisciplinares de Saúde Indígena (EMSI).

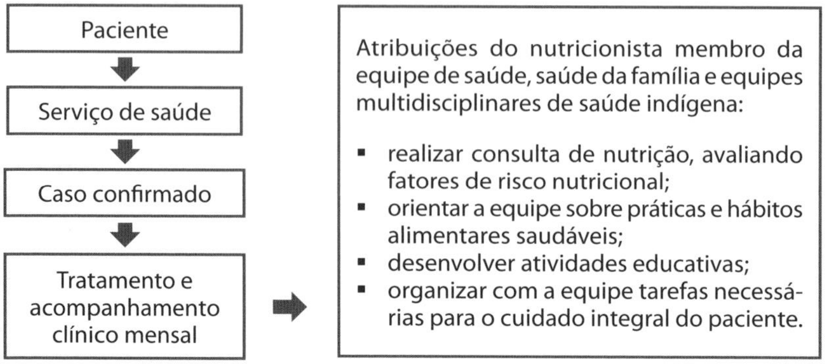

Figura 2 Fluxograma resumido de atendimento do paciente com suspeita de beribéri e as atribuições do nutricionista.

Fonte: Brasil (2012).[3]

O protocolo de tratamento baseia-se na estratificação de risco, por meio de um conjunto de sinais clínicos que apontam gravidade. Os exames complementares são indicados para confirmar a resposta terapêutica, não para o diagnóstico. Exames complementares inespecíficos podem ser realizados para avaliar o tratamento e excluir outras patologias.[3]

Quando há suspeita de beribéri, é preciso manter um protocolo de investigação e notificação. Um formulário eletrônico é disponibilizado para que os profissionais de saúde realizem a notificação dos casos suspeitos. É importante salientar que a investigação também precisa se pautar na avaliação do estado nutricional, com base na antropometria, e na análise dos marcadores de consumo alimentar.[3,29]

Os principais passos a serem dados rumo ao controle de beribéri são: investigar casos suspeitos, integrar as áreas de vigilância epidemiológica, nutricional, sanitária, Atenção Primária à Saúde (APS) e outras áreas, notificar os casos suspeitos na ficha de investigação/notificação, acompanhar os casos notificados; comunicar o MS, notificar e incluir no Sistema Nacional de Agravos Notificáveis (Sinan).[3] Outros equipamentos e políticas públicas são essenciais no enfrentamento, como os Centros de Referência de Assistência Social (Cras), os Centros de Referência Especializada de Assistência Social (Creas), o Programa Bolsa Família (PBF), Programa de Aquisição de Alimentos (PAA), entre outros, de maneira a integrar ações no escopo social, econômico e nutricional.

Os fluxos de referência e contrarreferência também são fundamentais no processo de acompanhamento integral do paciente com beribéri, respeitando a organização das Redes de Atenção à Saúde (RAS).[3]

Ademais, estratégias de longo prazo devem priorizar a diversificação da alimentação, a redução da pobreza, a garantia da SAN, com apoio EAN como forma de possibilitar aos indivíduos autonomia para escolhas alimentares diversificadas.

IMPLICAÇÕES PARA A PESQUISA E AS POLÍTICAS PÚBLICAS

Intervenções de prevenção na deficiência de micronutrientes são mais indicados, quando não, o diagnóstico precoce se revela importante. No caso da deficiência da tiamina, tais medidas reduzem os riscos de sequelas e de morbidade.[27] No entanto, no Brasil, a amplitude de desigualdades sociais e de vulnerabilidade das populações reflete sobre a SAN, a assistência em saúde, o que resulta na maior probabilidade da carência nutricional de tiamina em situação de vulnerabilidade.

Nesse contexto, são necessárias pesquisas para ampla compreensão dos cenários possíveis associados à deficiência de tiamina, bem como a consonância nas resoluções em políticas públicas para prevenção, proteção e recuperação, articuladas na integralidade do cuidado e na intersetorialidade da assistência. A experiência no Maranhão, em 2006, quando houve alta incidência de casos de beribéri, apesar de negativa, proporcionou ações estratégicas de prevenção e organização da assistência e vigilância. Assim, o registro de casos suspeitos e a notificação obrigatória de casos confirmados de beribéri revelam-se essenciais para ações dos profissionais de saúde e favorecem a identificação de populações mais vulneráveis para que se voltem a estratégias específicas de prevenção.

Vale destacar que as garantias do Direito Humano à Alimentação Adequada (DHAA), da SAN e da Soberania Alimentar atreladas a políticas de fortificação e suplementação são indispensáveis como medidas de impacto para prevenção e tratamento do beribéri.[1]

Portanto, priorizando como instrumento de apoio o Guia de Consulta para Vigilância Epidemiológica, Assistência e Atenção Nutricional nos Casos de Beribéri,[3] confirma-se a importância de pesquisas e políticas públicas que favoreçam ações de diagnóstico e fortaleçam medidas de prevenção, tratamento, vigilância e acompanhamento do beribéri.

ATIVIDADES E QUESTÕES PARA REFLEXÃO

- Descreva de forma geral quais os sinais e sintomas de um indivíduo com beribéri.
- Quais políticas públicas no Brasil contribuem para a prevenção de beribéri?

- Qual a importância do Guia Alimentar para a População Brasileira[31] no âmbito da prevenção do beribéri? Cite exemplos de estratégias nutricionais que podem ser utilizadas.
- Comente sobre os programas de fortificação de micronutrientes implantados em diversos países, considerando a realidade socioeconômica de cada localidade.
- Consulte o Guia de Consulta para Vigilância Epidemiológica, Assistência e Atenção Nutricional nos Casos de Beribéri[3] e descreva as atribuições dos membros das diferentes equipes, principalmente em relação à atuação do nutricionista, e reflita a importância das equipes multidisciplinares.

REFERÊNCIAS BIBLIOGRÁFICAS

1. Brasil. Ministério da Saúde. Beribéri: entenda a doença causada pela falta de vitamina B1. Blog da saúde. 2016. Disponível em: http://www.blog.saude.gov.br/index.php/geral/51674-beriberi-entenda-a-doenca-causada-pela-falta-de-vitamina-B1. Acesso em: 22 out. 2020.
2. FAO – Food and Agricultural Organization. In: Latham MC. Nutrición humana en el mundo en desarrollo. Colección FAO: Alimentación y nutrición n. 29. Roma, 2002. ISBN 92-5-303818-7. Disponível em: http://www.fao.org/3/W0073S/w0073s00.htm#Contents Acesso em: 4 nov. 2020.
3. Brasil. Guia de Consulta para Vigilância Epidemiológica, Assistência e Atenção Nutricional dos Casos de Beribéri/Ministério da Saúde. Secretaria de Atenção à Saúde. Secretaria Especial de Saúde indígena. Secretaria de Vigilância em Saúde. Brasília: Ministério da Saúde; 2012.
4. FAO – Food and Agricultural Organization. In: Latham MC. La nutrition dans les pays en développement. Roma, 2001. ISBN 92-5-203818-3. Disponível em: http://www.fao.org/3/W0073F/w0073f00.htm#toc. Acesso em: 4 nov. 2020.
5. Jacobina RR, Carvalho FM. Nina Rodrigues, epidemiologista: estudo histórico de surtos de beribéri em um asilo para doentes mentais na Bahia, 1897-1904. História, Ciências, Saúde – Manguinhos. 2001;8(1):113-132.
6. Magalhães SM. "Notícias" sobre o beribéri em Goiás. Fronteiras: Sociedade, Tecnologia e Meio Ambiente. 2013;2(2):15-26.
7. Castro J. Geografia da fome. 10.ed. Rio de Janeiro: Antares; 1984. p.320.
8. Lira PI, Andrade SL. Epidemia de beribéri no Maranhão, Brasil. Saúde Pública. 2008;24(6):1202-1202.
9. Padilha EM, Fugimori E, Borges AL, Sato AP, Gomes MN, Branco MR, et al. Perfil epidemiológico do beribéri notificado de 2006 a 2008 no Estado do Maranhão, Brasil. Cad. Saúde Pública. 2011;27(3):449-459.
10. Barreto M, Barreto F. Caracterização dos casos de beribéri entre indígenas no Norte do Brasil. SANARE. 2016;15(02):104-111.
11. Brasil. Ministério da Saúde. As ações de enfrentamento do beribéri no Brasil. Reunião Caisan, 2015. Disponível em: http://www.mds.gov.br/webarquivos/arquivo/seguranca_alimentar/caiSAN/caiSAN_nacional/Pleno%20Executivo/Apresentacoes/2015/ApresentacaoPleno_BeriberiMS_Fev2015.pdf. Acesso em: 3 nov. 2020.
12. WHO – World Health Organization. Thiamine deficiency and its prevention and control in major emergencies, 1999.

13. WHO – World Health Organization. Food and Agriculture Organization of the United Nations. Guidelines on food fortification with micronutrients. Geneva: WHO; 2006.
14. Salcedo JJ, Pedroche A, Elpidio C, Panganiban EC, DeLeon JF. Artificial enrichment of white rice as a solution to endemic beriberi; preliminary report of field trials. J Nutr. 1949;38(4):443-51.
15. Micronutrient Forum. Large-scale Food Fortification: An overview of trends and challenges in low- and middle-income countries in 2017. 2017.
16. Aykroyd WR, Jolliffe N, Lowry OH, et al. Medical resurvey of nutrition in Newfoundland 1948. The Canadian Medical Association Journal. 1949;60:329-352.
17. Harper C. Thiamine (vitamin B1) deficiency and associated brain damage is still common throughout the world and prevention is simple and safe! European Journal of Neurology. 2006;13:1078-1082.
18. Della Lucia CM, Rodrigues KC, Rodrigues VC, Santos LL, Cardoso LM, Martino HS, et al. Diet quality and adequacy of nutrients in preschool children: should rice fortified with micronutrients be included in school meals? Nutrients. 2016;8(5):1-16.
19. Johnson CR, Fischer PR, Thacher TD, Topazian MD, Megan W Bourassa MW, Combs GF. Thiamin deficiency in low- and middle-income countries: Disorders, prevalences, previous interventions and current recommendations. Nutrition and Health. 2019;25(2):127-151.
20. Chen X, Ge K, Liu L. Studies on beriberi and its prevention. Journal of Applied Nutrition. 1984;36:20-26.
21. Macias-Matos C, Rodriguez-Ojea A, Chi N, Zuzueta D, Bates CJ. Biochemical evidence of thiamine depletion during the Cuban neuropathy epidemic, 1992-1993. The American Journal of Clinical Nutrition. 1996;64:347-353.
22. Brasil. Ministério da Saúde. Vigilância de fatores de risco e proteção para doenças crônicas por inquérito telefônico. Brasília: Ministério da Saúde, Agência Nacional de Saúde Suplementar; 2017.
23. WHO – World Health Organization. Obesidade e excesso de peso. Abr. 2020. Disponível em: https://www.who.int/news-room/fact-sheets/detail/obesity-and-overweight. Acesso em: 18 out. 2020.
24. Bal B, Finelli F, Shope T, Koch TR. Nutritional deficiencies after bariatric surgery. Nat Rev Endocrinol. 2012;8:544556.
25. Pacei F, Laccarino L, Bugiardini E, Dadone V, Franceschini LT, Colombo C. Wernicke's encephalopathy, refeeding syndrome and wet beriberi after laparoscopic sleeve gastrectomy: the importance of thiamine evaluation. Eur J Clin Nutr. 2020;74:659-662.
26. Alves LF, Gonçalves RM, Cordeiro GV, Lauria MW, Ramos AV. Beribéri pós-bypass gástrico: uma complicação não tão rara. Relato de dois casos e revisão da literatura. Arq Bras Endocrinol Metab. 2006;50(3):564-568.
27. Sechi G, Serra, A. Encefalopatia de Wernicke: novas configurações clínicas e avanços recentes no diagnóstico e tratamento. The Lancet. 2007;6:442-456.
28. Mingrone G, Bornstein S, Le Roux CW. Optimisation of follow-up after metabolic surgery. The Lancet Diabetes & Endocrinology. 2018;6(6):487-499.
29. Brasil. Ministério da Saúde. Orientações para a coleta e análise de dados antropométricos em serviços de saúde: Norma Técnica do Sistema de Vigilância Alimentar e Nutricional – Sisvan. Brasília: Ministério da Saúde; 2011.

Parte III

Ações, programas e políticas intersetoriais e propostas de análise

10

Educação Alimentar e Nutricional

Ana Beatriz Gonzalez
Joverlany Pessoa de Albuquerque
Julicristie Machado de Oliveira

PANORAMA E OBJETIVOS

A partir da década de 1930, as reflexões sobre a Educação Alimentar e Nutricional (EAN) se fortaleceram no Brasil. De modo geral, tiveram foco em práticas voltadas para a população trabalhadora de menor renda, uma vez que concentravam as maiores prevalências de fome e de desnutrição.[1,2]

Posteriormente, a EAN se estabeleceu como elemento do modelo biomédico prescritivo, com ênfase em repasse de recomendações sobre saúde, alimentação e aspectos higiênico-sanitários, pois havia a intenção de mudar o perfil nutricional da população por meio da correção dos práticas alimentares.[3-5] Entretanto, as orientações não estavam em sintonia com o cotidiano da população e não consideravam aspectos culturais, regionais, socioeconômicos e pessoais, como a tradição, a sociabilidade e os hábitos.[1,2,6]

A partir dos anos 1990, e de modo mais contundente nos anos 2000 e 2010, as concepções sobre a EAN passaram por mudanças substanciais. A instituição da Política Nacional de Alimentação e Nutrição (Pnan), aprovada em 1999 e revisada em 2011,[7] propiciou avanço nas discussões sobre a Segurança Alimentar e Nutricional (SAN), que culminaram em uma série de políticas públicas específicas e a concepção da alimentação como direito humano. Por conseguinte, os debates em torno da EAN foram reavivados, foram construídas mudanças favoráveis em sua compreensão teórica e prática, concretizadas na publicação do Marco de Referência de Educação Alimentar e Nutricional para as Políticas Públicas.[8]

A alimentação passa a ser valorizada no âmbito da promoção de saúde, com valorização do sujeito e da democratização do saber para toda a população.[8] Assim, com esse movimento de repensar as relações entre alimentação, nutrição e saúde, a EAN se refaz como estratégia fundamental de trabalho, de ações, de estratégias, de programas e de políticas públicas.

Vale mencionar outros avanços e documentos importantes, como a segunda edição do Guia Alimentar para a População Brasileira,[9] a Estratégia Intersetorial de Prevenção e Controle da Obesidade,[10] o Instrutivo: Metodologia de Trabalho em Grupos para Ações de Alimentação e Nutrição na Atenção Básica,[11] *Educação Alimentar e Nutricional*: articulação de saberes[12] e o material Princípios e Práticas para Educação Alimentar e Nutricional.[13]

Atualmente a EAN é definida como:

> Educação Alimentar e Nutricional, no contexto da realização do Direito Humano à Alimentação Adequada e da garantia da Segurança Alimentar e Nutricional, é um campo de conhecimento e de prática contínua e permanente, transdisciplinar, intersetorial e multiprofissional que visa promover a prática autônoma e voluntária de hábitos alimentares saudáveis. A prática de EAN deve fazer uso de abordagens e recursos educacionais problematizadores e ativos que favoreçam o diálogo junto a indivíduos e grupos populacionais, considerando todas as fases do curso da vida, etapas do sistema alimentar e as interações e significados que compõem o comportamento alimentar.[8]

Portanto, a EAN tem passado por diversas mudanças, especialmente relacionadas ao movimento de crítica e autocrítica sobre a influência do modelo biomédico prescritivo e seus limites como estratégia de cuidado em saúde, e a tentativa de reconstrução pautada na compreensão dos aspectos socioculturais do fenômeno alimentar. Assim, na década de 2010, a EAN se reapresentou como estratégia fundamental de políticas públicas, sendo então apreendida em suas facetas indissociáveis "conhecimento e prática".

GESTÃO

A formulação da EAN, no contexto da realização do Direito Humano à Alimentação Adequada (DHAA) e da garantia da SAN, deve ser construída com base em um referencial metodológico, em um processo que inclui planejamento participativo, monitoramento e avaliação.[5] Em todas as etapas, a EAN deve aproximar gestores, profissionais da saúde, preferencialmente o nutricionista, e a comunidade, para somar experiências, potencializar ações, propiciar práticas integradas e contextualizadas com a realidade local, a população e o ambiente.[13]

Como referencial metodológico, temos o já citado Marco de Referência de Educação Alimentar e Nutricional para as Políticas Públicas,[8] um documento elaborado de forma coletiva e participativa, com atuação de diferentes atores e setores da sociedade.[8,12] Na construção do Marco foram considerados pressupostos, como a compreensão da EAN como elemento imprescindível para prevenção e assistência em âmbito alimentar e nutricional, a compreensão dos aspectos socioculturais da alimentação e o entendimento de que é uma estratégia importante, porém sem espaço definido.[8] Considera, portanto, para além da necessidade biológica, a alimentação como fonte de prazer, elemento de socialização e de identidade cultural.[5,12]

Priorizando esses pressupostos, os objetivos do Marco é promover, refletir e orientar práticas em EAN; apoiar diferentes setores do governo; e contribuir para a qualidade de vida da população.[8] Nesse sentido, o documento se orienta em nove princípios, que estão apresentados no Quadro 1.

Quadro 1 Princípios do Marco de Referência de Educação Alimentar e Nutricional para as Políticas Públicas, 2012

1	"Sustentabilidade social, ambiental e econômica"
2	"Abordagem do sistema alimentar, na sua integralidade"
3	"Valorização da cultura alimentar local e respeito à diversidade de opiniões e perspectivas, considerando a legitimidade dos saberes de diferentes naturezas"
4	"A comida e o alimento como referências; valorização da culinária enquanto prática emancipatória"
5	"A promoção do autocuidado e da autonomia"
6	"A educação enquanto processo permanente e gerador de autonomia e participação ativa e informada dos sujeitos"
7	"A diversidade nos cenários de prática"
8	"Intersetorialidade"
9	"Planejamento, avaliação e monitoramento das ações"

Fonte: Brasil (2012).[8]

Diante desses princípios, o planejamento das estratégias requer um diagnóstico do território, a definição do público-alvo, a verificação de possibilidade da intersetorialidade, o local a desenvolver a estratégia e recursos disponíveis, o estabelecimento dos temas que serão trabalhados e seus objetivos, a abordagem metodológica e um cronograma. Essas operações demandam o diálogo, um diagnóstico adequado dos problemas e a legitimação de resoluções, para, assim, contemplar os objetivos propostos e atender à realidade a ser enfrentada e aos anseios da população à qual se destina.[5]

Dessa forma, deve-se conhecer os sujeitos, as condições econômicas, sociais, culturais e as inter-relações dessas condições e considerar o território como um espaço em desenvolvimento, com influências, facilitadores e dificultadores para a articulação em EAN.[8,13] Ademais, requer nessa compreensão fortalecer o estímulo e permanência da institucionalização da EAN como política pública, oficializada em documentos oficiais de planejamento, financiamento, execução, monitoramento e avaliação.[13]

No processo de planejamento e execução da EAN, os Conselhos de Segurança Alimentar e Nutricional (Consea) e as Câmaras Interministeriais/Intersecretarias de SAN (Caisan) podem favorecer o diálogo entre sociedade e governo, e estratégias intersetoriais podem ser articuladas em agenda pública, com a assistência social, a educação, o esporte, o lazer, o trabalho, a agricultura, o ambiente, a cultura e outros. A EAN pode ser articulada com diversas estratégias e programas já instituídos, como o Sistema de Vigilância Alimentar e Nutricional (Sisvan), o Programa Bolsa Família (PBF), a Estratégia Saúde da Família (ESF), o Núcleo Ampliado de Saúde da Família e Atenção Básica (Nasf-AB), a Academia da Saúde, o Programa Saúde na Escola (PSE) e o Programa Nacional de Alimentação Escolar (Pnae).[1]

A intersetorialidade se revela como fundamental para o planejamento, execução e avaliação da EAN. Esse modo de estruturação está de acordo com os princípios do Sistema Único de Saúde (SUS) e contempla a descentralização nas três esferas de governo que possuem atribuições em comum e específicas, além de contemplar as ações governamentais propostas por diferentes setores.[1,8]

Nesse sentido, a EAN pressupõe articulação intra e intersetorial, bem como parcerias com distintos segmentos da sociedade.[1] Com a publicação do Marco[8] e dos Princípios e Práticas,[7,13] houve um direcionamento dos espaços sociais e setores que podem estar envolvidos: setor público, privado, organizações e associações. Os documentos apontam também para o envolvimento de todas as esferas de poder, federal, estadual, municipal, regional e local, com as respectivas áreas de atuação na saúde, assistência social, esporte, lazer, trabalho, agricultura, ambiente e cultura.[8,13]

Para planejar ações e projetos de EAN, é importante atentar a diversas etapas, como descritas na Figura 1.

AVALIAÇÃO, ANÁLISE E EVIDÊNCIAS

Com base na Constituição brasileira de 1988, as políticas públicas consolidaram-se de forma descentralizada. A descentralização das políticas públicas e a reforma estatal são processos extremamente complexos, especialmente quando se consideram as expressivas desigualdades estruturais e econômicas, sociais e políticas, que podem repercutir na gestão.[14]

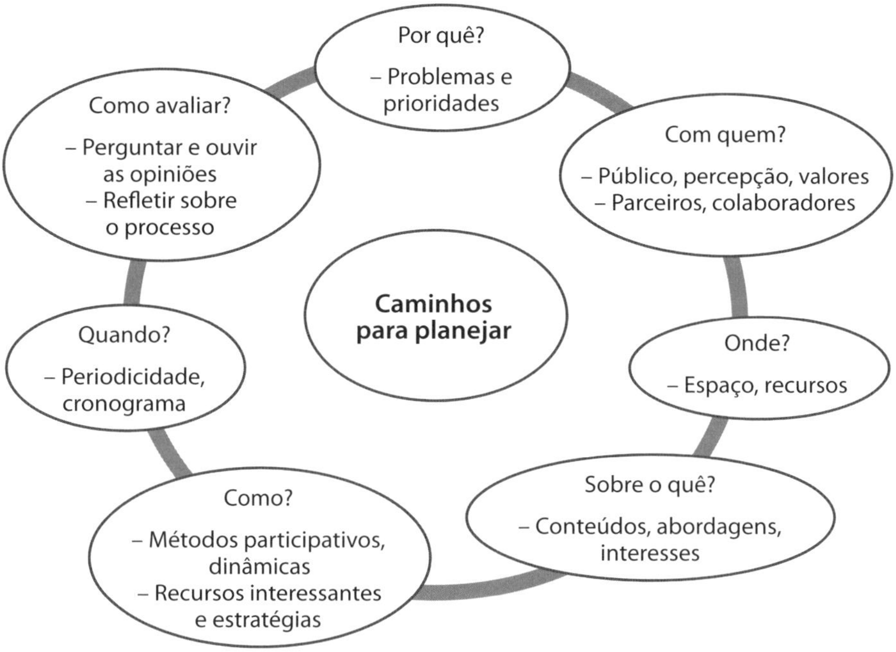

Figura 1 Aspectos de planejamento de projetos e ações de Educação Alimentar e Nutricional, 2018.

Fonte: adaptada de Brasil (2018).[13]

A avaliação de políticas públicas pode ser entendida como uma leitura que versa sobre o conhecimento desta, como ferramenta crítica e autônoma que produz compreensão sobre o que foi alcançado diante dos objetivos propostos.[15,16] A análise, por sua vez, se trata da apreciação dos processos que determinam as características universais da política.[16]

Vasconcelos et al. (2019)[17] analisou as políticas públicas de alimentação e nutrição no Brasil do ano de 2003 a 2018. Os resultados obtidos por meio de análise histórico-documental foram organizados segundo as diferentes gestões federais. Constatou-se uma onda de expansão das políticas públicas voltadas à alimentação e nutrição, que enfraqueceu a partir de 2015, com rupturas institucionais e orçamentárias mais evidentes a partir de 2016.

O Ministério da Saúde (MS) estabelece algumas orientações para ações voltadas à Vigilância Alimentar e Nutricional (VAN), parte importante para posterior avaliação e análise dos programas e políticas em EAN. A VAN considera pertinente a observação de atividades continuadas e rotineiras, sendo importante ferramenta de registro e análise de indicadores que descrevem as condições alimentares e nutricionais da população. Com a VAN é possível auxiliar as decisões políticas, ou seja, planejar, monitorar e gerenciar programas voltados para promoção de consumo alimentar e do estado nutricional saudáveis da população brasileira.[18]

França e Carvalho[19] revisaram a literatura nacional sobre a inserção da EAN na Atenção Primária à Saúde (APS). Foram identificados 11 estudos publicados, que aplicaram estratégias de EAN e avaliaram os resultados pós-intervenções que duraram de 7 semanas a 15 meses. Parte considerável dos estudos atrelou a EAN a alguma política, como a Academia da Saúde, ou foi direcionada para indivíduos com alguma doença (hipertensão, *diabetes mellitus* tipo 2 e obesidade), utilizou elementos como teatro, vídeos, fotos, avaliação nutricional (antropométrica e bioquímica), aferição de pressão, aplicação de questionários e visitas domiciliares. Os estudos apontam melhoras no consumo alimentar, no estado nutricional e de saúde, além de maior adesão aos tratamentos. Contudo, as autoras destacam a necessidade de estudos que sejam desenvolvidos com métodos inovadores.

O Marco de Referência de EAN para Políticas Públicas divulga a relevância de ampliar as práticas em EAN e desenvolver novos instrumentos teóricos e metodológicos que estimulam o empoderamento, a maior participação e a valorização dos diferentes saberes.[5,8] Para tanto, são imprescindíveis pesquisas no campo de atuação da EAN, sobre as diferentes técnicas, modos, formatos, público-alvo, ferramentas e outros na tentativa de aprimorar práticas em EAN, bem como o estímulo e o fomento em políticas públicas.

De modo consonante, o livro *Educação Alimentar e Nutricional*: articulação de saberes,[12] promovendo o diálogo entre os campos da EAN e da educação, incentiva ações que visam à transdisciplinaridade e à interpolitransdisciplinaridade. Preconiza também estratégias pautadas na pedagogia dialógica, na valorização do saber popular, da cultura, da sustentabilidade e da culinária. Assim, possibilita novas abordagens, diálogos, reflexões e instiga a criatividade para desempenhar a EAN.

IMPLICAÇÕES PARA A PESQUISA E AS POLÍTICAS PÚBLICAS

A EAN deve estar direcionada para apoiar a resolução dos problemas alimentares e nutricionais da população brasileira, como a Insegurança Alimentar e Nutricional (IAN), as deficiências nutricionais, o excesso de peso e obesidade e as doenças não transmissíveis (DNT), dentre outros. Assim, a EAN deve ser concebida como uma estratégia fundamental das políticas públicas, para a reflexão sobre modos de produção, abastecimento, comercialização, acesso aos alimentos, escolhas alimentares, consumo, modo de preparo e de partilha.[13]

Nesse sentido, a EAN deve ser valorizada não só como campo de práticas, mas também de conhecimento, pesquisa e inovação. A junção da compreensão da alimentação nas artes e na literatura, que privilegiam as dimensões socioculturais do comer e a comida, pode fornecer parte das rotas para a construção dos métodos inovadores. O esgarçamento do discurso e da prática centrada em elementos normativos e prescritivos também se faz necessário para que maior destaque seja atribuído aos aspectos indenitários e socioculturais, com valorização de diferentes saberes.

ATIVIDADES E QUESTÕES PARA REFLEXÃO

- Explique o que é a EAN e formas de atuação a partir dos nove princípios do Marco de Referência de Educação Alimentar e Nutricional para as Políticas Públicas.[7]
- Como desenvolver estratégias de EAN de forma não normativa e prescritiva? Cite exemplos.
- Com base no seu território (município, bairro, população) identifique problemas, necessidades e pontos facilitadores para o planejamento da EAN. Defina hipoteticamente um tema a ser trabalhado, um público-alvo e um local apropriado no território para desenvolver a ação.
- Desenvolva uma estratégia em EAN transdisciplinar para ser executada em uma sala de aula. Como base você pode utilizar o livro *Educação Alimentar e Nutricional*: articulação de saberes,[12] que promove a articulação entre nutrição e educação.

REFERÊNCIAS BIBLIOGRÁFICAS

1. Santos LAS. O fazer Educação Alimentar e Nutricional: algumas contribuições para reflexão. Ciência & Saúde Coletiva. 2012;17(2):453-462.
2. Ramos FP, Santos LAS, Reis ABC. Educação Alimentar e Nutricional em escolares: uma revisão de literatura. Cad Saúde Pública. 2013;29:2147-2161.
3. Barros MSC, Tartaglia JC. A Política de Alimentação e Nutrição no Brasil: Um breve histórico, avaliação e perspectiva. Rev Alim Nutr. 2003;14(1):109-121.
4. Santos LAS. Educação Alimentar e Nutricional no contexto da promoção de práticas alimentares saudáveis. Rev Nutr. 2005;18(5):681-692.
5. Cervato-Mancuso AM, Vincha KRR, Santiago DA. Educação Alimentar e Nutricional como prática de intervenção: reflexão e possibilidades de fortalecimento. Physis: Revista de Saúde Coletiva. 2016;26(1):225-249.
6. Boog MCF. Educação nutricional: passado, presente, futuro. Rev Nutr PUCCAMP. 1997;10:5-19.
7. Brasil. Ministério da Saúde. Política Nacional de Alimentação e Nutrição. Brasília: Ministério da Saúde; 2012.

8. Brasil. Ministério do Desenvolvimento Social e Combate à Fome. Marco de Referência de Educação Alimentar e Nutricional para as Políticas Públicas. Brasília: Ministério do Desenvolvimento Social e Combate à Fome; 2012.
9. Brasil. Ministério da Saúde. Guia Alimentar para a População Brasileira. 2.ed. Brasília: Ministério da Saúde; 2014.
10. Brasil. Câmara Interministerial de Segurança Alimentar e Nutricional. Estratégia Intersetorial de Prevenção e Controle da Obesidade: recomendações para os estados e municípios. Brasília: Câmara Interministerial de Segurança Alimentar e Nutricional; 2014.
11. Brasil. Ministério da Saúde. Instrutivo: Metodologia de Trabalho em Grupos para Ação de Alimentação e Nutrição na Atenção Básica. Brasília: Ministério da Saúde; 2016.
12. Brasil. Ministério da Educação. Educação Alimentar e Nutricional: articulação de saberes. Brasília: Ministério da Educação; 2018.
13. Brasil. Ministério do Desenvolvimento Social. Princípios e Práticas para Educação Alimentar e Nutricional. Brasília: Ministério do Desenvolvimento Social; 2018.
14. Arretche M. Estado federativo e políticas sociais: determinantes da descentralização. Rio de Janeiro: Revan; São Paulo: Fapesp; 2000.
15. Finkler L, Dell'Aglio DD. Reflexões sobre avaliação de programas e projetos sociais. Barbaroi, Santa Cruz do Sul. 2013;38:126-144.
16. Serafim MP, Dias RB. Análise de políticas públicas: uma revisão da literatura. Cad Gestão Social. 2012;3(1):121-134.
17. Vasconcelos FAG, Machado ML, Medeiros MAT, Neves JÁ, Recine E, Pasquim EM. Políticas públicas de alimentação e nutrição do Brasil: de Lula a Temer. Rev Nutr. 2019;32:1-13.
18. Brasil. Ministério da Saúde. Vigilância Alimentar e Nutricional Perguntas & Respostas. Brasília: Ministério da Saúde; 2003.
19. França CJ, Carvalho VCHS. Estratégias de Educação Alimentar e Nutricional na Atenção Primária à Saúde: uma revisão de literatura. Rev Saúde Debate. 2017;41(114):932-948.

11

Estratégia Saúde da Família e Núcleo Ampliado de Saúde da Família

Lana Carneiro Almeida
Laura Virgili Claro
Nádia Rosana Fernandes de Oliveira
Roberta de Vargas Zanini

PANORAMA E OBJETIVOS

A saúde é um direito social do ser humano, uma conquista da população brasileira consagrada na Constituição Federal.[1] Para que um direito seja consolidado, o estado deve proporcionar condições necessárias, a exemplo das políticas e programas que visam ao desenvolvimento de ações de vigilância, promoção, prevenção, proteção e recuperação da saúde.[2]

De acordo com a Organização Mundial da Saúde (OMS),[3] os Sistemas Nacionais de Saúde devem ser baseados numa Atenção Primária à Saúde (APS) forte e de qualidade, no Brasil conhecida também como Atenção Básica (AB). Como uma proposta ousada para a reestruturação do sistema de saúde, o Programa Saúde da Família teve sua implantação em 1994, na tentativa de substituir o modelo curativista e individualista por um modelo baseado na abordagem familiar e comunitária. As experiências exitosas em alguns municípios[4] e a posterior abrangência nacional culminaram com a consolidação do programa numa estratégia, definida já na primeira Política Nacional de Atenção Básica (Pnab) como prioritária para a reorganização da AB no Brasil.[5]

Com o propósito principal de levar cuidado em saúde para mais perto das pessoas, a Estratégia Saúde da Família (ESF) traz em seu cerne os compromissos previstos para o Sistema Único de Saúde (SUS) na Lei Orgânica da Saúde, Lei n. 8.080,[2] ao oferecer uma atenção contínua, integral, equânime e universal para a população. Para garantir que isso ocorra, existe um mínimo de profissionais que devem fazer parte da equipe de Saúde da Família (eSF): médico (de preferência de família e comunidade), enfermeiro (de preferência com especialização em saúde da família), auxiliar e/ou técnico de enfermagem e agentes comunitários de saúde. Podem ainda fazer parte da equipe o agente de combate às endemias, o cirurgião-dentista, de preferência com especialização em saúde da família, e o auxiliar ou técnico em saúde bucal.

Como as ações da ESF são pautadas nas demandas e necessidades de saúde da população, é fundamental que as eSF conheçam o território de abrangência sob sua responsabilidade, o qual é delimitado pela gestão do município. Esse conhecimento envolve o levantamento contínuo das necessidades e do perfil dos usuários daquele território, para que sejam planejadas intervenções em âmbito individual, familiar e coletivo.

Diante da complexidade dos problemas de saúde mais prevalentes atualmente, em muitos casos o trabalho da eSF carece de outras especialidades profissionais. Com vistas a ampliar a resolutividade da ESF, assim como a expandir o leque de conhecimentos para promoção e prevenção na APS, em 2008 foi criado o Núcleo de Apoio à Saúde da Família (Nasf), por meio da Portaria n. 154, de 24 de janeiro de 2008,[6] que foi reeditada pela Portaria n. 2.488, de 21 de outubro de 2011[7] e, posteriormente, pela Portaria n. 3.124, de 28 de dezembro de 2012.[8] Segundo esse documento, o Nasf tem por objetivo prover apoio, promover ampliação e aperfeiçoamento da atenção e a gestão da saúde na APS. Assim, busca reforçar os nove princípios da atenção à saúde: a interdisciplinaridade, a intersetorialidade, a educação popular, a territorialidade, a integralidade, a participação da comunidade, a educação permanente, a humanização e a promoção da saúde.

A Portaria n. 3.124/2012 esclarece, ainda, que um Nasf deve ser constituído por uma equipe de profissionais de diversas áreas que atuam em conjunto com as eSF, por meio de compartilhamento e apoio nas práticas em saúde em cada território. O Nasf não deve ser visto como porta de entrada do sistema, mas, sim, como apoio às eSF, portanto a sua composição deve considerar prioridades elencadas com base na constatação das necessidades locais. São os gestores municipais e as eSF que definem quais profissionais devem compor a(s) equipe(s) do Nasf e, além do cenário epidemiológico, devem considerar a disponibilidade de profissionais para a região. A atuação do Nasf deve acontecer por meio de apoio matricial, referencial teórico-metodológico que prevê a integração das eSF (conhecidas como equipes de referência para os usuários) com profissionais de diferentes campos de conhecimento, com foco no compartilhamento de saberes necessário à resolução das situações mais comuns.

Na publicação mais recente da Pnab,[9] há uma modificação de ação de trabalho e de nomenclatura do Nasf, passando a Núcleo Ampliado de Saúde da Família e Atenção Básica (Nasf-AB), determinando apoio também às equipes de Atenção Básica (eAB). Dentre as muitas alterações que o documento traz para o funcionamento da APS, tratando-se deste capítulo, é importante destacar que essa ampliação implica descaracterização do apoio matricial. No final de 2019, foi promulgada a Portaria n. 2.979, de 12 de novembro de 2019, instituindo um novo modelo de financiamento da APS.[10] Esse documento, além de contrariar a Constituição Federal no que concerne ao direito universal à saúde e afetar negativamente a APS em vários aspectos, revoga a Seção II da Portaria de Consolidação n. 6,[11] que trata sobre o financiamento do Nasf-AB, comprometendo a manutenção e novos credenciamentos nessa política. Movimentos sociais, Conselhos de Saúde e instituições como Rede Unida, Associação Brasileira de Nutrição, Sindicato dos Trabalhadores da Fiocruz, Centro Brasileiro de Estudos de Saúde, Conselho Federal de Nutricionistas e Associação Brasileira de Saúde Coletiva se posicionaram contra a medida, que começou a vigorar a partir de janeiro de 2020.

Na prática, o Nasf-AB atualmente não recebe mais recurso federal específico. Sua continuidade está atrelada ao entendimento de cada gestor municipal sobre a importância das equipes multiprofissionais existentes antes da Portaria n. 2.979/2019[10] para a garantia da resolutividade no SUS. Até o momento, ainda não se dispõem de estudos que avaliem como essa atuação ampliada ocorre no país, tampouco se tem registro sobre o impacto do recente subfinanciamento da APS na saúde da população.

Com a declaração de emergência pelo Ministério da Saúde, em fevereiro de 2020[12], e o reconhecimento de pandemia, declarada pela OMS em março de 2020, ambos relacionados à infecção humana pelo novo coronavírus (SARS-CoV-2), agente causador da Covid-19, três ações básicas de saúde coletiva foram recomendadas mundialmente: isolamento e tratamento dos casos identificados, testes massivos e distanciamento social. Desde então, Estados e Municípios brasileiros vêm alterando seus instrumentos legais e normativos para o enfrentamento do problema.

GESTÃO

Operacionalização do ESF/Nasf-AB: adesão, recursos e papel de cada esfera

Para o município implantar a ESF, é necessário que a gestão municipal elabore um projeto a ser encaminhado pelo Conselho Municipal de Saúde e aprovado pela Secretaria Estadual de Saúde, Comissão Intergestores Bipartite e Ministério da Saúde (MS), que irá credenciar a ESF após publicação no *Diário Oficial da União*.[13]

Alguns aspectos mínimos devem ser considerados para essa adesão, como definição da área de cobertura da ESF, informações sobre infraestrutura do local e das ações que serão desenvolvidas, bem como a forma de avaliação da atuação das equipes, inserção de dados nos sistemas de informação e como serão acompanhados os indicadores da APS. Ainda, a proposta deve indicar como será a seleção dos recursos humanos que irão atuar na eSF sob regime de 40 horas semanais e a contrapartida de financiamento do município.[13]

A implantação da ESF é pré-requisito para a adesão às demais políticas e programas, a exemplo do Nasf-AB, do Programa Saúde na Escola (PSE), do Programa Bolsa Família (PBF), do Programa Nacional de Melhoria do Acesso e da Qualidade da Atenção Básica (PMAQ) e do Programa Academia da Saúde (PAS). Para tanto, a gestão deve construir uma proposta com as mesmas instruções descritas anteriormente, realizadas para implantar a ESF.

Especificamente para o Nasf-AB, o projeto para implantação deveria contemplar outros critérios,[6] como os descritos na Figura 1.

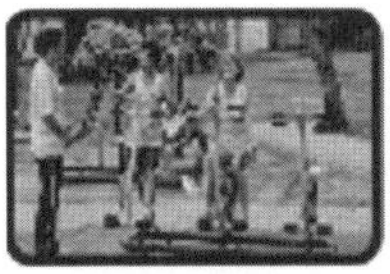

Levantamento das necessidades da população que justificam a escolha dos profissionais que irão compor a equipe do Nasf-AB. Por exemplo, a alta prevalência de obesidade e de reduzida atividade física justifica a importância da presença de nutricionista e educador físico.

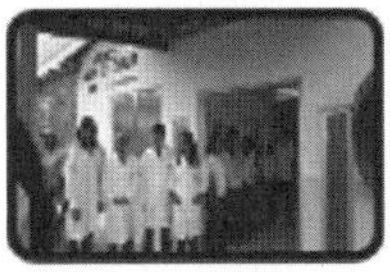

Descrição das atividades que serão exercidas pela equipe Nasf-AB, bem como o número e identificação das eSF às quais estarão vinculados.

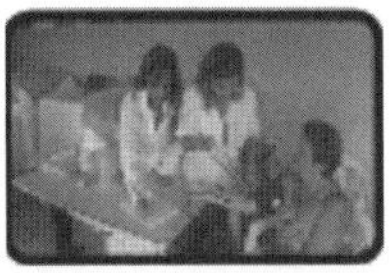

Indicação da forma como se organizará o processo de trabalho da equipe com integração de agendas entre Nasf-AB e eSF, com inclusão das atividades específicas e compartilhadas no âmbito individual e coletivo.

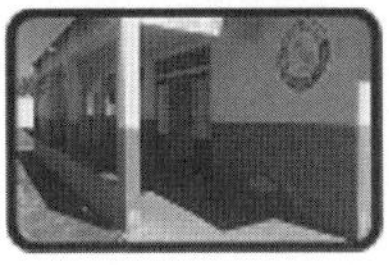

Descrição dos investimentos direcionados para a adaptação das unidades de saúde que não apresentam infraestrutura adequada e que possam impedir o desenvolvimento das atividades da equipe Nasf-AB.

Figura 1 Critérios para a implantação do Núcleo Ampliado de Saúde da Família – Atenção Básica.

Fonte: Brasil (2008).[6]

Até o final de 2019, para que o município recebesse o incentivo financeiro após o credenciamento, e para o funcionamento do Nasf-AB de acordo com a modalidade correspondente, deveriam ser contemplados alguns requisitos que incluíam o cadastro dos profissionais que integrariam a equipe e a inclusão dos dados no sistema. O Distrito Federal e os municípios que não realizassem registro regular de dados nos bancos nacionais de informação teriam o repasse de recursos suspenso, assim como em outras situações previstas na Portaria n. 2.436, de 21 de setembro de 2017.[9]

Nas últimas décadas, várias mudanças ocorreram na forma de financiamento dos programas, ações e serviços que caracterizam a ESF; atualmente, os recursos para a APS são constituídos por blocos de financiamento em duas modalidades: Custeio das Ações e Serviços Públicos de Saúde e Investimento na Rede de Serviços Públicos de Saúde.[14]

O Custeio das Ações e Serviços Públicos de Saúde, que até final de 2019 servia para manter as ações e serviços já implantados para garantir o desempenho das atividades dos estabelecimentos de saúde, atualmente foi alterado pela Portaria n. 2.979/2019[10] no que concerne aos valores dos incentivos financeiros, passando a ser constituído pelos seguintes componentes: capitação ponderada, pagamento por desempenho e incentivo para as ações estratégicas. Já o Investimento na Rede de Serviços Públicos de Saúde é designado para estruturar e ampliar a oferta de ações e serviços, como obras e equipamentos, por exemplo. Para que esses repasses sejam realizados, os estados, Distrito Federal e municípios precisam cumprir algumas condicionalidades, como a criação do fundo de Saúde, o funcionamento do Conselho de Saúde, e a comprovação anual da aplicação dos recursos[11]. É importante ressaltar que o credenciamento pelo MS e o cadastro das equipes no Sistema de Cadastro Nacional de Estabelecimentos de Saúde se configura uma condicionalidade para o recebimento desses repasses financeiros.

O Nasf-AB recebia financiamento federal conforme a carga horária semanal de cada profissional e o total dos membros da equipe, e de acordo com três modalidades, que estavam vinculadas a um número mínimo e máximo de eSF e/ou eAB para populações com especificidades (consultórios na rua, equipes ribeirinhas e fluviais).[8] O Programa Previne Brasil, instituído pela Portaria n. 2.979/2019,[10] esvaziou a base de incentivo federal, revogando as normas de parâmetros e custeio dos núcleos. Desde janeiro de 2020, o MS não mais realiza o credenciamento de Nasf-AB.

A adesão às ações, políticas e estratégias disponibilizadas pelo MS é competência das secretarias estaduais, do Distrito Federal e municípios. O financiamento é realizado fundo a fundo, ou seja, por meio de transferências de recursos do Fundo Nacional da Saúde do MS para o Fundo de Saúde das Secretarias Estaduais, do Distrito Federal e dos Municípios, em contas especialmente criadas para esse fim. O princípio da descentralização garante direção única em cada esfera de governo, sendo as secretarias as responsáveis pela manutenção, implantação e funcionamento da prestação das ações e serviços públicos de saúde, bem como pela gestão da aplicação dos recursos, que devem ser fiscalizados pelos Conselhos de Saúde.[11]

A gestão da APS é realizada pelos municípios, Estados e União, havendo as responsabilidades comuns e as atribuídas a cada esfera de governo especificamente. O art. 7º da Portaria n. 2.436[9] traz 20 responsabilidades comuns a todas as esferas do governo, a exemplo das que seguem: estímulo à adoção da ESF como estratégia prioritária de funcionamento da APS; infraestrutura adequada para as Unidades Básicas de Saúde (UBS); estabelecimento de metas para a APS nos Planos Municipais, Estaduais e Nacional de Saúde; qualificação da força de trabalho; estímulo à participação popular; e garantia de espaços físicos adequados para a formação de estudantes e profissionais de saúde.

A gestão das ações de APS no âmbito da União é de competência do MS e ocorre nos foros componentes da Comissão Intergestores Tripartite, que reúnem gestores para articular e decidir sobre os aspectos operacionais e firmar pactos nacionais, estaduais e regionais no SUS. O art. 8º da Portaria n. 2.436[9] traz oito responsabilidades específicas para esse âmbito do governo, a maioria relacionada ao financiamento federal para a APS e ao estabelecimento de diretrizes nacionais para a gestão, formação e educação permanente de gestores e profissionais da APS.

A coordenação dos componentes estaduais e distritais da APS compete, por sua vez, às Secretarias Estaduais de Saúde e ao Distrito Federal, e ocorrem nos espaços estaduais de articulação e pactuação política componentes da Comissão Intergestores Bipartite. O art. 9º da Portaria n. 2.436[9] traz 11 responsabilidades para essas esferas do governo, que de maneira geral orientam, regulamentam e avaliam os aspectos operacionais do processo de descentralização das ações de saúde. Já a coordenação do componente municipal da APS compete às secretarias municipais de saúde, cujas responsabilidades estão estabelecidas no art. 10 da Portaria n. 2.436[9] e recaem sobre o funcionamento dos serviços e ações da APS.

Para enfrentamento da pandemia de Covid-19, em caráter excepcional e temporário foi estabelecido incentivo financeiro federal de custeio no âmbito da APS, com o objetivo de apoiar o funcionamento em horário estendido das Unidades de Saúde da Família (USF) ou UBS no país.[15]

As equipes de todas as unidades de saúde, incluindo as eSF, precisaram implementar protocolos de atendimento específicos para o adequado acolhimento dos usuários, como reorganizar o fluxo de pessoas nas unidades de saúde a fim de evitar aglomerações; definir linhas de cuidado; realizar classificação de risco; identificar casos suspeitos e seus contatos domiciliares e comunitários, priorizar consultas e procedimentos para casos imprescindíveis; restringir atividades em grupo; permitir acompanhantes apenas para pacientes menores de 18 e acima de 60 anos e gestantes, ou com orientação de necessidade através de relatório médico; usar o teleatendimento para pessoas com sintomas respiratórios; assegurar suporte da rede de urgência e emergência e manter atenção aos usuários com maior risco.[16]

A ESF é lugar potente na redução das iniquidades em saúde, motivo pelo qual deve ser cada vez mais fortalecida e estruturada para o cuidado à população. Dado seu alto grau de capilarização em território nacional, a ESF possibilita que parcelas expressivas da população tenham acesso aos primeiros cuidados necessários para o tratamento da Covid-19. Sendo a APS espaço de coordenação do cuidado, situações de pandemias, como a da Covid-19, colocam em xeque discursos e práticas de redução dos investimentos públicos de Estado para o SUS, de flexibilização das leis trabalhistas, de desmonte do sistema de proteção social, de desvalorização e desinvestimento em ciência, tecnologia e ensino. Todas as medidas de potencialização dos serviços públicos de saúde implicam resolutividade no cuidado aos usuários.[17]

Integração com outras políticas e intersetorialidade

Para que a coordenação do cuidado exerça sua integralidade potencial, a eSF precisa conhecer, em seu território de atuação, todos os pontos de cuidado da Rede de Atenção à Saúde (RAS)[9] para que os casos não solucionados na APS possam ser encaminhados aonde possam ser resolvidos.

Para que ocorra a continuidade do cuidado e seja garantida a resolutividade, esses serviços devem atuar de maneira articulada e integrada. Os mecanismos que podem ser utilizados para possibilitar esse processo incluem a organização do fluxo dos usuários entre os pontos da RAS, o gerenciamento da referência e contrarreferência em outros pontos de atenção e interação com os profissionais que compartilham o cuidado dos usuários envolvidos.[9]

Como a ESF se configura como porta preferencial de acesso ao SUS, esse é o espaço onde a demanda será identificada inicialmente, para que o usuário possa ser conduzido pela rede de acordo com sua necessidade.[9] Na prática, pode ser pensado, como exemplo, um usuário com transtornos mentais apresentando sinais graves de crise psicótica em que o manejo, tanto pela eSF quanto pelo Centro de Atenção Psicossocial (Caps), não foi eficaz. Com a finalidade de proporcionar melhor cuidado ao usuário, ele é então encaminhado, por meio de formulário de referência, para o hospital. Após a alta, o hospital deve realizar a contrarreferência para a APS, onde deverá se dar a continuidade do cuidado, compartilhado entre eSF e Caps. Nesse caso, o Nasf-AB também poderia atuar na discussão do caso com esses serviços, possibilitando um cuidado integral desse usuário.[18]

Outros serviços que estão inseridos na RAS incluem, por exemplo, o Programa Academia da Saúde. Este programa, além de promover vida saudável por meio do incentivo à atividade física, é um dispositivo que poderia ser incluído na agenda da eSF e do Nasf-AB, por exemplo, pela identificação de usuários que apresentem vulnerabilidades emocionais, possibilitando maior socialização e convivência com a população da comunidade. Por meio do compartilhamento do cuidado, esse programa favorece um ambiente para ações culturais e educação em saúde, propiciando aprendizado sobre alimentação saudável, autocuidado, saúde bucal, além de fortalecer a vigilância e atenção à saúde.[19]

Atualmente, os processos de trabalho no SUS devem ter como essência a definição de saúde trazida pela 8ª Conferência Nacional de Saúde, que a considera uma resultante das formas de organização social e de produção, o que inclui a alimentação, a renda, o emprego, a habitação, a educação, o ambiente, o trabalho, o transporte, o lazer, a liberdade, a posse da terra, e acesso a bens e serviços essenciais.[20]

Partindo dessa visão ampliada, que coaduna com o paradigma da complexidade teorizado por Edgard Morin,[21] faz sentido que as gestões municipais do SUS, articuladas com as gestões estaduais e federal, devam desenvolver ações intersetoriais. Colocar a intersetorialidade em prática significa uma tentativa constante de "romper a bolha" do modo fragmentado de trabalhar, buscando articular setores diferentes sempre que possível e necessário. Pensando no setor saúde, essa prática pressupõe o reconhecimento de quão complexa é a realidade sanitária, pois apenas ações contextualizadas terão potencial de transformar de fato as condições de saúde da população.

A intersetorialidade pressupõe coparticipação, ou seja, fazer parte da produção, gerenciamento e resultado, com compartilhamento de um processo. Portanto, ela pode se concretizar por meio de ações já institucionalizadas, parcerias e recursos na própria comunidade, integrando, por exemplo, projetos sociais já existentes e setores afins comprometidos com a promoção da saúde. Exemplos de ações institucionalizadas que promovem a intersetorialidade podem ser observados na Figura 2.

Nesse sentido, é relevante destacar também o Guia Alimentar para a População Brasileira,[22] documento estratégico de apoio às ações de Educação Alimentar e Nutricional (EAN) no SUS e em outros setores, que aborda os princípios e recomendações para uma alimentação adequada e saudável no país. Sua natureza intersetorial se reflete na potencialidade do seu alcance, que ultrapassa os limites do setor saúde para promovê-la com sustentabilidade em outros campos, como agricultura, pecuária, trabalho, educação, meio ambiente, assistência social, abastecimento, cultura, justiça e direitos humanos.

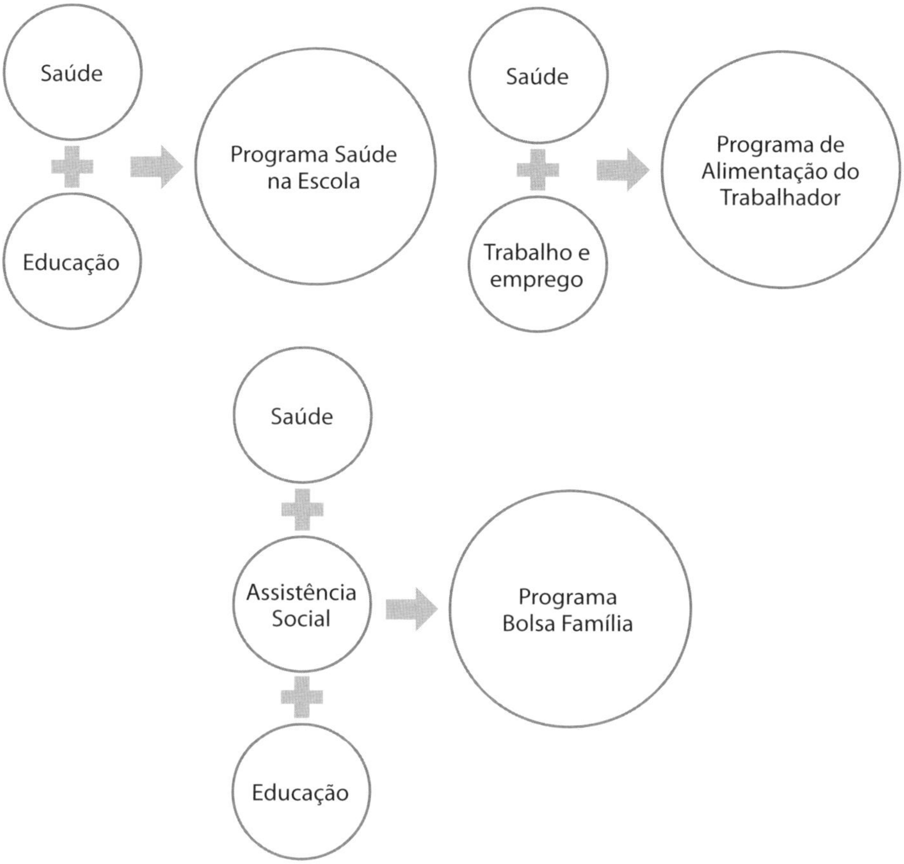

Figura 2 Exemplos de ações institucionalizadas que promovem a intersetorialidade nas políticas públicas.

AVALIAÇÃO, ANÁLISE E EVIDÊNCIAS

A expansão da ESF vem ocorrendo em todo o país desde sua implantação. Dados de 2006 a 2016 apontam aumento na cobertura nacional da ESF de 45,3 para 64,0%, bem como tendência crescente em todas as grandes regiões do país. Em 2016, as maiores coberturas (acima de 90%) foram observadas no Tocantins, na Paraíba e no Piauí e as menores (abaixo de 50%), em São Paulo e no Distrito Federal.[23,24] As evidências apontam que a ESF contribuiu para melhoria de indicadores de saúde, como acesso, proteção financeira, qualidade dos serviços, eficiência no sistema, impacto na saúde e equidade.[25]

Estudos demonstram que a maior cobertura da ESF se associa positivamente com desfechos em saúde, como aumento de consultas pré-natais[26] e redução da mortalidade pós-neonatal e infantil.[27] No entanto, resultados divergentes foram observados por diversos estudos que investigaram o impacto da ESF sobre condições sensíveis à APS. Resultados não significativos foram evidenciados em levantamento de dados de 2003 a 2012[28] e de 2012 a 2016.[29] Ainda, uma revisão sistemática que incluiu estudos de 1994 a 2016 identificou resultados pouco consistentes para reduções nas hospitalizações por condições sensíveis à APS.[27] Por outro lado, o impacto positivo da expansão da ESF nas taxas de internação por condições sensíveis à APS foi observado por estudos realizados em Santa Catarina,[30] Rio de Janeiro,[31] São Paulo[32] e Bahia.[33] Nacionalmente, Pinto e Giovanella,[4] ao comparar os dados do Sistema de Informação da Atenção Básica (Siab) 1998-2017 com dados do DAB/SAS e Datasus 2001-2017, observaram redução de 45% nas taxas padronizadas de internações por condições sensíveis à APS por 10.000 habitantes.

O aumento da população idosa no Brasil tem gerado desafios ao setor saúde, como a necessidade de readequação da estrutura e organização da demanda, principalmente pela maior prevalência de doenças crônicas não transmissíveis (DCNT) nesse período da vida.[34] Estudo realizado em município brasileiro com cobertura total da ESF observou que não há diferença nos processos de assistência ao idoso em comparação ao adulto.[35] A formação dos profissionais tem interferido nas práticas de trabalho para atendimento das necessidades da população idosa, sugerindo que a formação da equipe multiprofissional em nível de graduação, pós-graduação e nos serviços de saúde seja repensada de forma a atender às demandas e necessidades da transição do perfil demográfico e epidemiológico da população.[36]

Nesse contexto, é possível destacar dificuldades e avanços em relação à atenção, prevenção e promoção da saúde do idoso. Os avanços na atenção à saúde do idoso podem estar relacionados com o incentivo à qualificação dos profissionais, ocorrido nos últimos anos; equipes de ESF que possuem médicos da família e comunidade, por exemplo, são mais capazes de desenvolver uma linha de cuidado voltada para a tríade indivíduo-família-comunidade, contemplando a ideia de integralidade dentro de um paradigma biopsicossocial. Como desafios a serem superados, destacam-se a falta de articulação das redes intra e intersetoriais, a dificuldade de acesso, as limitações da atuação da equipe pela falta de recursos humanos e materiais e as dificuldades das eSF em lidar com as especificidades das dinâmicas familiares ou mesmo com o próprio idoso.[37]

O interesse em avaliar a qualidade da ESF tem contribuído para o desenvolvimento e consolidação da APS no Brasil, ao produzir evidências sobre o alcance dos princípios do SUS. Os estudos têm mostrado aumentos na cobertura da ESF e no acesso da população, porém ainda persistem problemas de estrutura, com destaque para a disponibilidade de insumos essenciais e de tecnologias.[38]

Estudo conduzido na macrorregião Nordeste de Minas Gerais realizou autoavaliação da qualidade da ESF na ótica dos gestores e apresentou resultados positivos. A avaliação dos gestores aumentou conforme o tamanho da população municipal, destacando-se as subdimensões de "Fortalecimento da Coordenação", "Acompanhamento das Equipes" e "Gestão da Educação Permanente e Normatização". Piores avaliações foram verificadas em "Gestão do Trabalho", "Educação Permanente" e "Insumos, Imunobiológicos e Medicamentos".[39]

O Instrumento de Avaliação da Atenção Primária, do inglês *Primary Care Assessment Tool – PCATool*, mede a qualidade da ESF por meio do grau de afiliação, quatro atributos essenciais e três atributos derivados, e pode expressar a avaliação de gestores, profissionais e/ou usuários. Os atributos essenciais são o acesso de primeiro contato (utilização e acesso), a coordenação da atenção (cuidado e sistema de informações), a integralidade (serviços disponíveis e serviços prestados) e a longitudinalidade; já os atributos derivados incluem a orientação familiar, a orientação comunitária, e a competência cultural. Estudos que utilizaram esse instrumento sob o ponto de vista dos profissionais mostraram as mais altas médias de escore de qualidade nas dimensões "Orientação Familiar", "Longitudinalidade" e "Integralidade".[40,41] Por outro lado, na perspectiva do usuário, as maiores médias foram observadas para "Utilização",[42] "Grau de Afiliação",[43] "Acesso",[44,45] "Integralidade" e "Coordenação da Atenção".[45]

Caracterizando-se o apoio matricial como a principal ferramenta de trabalho do Nasf/Nasf-AB, diversos estudos investigaram sua operacionalização com as equipes de saúde vinculadas. A literatura aponta que as ações de atenção à saúde atribuídas ao Nasf eram compreendidas e valorizadas por profissionais da eSF[46,47] e usuários,[48] porém a sua prática enfrentava dificuldades relacionadas às diferenças nos modos de atuação,[49,50] nas ferramentas de trabalho[51] e na organização do trabalho.[52] Estudo realizado com agentes comunitários de saúde mostrou que, na percepção desses profissionais, o trabalho do Nasf não era plenamente desenvolvido conforme as dimensões e atributos da APS.[53] Dessa forma, destaca-se a importância de implantar e sustentar políticas de educação permanente na ESF, uma vez que a insuficiência das ações de formação continuada foi apontada como um dos problemas da prática de trabalho das equipes.[54]

As evidências disponíveis sobre o processo de trabalho das equipes do Nasf vinham mostrando potencialidades e dificuldades. Estudo realizado na Bahia demonstrou desarticulação entre os processos de trabalho da eSF e do Nasf, relações técnicas marcadas por conflitos e ausência de diálogo.[55] Por outro lado, apesar dos desafios encontrados na rotina de muitos desses profissionais, o Nasf apresentou grande potencial para contribuir com a integralidade do cuidado na prática.[56] A presença de nutricionista e educador físico em equipes de Nasf, por exemplo, resultou em maior prevalência de ações de promoção de alimentação saudável e de atividade física na APS,[57] bem como percepção positiva dos usuários em relação às práticas de grupo ofertadas.[58] É importante ressaltar que, para que o matriciamento seja possível, o Nasf precisa ser implantado e seu trabalho deve estar constantemente integrado ao das eSF.[59]

Considerando dados do segundo ciclo do PMAQ, a análise do processo de trabalho das equipes mostrou a importância do Nasf no planejamento e desenvolvimento de ações de forma integrada,[60,61] na organização da agenda de modo compartilhado[60] e na adequação quanto à infraestrutura.[61] Contudo, foram identificadas fragilidades em relação à avaliação e monitoramento das ações,[60] formação inicial e educação permanente.[61]

IMPLICAÇÕES PARA A PESQUISA E AS POLÍTICAS PÚBLICAS

Sob a premissa de que um SUS valorizado é fundamental para alcançar os Objetivos de Desenvolvimento Sustentável até 2030, o relatório "30 anos de SUS - Que SUS para 2030?" da Organização Panamericana da Saúde (Opas)[62] destaca importantes conquistas e faz recomendações estratégicas para o alcance de um sistema mais forte. O documento coloca, dentre várias necessidades, a importância de aumentar o financiamento da APS, utilizar protocolos baseados em evidências científicas, incentivar a produção de conhecimento científico e a divulgação de experiências inovadoras e exitosas, favorecer o controle social e a avaliação dos serviços, além de incentivar o papel mediador da APS para promover a intersetorialidade. Ainda, recomenda qualificar e ampliar a atuação de todas as categorias profissionais das equipes da APS em relação à comunicação e tecnologia do cuidado, e apoiar as equipes multiprofissionais de forma presencial ou a distância, por meio de cuidado compartilhado, interconsultas, telemonitoramento e matriciamento, por exemplo.

Para o alcance de muitas dessas recomendações, é necessário um conjunto de fatores, tais como maior qualificação e organização da gestão, participação social ativa, vontade política e maior financiamento. Algumas outras recomendações, por outro lado, só poderão ser praticadas a partir do embasamento proporcionado por pesquisas científicas de qualidade. A Agenda de Prioridades de Pesquisa do Ministério da Saúde[63] apresenta uma vasta gama de linhas de pesquisa categorizadas em 14 eixos, que incluem desde ambiente, trabalho e saúde até saúde materno-infantil, passando por assistência farmacêutica, doenças crônicas não transmissíveis, doenças transmissíveis, saúde do idoso, dentre outros. Como exemplo de prioridade, pode-se citar a avaliação da efetividade de estratégias de atenção nutricional para pacientes com *diabetes mellitus* tipo 2 e hipertensão na APS.

A incorporação de novos conhecimentos e tecnologias têm colaborado para o fortalecimento do SUS, o que reforça que um sistema de ciência, tecnologia e inovação para a saúde é essencial para a definição de investigações prioritárias.

ATIVIDADES E QUESTÕES PARA REFLEXÃO

- Pesquise no *site* da prefeitura da sua cidade e, se possível, converse com o secretário de saúde e/ou com profissionais do SUS, buscando responder às questões:
  - Do total de UBS do seu município, quantas têm eSF? Quantas eSF existem no município? Quais bairros são assistidos por essas eSF? Quais e quantos profissionais compõem essas eSF?
  - Existe ou já existiu o Nasf e/ou Nasf-AB em seu município? Quantas equipes vinculadas a quais eSF? Quais e quantos profissionais compõem ou compunham essas equipes?
- Escolha uma das unidades de ESF da sua cidade, visite a equipe e investigue:
  - Quais são os demais pontos de atenção no território delimitado?
  - São realizadas ações em conjunto com um ou mais desses pontos de atenção? Cite exemplos.

REFERÊNCIAS BIBLIOGRÁFICAS

1. Brasil. Constituição (1988). Constituição da República Federativa do Brasil. [internet]. Brasília, DF: Senado Federal/Centro Gráfico; 1988.
2. Brasil. Lei n. 8.080, de 19 de setembro de 1990. Dispõe sobre as condições para a promoção, proteção e recuperação da saúde, a organização e o funcionamento dos serviços correspondentes e dá outras providências. Diário Oficial da União, Brasília, DF, 19 set. 1990.
3. OMS – Organização Mundial de Saúde. Relatório Mundial da Saúde 2008: Cuidados de Saúde Primários – Agora mais que nunca. Genebra: OMS; 2008.
4. Pinto LF, Giovanella L. Do Programa à Estratégia Saúde da Família: expansão do acesso e redução das internações por condições sensíveis à atenção básica (ICSAB). Ciência & Saúde Coletiva. 2018;23(6):1903-14.
5. Brasil. Ministério da Saúde. Gabinete do Ministro. Portaria n. 648, de 28 de março de 2006. Aprova a Política Nacional de Atenção Básica, estabelecendo a revisão de diretrizes e normas para a organização da Atenção Básica para o Programa Saúde da Família (PSF) e o Programa Agentes Comunitários de Saúde (PACS). Diário Oficial da União, Brasília, DF, 29 mar. 2006.
6. Brasil. Ministério da Saúde. Gabinete do Ministro. Portaria n. 154, de 24 de janeiro de 2008. Cria os Núcleos de Apoio à Saúde da Família – NASF. Diário Oficial da União, Brasília, DF, 4 mar. 2008.
7. Brasil. Ministério da Saúde. Gabinete do Ministro. Portaria n. 2.488, de 21 de outubro de 2011. Aprova a Política Nacional de Atenção Básica, estabelecendo a revisão de diretrizes e normas para a organização da Atenção Básica, para a Estratégia Saúde da Família (ESF) e o Programa de Agentes Comunitários de Saúde (PACS). Diário Oficial da União, Brasília, DF, 24 out. 2011.
8. Brasil. Ministério da Saúde. Gabinete do Ministro. Portaria n. 3.124, de 28 de dezembro de 2012. Redefine os parâmetros de vinculação dos Núcleos de Apoio à Saúde da Família (NASF) Modalidades 1 e 2 às Equipes Saúde da Família e/ou Equipes de Atenção Básica para populações específicas, cria a Modalidade NASF 3, e dá outras providências. Diário Oficial da União, Brasília, DF, 31 dez. 2012.

9. Brasil. Ministério da Saúde. Gabinete do Ministro. Portaria n. 2.436, de 21 de setembro de 2017. Aprova a Política Nacional de Atenção Básica, estabelecendo a revisão de diretrizes para a organização da Atenção Básica, no âmbito do Sistema Único de Saúde (SUS). Diário Oficial da União, Brasília, DF, 22 set. 2017.
10. Brasil. Ministério da Saúde. Gabinete do Ministro. Portaria n. 2.979, de 12 de novembro de 2019. Institui o Programa Previne Brasil, que estabelece novo modelo de financiamento de custeio da Atenção Primária à Saúde no âmbito do Sistema Único de Saúde, por meio da alteração da Portaria de Consolidação n. 6/GM/MS, de 28 de setembro de 2017. Diário Oficial da União, Brasília, DF, 12 nov. 2019.
11. Brasil. Ministério da Saúde. Gabinete do Ministro. Portaria de Consolidação n. 6, de 28 de setembro de 2017. Consolidação das normas sobre o financiamento e a transferência dos recursos federais para as ações e os serviços de saúde do Sistema Único de Saúde. Diário Oficial da União, Brasília, DF, 28 set. 2017.
12. Brasil. Ministério da Saúde. Gabinete do Ministro. Portaria n. 188, de 3 de fevereiro de 2020. Declara Emergência em Saúde Pública de importância Nacional (ESPIN) em decorrência da Infecção Humana pelo novo Coronavírus (2019-nCoV). Diário Oficial da União, Brasília, DF, 4 fev. 2020.
13. Brasil. Ministério da Saúde. Secretaria de Atenção à Saúde. Departamento de Atenção Básica. Passo a Passo das Ações do Departamento de Atenção Básica. Brasília, DF: Ministério da Saúde; 2011.
14. Brasil. Ministério da Saúde. Gabinete do Ministro. Portaria n. 3.992, de 28 de dezembro de 2017. Altera a Portaria de Consolidação n. 6/GM/MS, de 28 de setembro de 2017, para dispor sobre o financiamento e a transferência dos recursos federais para as ações e os serviços públicos de saúde do Sistema Único de Saúde. Diário Oficial da União, Brasília, DF, 28 dez. 2017.
15. Brasil. Ministério da Saúde. Gabinete do Ministro. Portaria n. 430, de 19 de março de 2020. Estabelece incentivo financeiro federal de custeio no âmbito da Atenção Primária à Saúde, em caráter excepcional e temporário, com o objetivo de apoiar o funcionamento em horário estendido das Unidades de Saúde da Família (USF) ou Unidades Básicas de Saúde (UBS) no país, para enfrentamento da emergência de saúde pública de importância internacional decorrente do coronavírus (Covid-19). Diário Oficial da União, Brasília, DF, 20 mar. 2020.
16. Brasil. Ministério da Saúde. Secretaria de Atenção Primária à Saúde (SAPS). Protocolo de Manejo Clínico do Coronavírus (Covid-19) na Atenção Primária à Saúde – Versão 7. Brasília, DF: Ministério da Saúde; 2020.
17. Sarti TD, Lazarini WS, Fontenelle LF, Almeida APSC. Qual o papel da Atenção Primária à Saúde diante da pandemia provocada pela Covid-19? Epidemiol. Serv. Saúde. 2020; 29(2): e2020166.
18. Brasil. Ministério da Saúde. Secretaria de Atenção à Saúde. Departamento de Atenção Básica. Núcleo de Apoio à Saúde da Família. Brasília (DF): Ministério da Saúde; 2014. (Cadernos de Atenção Básica, n. 39).
19. Brasil. Ministério da Saúde. Academia da Saúde. Brasília: Ministério da Saúde; 2014.
20. Conferência Nacional de Saúde, 8., 1986, Brasília. Relatório final. Brasília: Ministério da Saúde; 1986.
21. Morin E. Os sete saberes necessários à educação do futuro. 3.ed. São Paulo/Brasília: Cortez/Unesco; 2001.
22. Brasil. Ministério da Saúde. Secretaria de Atenção à Saúde. Departamento de Atenção Básica. Guia Alimentar para a População Brasileira. 2.ed. Brasília: Ministério da Saúde; 2014.
23. Malta DC, Santos MAS, Stopa SR, Vieira JEB, Melo EA, Reis AAC. A cobertura da Estratégia de Saúde da Família (ESF) no Brasil, segundo a Pesquisa Nacional de Saúde, 2013. Ciência & Saúde Coletiva. 2016;21(2):327-38.
24. Neves RG, Flores TR, Duro SMS, Nunes BP, Tomasi E. Tendência temporal da cobertura da Estratégia Saúde da Família no Brasil, regiões e Unidades da Federação, 2006-2016. Epidemiologia e Serviços de Saúde. 2018;27(3):e2017170.
25. Macinko J, Mendonça CS. Estratégia Saúde da Família, um forte modelo de Atenção Primária à Saúde que traz resultados. Saúde em Debate. 2018;42(1):18-37.

26. Anversa ETR, Bastos GAN, Nunes LN, Dal Pizzol TS. Qualidade do processo da assistência pré-natal: unidades básicas de saúde e unidades de Estratégia Saúde da Família em município no Sul do Brasil. Cad Saúde Pública. 2012;28(4):789-800.
27. Bastos ML, Menzies D, Hone T, Dehghani K, Trajman A. The impact of the Brazilian family health on selected primary care sensitive conditions: A systematic review. PLoS ONE. 2017;12(8):e0182336.
28. Morimoto T, Costa JSD. Internações por condições sensíveis à atenção primária, gastos com saúde e Estratégia Saúde da Família: uma análise de tendência. Ciência & Saúde Coletiva. 2017;22(3):891-900.
29. Santos BV, Lima DS, Fontes CJF. Internações por condições sensíveis à atenção primária no estado de Rondônia: estudo descritivo do período 2012-2016. Epidemiologia e Serviços de Saúde. 2019;28(1):e2017497.
30. Brasil VP, Costa JSD. Hospitalizações por condições sensíveis à atenção primária em Florianópolis, Santa Catarina – estudo ecológico de 2001 a 2011. Epidemiologia e Serviços de Saúde. 2016;25(1):75-84.
31. Santos LPR, Castro ALBde, Dutra VGP, Guimarães RM. Internações por condições sensíveis à atenção primária à saúde, 2008-2015: uma análise do impacto da expansão da ESF na cidade do Rio de Janeiro. Cadernos Saúde Coletiva. 2018;26(2):178-83.
32. Cavalcante DFB, Brizon VSC, Probst LF, Meneghim MC, Pereira AC, Ambrosano GMB. Did the Family Health Strategy have an impact on indicators of hospitalizations for stroke and heart failure? Longitudinal study in Brazil: 1998-2013. PLoS ONE. 2018;13(6):e0198428.
33. Pinto Junior EP, Aquino R, Medina MG, Silva MGC. Efeito da Estratégia Saúde da Família nas internações por condições sensíveis à atenção primária em menores de um ano na Bahia, Brasil. Cad Saúde Pública. 2018;34(2):e00133816.
34. Souza ER. Políticas jovens para uma população idosa: desafios para o Setor Saúde. Ciência & Saúde Coletiva. 2010;15(6):2656-2657.
35. Coelho LP, Motta LB, Caldas CP. Rede de atenção ao idoso: fatores facilitadores e barreiras para implementação. Physis. 2018;28(4):e280404.
36. Damaceno MJC, Chirelli MQ. Implementação da Saúde do Idoso na Estratégia Saúde da Família: visão dos profissionais e gestores. Ciência & Saúde Coletiva. 2019;24(5):1637-46.
37. Schenker M, Costa DH. Avanços e desafios da atenção à saúde da população idosa com doenças crônicas na Atenção Primária à Saúde. Ciência & Saúde Coletiva. 2019;24(4):1369-80.
38. Facchini LA, Tomasi E, Dilelio AS. Qualidade da Atenção Primária à Saúde no Brasil: avanços, desafios e perspectivas. Saúde em Debate. 2018;42(1):208-223.
39. Cardoso AVL, Chain APN, Mendes RIP, Ferreira EF, Vargas AMD, Martins AMEBL, et al. Avaliação da gestão da Estratégia Saúde da Família por meio do instrumento Avaliação para Melhoria da Qualidade em municípios de Minas Gerais, Brasil. Ciência & Saúde Coletiva. 2015;20(4):1267-84.
40. Lima EFA, Sousa AI, Leite FMC, Lima RCD, Souza MHN, Primo CC. Avaliação da Estratégia Saúde da Família na perspectiva dos Profissionais de Saúde. Escola Anna Nery. 2016;20(2):275-80.
41. Oliveira MPR, Menezes IHCF, Sousa LM, Peixoto MRG. Formação e qualificação de profissionais de saúde: fatores associados à qualidade da Atenção Primária. Revista Brasileira de Educação Médica. 2016;40(4):547-59.
42. Pinto LF, Harzheim E, Hauser L, D'Avila OP, Gonçalves MR, Travassos P, et al. A qualidade da Atenção Primária à Saúde na Rocinha – Rio de Janeiro, Brasil, na perspectiva dos cuidadores de crianças e dos usuários adultos. Ciência & Saúde Coletiva. 2017;22(3): 771-81.
43. Kessler M, Lima SBS, Weiller TH, Lopes LFD, Ferraz L, Eberhardt TD, et al. Longitudinalidade do cuidado na atenção primária: avaliação na perspectiva dos usuários. Acta Paulista de Enfermagem. 2019;32(2):186-93.

44. Cruz JS, Almeida PF, Figueredo AH, Santos AM. Avaliação do acesso à Estratégia Saúde da Família na perspectiva dos usuários no município de Santo Antônio de Jesus-Bahia, Brasil. Revista de Salud Pública. 2017;19(5):641-8.
45. Shimizu HE, Ramos MC. Avaliação da qualidade da estratégia saúde da família no Distrito Federal. Revista Brasileira de Enfermagem. 2019;72(2):367-74.
46. Maffissoni AL, Silva KJ, Vendruscolo C, Trindade LL, Metelski FK. Função matriciadora dos Núcleos Ampliados de Saúde da Família: uma revisão integrativa da literatura. Saúde em Debate. 2018;42(119):1012-23.
47. Sales JCS, Branco COC, Reis JF, Mendes PN, Silva Júnior FJG, Valle ARMC. Núcleo de Apoio à Saúde da Família na perspectiva de médicos e enfermeiros. Escola Anna Nery. 2020;24(1):e20190179.
48. Aciole GG, Oliveira DKS. Percepções de usuários e profissionais da saúde da família sobre o Núcleo de Apoio à Saúde da Família. Saúde em Debate. 2017;41(115):1090-1101.
49. Arce VAR, Teixeira CF. Práticas de saúde e modelo de atenção no âmbito do Núcleo de Apoio à Saúde da Família em Salvador (BA). Saúde em Debate. 2017;41(spe3):228-40.
50. Oliveira KS, Baduy RS, Melchior R. O encontro entre Núcleo de Apoio à Saúde da Família e as equipes de Saúde da Família: a produção de um coletivo cuidador. Physis. 2019;29(4):e290403.
51. Gonçalves RMA, Lancman S, Sznelwar LI, Cordone NG, Barros JO. Estudo do trabalho em Núcleos de Apoio à Saúde da Família (NASF), São Paulo, Brasil. Revista Brasileira de Saúde Ocupacional. 2015;40(131):59-74.
52. Santos RABG, Uchôa-Figueiredo LR, Lima LC. Apoio matricial e ações na atenção primária: experiência de profissionais de ESF e Nasf. Saúde em Debate. 2017;41(114):694-706.
53. Moreira DC, Soares DA, Castro CP, Bispo Júnior JP. Atuação do Núcleo de Apoio à Saúde da Família no fortalecimento da atenção primária: experiências dos agentes comunitários. Physis. 2019;29(3):e290304.
54. Bispo Júnior JP, Moreira DC. Educação permanente e apoio matricial: formação, vivências e práticas dos profissionais dos Núcleos de Apoio à Saúde da Família e das equipes apoiadas. Cad Saúde Pública. 2017;33(9):e00108116.
55. Souza TS, Medina MG. Nasf: fragmentação ou integração do trabalho em saúde na APS? Saúde em Debate. 2018;42(spe2):145-58.
56. Shimizu HE, Fragelli TBO. Competências profissionais essenciais para o trabalho no Núcleo de Apoio à Saúde da Família. Revista Brasileira de Educação Médica. 2016;40(2):216-25.
57. Florindo AA, Nakamura PM, Farias Júnior JC, Siqueira FV, Reis RS, Cruz DKA, et al. Promoção da atividade física e da alimentação saudável e a saúde da família em municípios com academia da saúde. Revista Brasileira de Educação Física e Esporte. 2016;30(4):913-24.
58. Fernandes ETP, Souza MNL, Rodrigues SM. Práticas de grupo do Núcleo de Apoio à Saúde da Família: perspectiva do usuário. Physis. 2019;29(1):e290115.
59. Belotti M, Iglesias A, Avellar, LZ. Conceptions of the professionals about their attributions in the Expanded Nucleus of Family Health. Psico-USF. 2019;24(4):661-71.
60. Lima RSA, Nascimento JA, Ribeiro KSQS, Sampaio J. O apoio matricial no trabalho das equipes dos Núcleos de Apoio à Saúde da Família: análise a partir dos indicadores do 2º ciclo do Programa Nacional de Melhoria do Acesso e da Qualidade. Cadernos Saúde Coletiva. 2019;27(1):25-31.
61. Brocardo D, Andrade CLT, Fausto MCR, Lima SML. Núcleo de Apoio à Saúde da Família (Nasf): panorama nacional a partir de dados do PMAQ. Saúde em Debate. 2018;42(spe1):130-44.
62. Opas – Organização Pan-Americana da Saúde. Relatório 30 anos de SUS, que SUS para 2030? Brasília: OPAS; 2018.
63. Brasil. Ministério da Saúde. Secretaria de Ciência, Tecnologia e Insumos Estratégicos. Departamento de Ciência e Tecnologia. Agenda de prioridades de pesquisa do Ministério da Saúde. Brasília, DF; 2018.

12

Programa Saúde na Escola

Gabriele Caldas de Oliveira
Daniel Henrique Bandoni

PANORAMA E OBJETIVOS

A rede pública de ensino no Brasil atende grande parcela da população[1] e, por esse motivo, os espaços que a formam são potencialmente promotores da saúde. Assim, para além da construção de conhecimento e da cidadania, as escolas são essenciais para se estimular atitudes positivas relacionadas à saúde, especialmente na infância e adolescência.

O Programa Saúde na Escola (PSE) é um dos principais programas para promoção da saúde nesse ambiente. Instituído em 2007, trata-se de uma política que se alicerça na intersetorialidade entre a saúde e a educação para promover saúde e educação integral, por meio da articulação de suas respectivas redes.

A ideia de saúde escolar surgiu na Alemanha, entre o final do século XVIII e início do século XIX, com as propostas do médico Johan Petter Frank. No Brasil, apenas no início do século XX foi iniciada a discussão sobre saúde ou higiene escolar que se preocupavam com as condições de saúde das pessoas envolvidas com o ensino e com a salubridade do ambiente escolar.[2]

Porém, até a década de 1980, as ações promotoras de saúde na escola desenvolvidas na América Latina se baseavam na ideologia higienista, com foco na cura e prevenção de doenças e na higiene e saneamento básico, sem grandes articulações ou propósito explícito.[3] Com base na Carta de Ottawa (1986), o conceito de promoção da saúde passa a transformar as intervenções em saúde e, consequentemente, as de saúde escolar. Em consequência dessa visão ampla de saúde, há o incentivo ao trabalho intersetorial e a participação ativa do estudante. Em outras palavras, pensar em saúde escolar começa a ser a soma de esforços dos profissionais de saúde e educação em conjunto aos estudantes.[3]

No final da década de 1980, então, a Iniciativa Regional Escolas Promotoras de Saúde (Ireps) amplia o pensamento e o entendimento sobre as inter-relações saúde e educação no ambiente escolar e o conceito de promoção da saúde passa a ser considerado. A Ireps previa a atuação conjunta da educação e a saúde para que fossem desenvolvidas ações de educação para a saúde com enfoque na integralidade, desenvolvimento de ambientes físicos e psicossociais saudáveis e disponibilidade de serviços de saúde, alimentação adequada e saudável, bem como vida ativa.[2]

Com base na Carta de Ottawa, os compromissos e orientações para a promoção da saúde no âmbito escolar foram sendo definidos em uma série de declarações internacionais: Declaração de Adelaide (1988), Declaração de Sundsvall (1991), Declaração de Bogotá (1992), Declaração de Jacarta (1997), Declaração do México (2000) e Declaração de Helsinque (2013).[4] Esses documentos permitiram ampliar o conceito de saúde e o entendimento que a promoção da saúde deve permear todas as políticas públicas e a criação de ambientes favoráveis.

O ambiente escolar é um espaço privilegiado para que a saúde seja trabalhada em sua perspectiva da promoção, com desenvolvimento de ações para a prevenção e a proteção.[5] É nesse contexto que a escola é inserida como o universo de produção social da saúde, além da formação do pensamento crítico, político e pessoal.[6]

No âmbito da Atenção Primária à Saúde (APS), a Estratégia Saúde da Família (ESF) trabalha para a intersetorialidade ao reconstruir as práticas em saúde e investir nas ações que compreendem também a interdisciplinaridade, sendo uma ponte da área da saúde para a educação.[6] A saúde escolar passa a ser uma política pública de promoção da saúde e melhoria da qualidade de vida quando é trabalhada intersetorialmente, com coordenação e planejamento em conjunto, por meio de uma visão ampliada.[3]

O panorama brasileiro da saúde do escolar aponta que são necessárias ações e intervenções efetivas para a promoção da saúde, com diminuição da exposição a fatores de risco, como tabaco, álcool, alimentação não saudável e sedentarismo.[7]

GESTÃO

Operacionalização do PSE: princípios, adesão e intersetorialidade

O PSE prevê ações articuladas entre a APS e a rede de educação básica, por meio da intersetorialidade entre o Ministério da Educação (MEC) e do Ministério da Saúde (MS). Assim, o PSE constitui estratégia que integra e a articula, permanentemente, as ações e políticas de educação e de saúde, de modo participativo, com envolvimento das ESF e da educação básica.[6]

O PSE tem como princípios o cuidado integral, a construção do autocuidado e da autonomia dos estudantes, trazendo oportunidades de participação à comunidade escolar em ações que articulem saúde e educação, com promoção da saúde de crianças, adolescentes e jovens brasileiros em todos os níveis de ensino (creche, pré-escola, ensino fundamental e médio e educação de jovens e adultos).[5,6]

Os objetivos do PSE estão descritos no Quadro 1.

Quadro 1 Objetivos do Programa Saúde na Escola

1	"Promover a saúde e a cultura da paz, reforçando a prevenção de agravos à saúde, bem como fortalecer a relação entre as redes públicas de saúde e de educação"
2	"Articular as ações do Sistema Único de Saúde – SUS às ações das redes de educação básica pública, de forma a ampliar o alcance e o impacto de suas ações relativas aos estudantes e a suas famílias, otimizando a utilização dos espaços, equipamentos e recursos disponíveis"
3	"Contribuir para a constituição de condições para a formação integral de educandos"
4	"Contribuir para a construção de sistema de atenção social, com foco na promoção da cidadania e nos direitos humanos"
5	"Fortalecer o enfrentamento das vulnerabilidades, no campo da saúde, que possam comprometer o pleno desenvolvimento escolar"
6	"Promover a comunicação entre escolas e unidades de saúde, assegurando a troca de informações sobre as condições de saúde dos estudantes"
7	"Fortalecer a participação comunitária nas políticas de educação básica e saúde, nos três níveis de governo"

Fonte: Brasil (2007).[8]

Desde 2013, o sistema de adesão ao PSE é realizado pelo Portal do Gestor, um Sistema de Gestão da Atenção Básica, a partir do preenchimento do Termo de Compromisso Municipal, o qual indica as metas e cobertura das ações.[5] Os municípios deverão fazer a adesão indicando as equipes de APS disponíveis para atender ao número de estudantes e aos seus níveis escolares, possibilitando assim o cálculo de repasse financeiro. Os recursos financeiros para o custeio das ações é repassado anualmente, em parcela única, vinculado ao Piso Variável de Atenção Básica.[5]

O PSE é operacionalizado com a gestão compartilhada, com atuação da educação, saúde e outras redes sociais em conjunto e articuladas pelos Grupos de Trabalho Intersetoriais (GTI) federais, estaduais e municipais, responsáveis por auxiliar na implementação das ações do programa.[9] A atuação do setor de saúde para promoção da saúde e prevenção de agravos, por intermédio da escola, tem como objetivo a ampliação do alcance e do impacto das ações por meio da intersetorialidade, com participação principalmente das ESF e as escolas da região.[10] Instituído no Brasil em 2007, busca fortalecer as experiências desenvolvidas no ambiente escolar e promover a articulação das ações vinculadas ao Sistema Único de Saúde (SUS).

O MEC e o MS, em conjunto, têm como competências previstas: promoção da articulação entre secretarias estaduais, municipais e o Sistema Único de Saúde (SUS); subsídio ao planejamento de ações e formulação de propostas; apoio à gestão estadual e municipal na articulação, planejamento e implementação; estabelecimento, em conjunto com as secretarias estaduais e municipais, de indicadores para a avaliação e a definição das prioridades e das metas.[8]

A gestão compartilhada prevista pelo PSE é desenvolvida com base na proposta dos GTI nas três esferas de governo: federal, estadual e municipal.[5,6] Na instância federal, o GTI é constituído pelo MEC e MS e nas instâncias estaduais e municipais são constituídos obrigatoriamente por profissionais das Secretarias de Saúde e de Educação e, facultativamente, por representantes locais de políticas e movimentos sociais.[5,6]

Os GTI são responsáveis pela tomada de decisão e execução das ações do PSE, com participação no planejamento integrado de educação permanente, com interação e intercâmbio de conhecimentos entre os profissionais da saúde e educação e outros representantes, com vistas a identificar e suprir as demandas locais em conjunto para melhorar a qualidade de vida dos estudantes.[5,6] A atuação dos GTI deverá estar em conformidade com as diretrizes da Comissão Intersetorial de Educação e Saúde na Escola (Ciese).

A Ciese, assim, estabelece as diretrizes das políticas de educação e saúde em ambiente escolar, em consonância com as políticas nacionais de educação, bem como os princípios e diretrizes do SUS. A Ciese é composta por representantes do MS, MEC, Conselho Nacional de Secretários de Saúde (Conass), Conselho Nacional de Secretários Municipais de Saúde (Conasems), Conselho Nacional de Secretários Estaduais de Educação (Consed) e União Nacional dos Dirigentes Municipais de Educação (Undime).[11]

As competências da Ciese na execução do PSE são: proposição de diretrizes para a política nacional de saúde na escola; apresentação de referenciais conceituais para a formação inicial e contínua de profissionais da educação básica e da saúde; proposição de estratégias para integração e articulação entre os setores saúde e educação nas esferas municipais, estaduais e federal; acompanhamento da execução do PSE, em especial na apreciação do material pedagógico desenvolvido para o PSE.[11]

AÇÕES, MONITORAMENTO, AVALIAÇÃO E INTEGRAÇÃO COM OUTRAS POLÍTICAS

Para cumprimento das metas previstas pelo PSE, o programa é organizado em três componentes:

1 ▪ "Avaliação das Condições de Saúde"

2 ▪ "Promoção da Saúde e Prevenção de Agravos"

3 ▪ "Formação"

Figura 1 Componentes do Programa Saúde na Escola.
Fonte: Brasil (2015).[5]

O primeiro componente tem como objetivo avaliar a saúde dos estudantes e, com base nessa avaliação, garantir o atendimento pelo SUS e o acompanhamento compartilhado, quando necessário. O segundo componente, seguindo o conceito amplo de promoção da saúde, procura desenvolver a capacidade dos estudantes de fazer escolhas que promovam melhorias em sua qualidade de vida. O terceiro componente é um compromisso das três esferas de governo para com os gestores e equipes de educação e saúde, com objetivo de estabelecer um processo de formação contínuo e permanente.[5]

Além da instituição dos objetivos, ações, estratégias e meios de atuação do PSE, também foram previstos o monitoramento e a avaliação permanentes.[8] Para isso, os municípios que fazem a adesão ao PSE necessitam formalizar as ações realizadas por meio de registro de informações nos sistemas do e-SUS e Sistema Integrado de Planejamento, Orçamento e Finanças do MEC (Simec), o que possibilita a visualização dos avanços alcançados.[5]

Os municípios ou Distrito Federal, ao aderirem ao PSE, assumem o compromisso de planejar intersetorialmente a realização de 12 ações listadas no manual do programa, que poderão ser desenvolvidas conforme realidade local, ao considerar indicadores de saúde e de educação. Para o ciclo 2019/2020, as ações propostas são:

> combate ao mosquito *Aedes Aegypti*; promoção das práticas corporais, da atividade física e do lazer nas escolas; prevenção ao uso de álcool, tabaco, crack e outras drogas; promoção da cultura de paz, cidadania e direitos humanos; pre-

venção das violências e dos acidentes; identificação de educandos com possíveis sinais de agravos de doenças em eliminação; promoção e avaliação de saúde bucal e aplicação tópica de flúor; verificação da situação vacinal; promoção da segurança alimentar e nutricional e da alimentação saudável e prevenção da obesidade infantil; promoção da saúde auditiva e identificação de educandos com possíveis sinais de alteração; direito sexual e reprodutivo e prevenção de DST/Aids; promoção da saúde ocular e identificação de educandos com possíveis sinais de alteração.[12]

Além dessas ações, os municípios ou Distrito Federal, ao aderirem ao PSE, deverão favorecer a participação das escolas prioritárias e assumir o compromisso de que ao menos metade destas seja selecionada para participar das ações ou de que ao menos metade do total de escolas pactuadas seja prioritária. Todos os municípios devem pactuar no mínimo uma creche e, caso não tenham, deverão pactuar, no mínimo uma pré-escola. São consideradas escolas prioritárias: creches públicas e conveniadas do município; escolas rurais; escolas com estudantes em medidas socioeducativas; escolas que tenham, ao menos, metade dos estudantes pertencentes a famílias beneficiárias do Programa Bolsa Família (PBF).[13] Na Figura 2, pode-se observar o modelo lógico do PSE.

AVALIAÇÃO, ANÁLISE E EVIDÊNCIAS

A intersetorialidade entre saúde e educação no PSE não só é uma forma de atuação prevista, mas um objetivo do programa de fortalecer a relação entre os dois setores, o uso de todos os recursos e espaços disponíveis e a união das ações do SUS junto às redes públicas de educação para a promoção da saúde e prevenção de agravos aos estudantes e suas famílias.[8]

Estudo realizado para avaliar a implementação do PSE em 380 municípios do Brasil observou que a articulação intersetorial para implementação do programa foi relatada em menos de 70% dos municípios, porém apenas 1/3 apontou articulação com a secretária estadual de educação. Observou-se também que cerca de 62,5% dos municípios realizaram, em 2012, a Semana Saúde na Escola e 85,4% realizaram avaliação do estado nutricional, ação desenvolvida na escola pela equipe de ESF.[15]

Para que o trabalho intersetorial seja possível é preciso superar o formato de ação segmentado em que as relações de poder comprometam a horizontalidade entre os setores. Para isso, há necessidade de constante construção e desconstrução do modo de fazer política, além de orientação para a prática e o desenvolvimento de compreensão do conceito de intersetorialidade em todas as suas dimensões.[3]

Objetivos

- Contribuir para ação intersetorial entre os sistemas de saúde e educação e fortalecer a participação comunitária.
- Promover a comunicação entre escolas e unidades de saúde para oferecer atenção básica e integral aos estudantes e à comunidade.
- Fortalecer a participação comunitária nas políticas de educação e saúde.

Ações

- Incluir os temas do PSE nos projetos político-pedagógico das escolas.
- Definir as escolas a serem atendidas e garantir a gestão integrada dos recursos.
- Subsidiar a formulação das propostas de Formação e Educação Permanente dos profissionais para implementação do PSE.
- Desenvolver ações contínuas e longitudinais, com promoção da integralidade das ações e dos serviços em saúde.
- Atualizar o calendário vacinal.
- Proporcionar avaliação clínica e psicossocial aos escolares.

Resultados intermediários

- Ações incluídas no projeto político-pedagógico da escola.
- Realização de planejamento, monitoramento e avaliação.
- Grupo de Trabalho Intersetorial instituído e funcionando.
- Processos de Educação Permanente instituídos.
- Políticas locais que assegurem e fortaleçam ambientes escolares saudáveis.
- Estudantes com o calendário vacinal atualizado.
- Estudantes avaliados do ponto de vista clínico e psicossocial.
- Estudantes com necessidades de cuidado sendo acompanhados pelas equipes de saúde.

Resultados finais

- Articulação das ações. Interação entre as ações de saúde e educação.
- Integralidade do cuidado. Melhoria da saúde e da educação dos estudantes.

Figura 2 Modelo lógico do Programa Saúde na Escola.

Fonte: adaptada de Souza et al. (2017).[14]

Em Olinda, PE, estudo que analisou a intersetorialidade no PSE identificou que a disponibilidade dos envolvidos também está relacionada com a capacidade de executar corretamente a política. Os autores observaram que os profissionais envolvidos com o PSE mantêm sua carga de trabalho e comprometimento com seus próprios setores. Como os sistemas de saúde e de educação continuam operando de forma segmentada ao demandar resultados individuais, há dificuldade de dedicação para um trabalho em conjunto.[16]

Outro estudo, realizado em Belo Horizonte, MG, identificou mecanismos integradores, potencialmente promotores da ação intersetorial, especialmente os GTI municipal. Porém, os autores observaram que as lógicas setoriais e as relações de poder não se modificaram na execução do PSE, na base da gestão do sistema ou nos territórios de ação.[17]

A participação do setor saúde e educação no PSE ainda não é uniforme. O setor saúde tem demostrado protagonismo na organização, liderança, financiamento, centralização da adesão e coordenação da Ciese.[18]

O PSE busca a promoção da saúde e a prevenção de agravos à saúde realizada de forma interdisciplinar e com participação ativa do estudante e sua família, de modo que haja construção do autocuidado e do conhecimento a respeito das estratégias de melhoria da qualidade de vida.[6]

Em revisão integrativa elaborada sobre o PSE observou-se que estudos locais ou regionais reforçam a atuação do programa junto aos estudantes, principalmente nos fatores de risco ligados ao uso de drogas, à violência e à obesidade. Porém, as ações são majoritariamente informativas e centradas na atenção, na prevenção ou no manejo do risco individualizado.[19]

Com base nisso, é possível visualizar quais seriam as ações a serem aplicadas na execução do programa que colocariam seu modelo em prática. Em outras palavras, quais seriam as ações que rompem com o modelo biomédico e que encontram possibilidades de construção de pensamento e intervenções eficazes centradas na participação ativa da comunidade escolar.[20] Ademais, ainda que a intersetorialidade seja um desafio, há ações e propostas comprometidas com essa dimensão.[19]

Em 2020, por meio da Portaria n. 564, da Secretaria de Atenção Especializada em Saúde, foram incluídas no PSE ações ligadas à prevenção da Covid-19, doença causada pelo novo coronavírus (SARS-CoV-2), nas escolas. Isso garantiu que os recursos do PSE, em caráter emergencial, possam ser utilizados para aquisição de materiais de consumo (como produtos antissépticos e máscaras, entre outros) necessários para o planejamento da reabertura das escolas para atividades pedagógicas presenciais com os estudantes e também para ações educativas de prevenção voltadas ao combate à doença.[21]

IMPLICAÇÕES PARA A PESQUISA E AS POLÍTICA PÚBLICAS

Ainda em desenvolvimento, o PSE não conseguiu alcançar, na totalidade, o ideal de atuação, e suas atividades seguem um formato de transmissão de conhecimento sobre prevenção e ações de triagem, seguindo um modelo biomédico e fragmentado que não compreende a amplitude do conceito de promoção da saúde.[3,14]

A possibilidade de construção do pensamento para a atuação no PSE se encontra justamente em um de seus componentes, a formação, que, como tratado em item anterior, tem por objetivo trabalhar com os profissionais de saúde e educação de forma conjunta, contínua e permanente.[6] São poucos os estudos que avaliaram de alguma forma o desenvolvimento desse componente e os que o fizeram indicam escassez de processos de formação no PSE para atender às necessidades dos profissionais em atuar com os temas propostos e subsidiar as relações intersetoriais.[22,23]

Assim, a superação do foco em transmissão de conhecimento para uma abordagem problematizadora e promotora da saúde pode ser experimentada por meio de desenvolvimento de outras possibilidades de produção de conhecimento científico. A formação continuada de profissionais já é abordada em uma das diretrizes da Política Nacional de Alimentação e Nutrição (Pnan), Qualificação da Força de Trabalho, e também merece reflexão, reavaliação e pode ser objeto de pesquisa para a política. Estudos que avaliam os efeitos do PSE no perfil de saúde dos estudantes também são necessários. Por meio dessas possibilidades de análise e avaliação, as interações entre as pesquisas e as ações de saúde podem catalisar ajustes e melhorias no PSE.

ATIVIDADES E QUESTÕES PARA REFLEXÃO

- Qual a importância do PSE para a promoção da saúde no Brasil? O PSE pode ser um exemplo de iniciativa transversal orientada para produção da saúde e bem-estar?
- Faça uma pesquisa sobre o conceito de promoção da saúde. Faça uma pesquisa com membros da comunidade escolar da educação básica (pais, estudantes e professores) sobre qual é o entendimento sobre esse conceito. Após esse levantamento, monte um painel e destaque os pontos comuns e divergentes sobre o conceito de promoção da saúde.
- Análises e avaliações sobre o PSE indicam que muitas ações são informativas, mas pouco formativas. Com base nessa observação, escolha um dos 12 eixos de ação previstos para o último ciclo do PSE e planeje o seu desenvol-

vimento direcionado a estudantes do ensino fundamental durante um ano. Considere a realidade do município que você reside.

- O PSE é uma política pública, dessa forma envolve não só o público-alvo, mas aqueles que a desenvolvem no local de ação e o governo em seus diversos níveis, o que indica um dos motivos pelos quais a articulação e a intersetorialidade são necessárias para seu desenvolvimento e expansão. Dê exemplos de ações intersetoriais (existentes ou não) no PSE e discorra sobre outro motivo pelo qual a intersetorialidade é importante e incentivada nesse programa.

REFERÊNCIAS BIBLIOGRÁFICAS

1. Brasil. Lei n. 12.796, de 4 de abril de 2013. Altera a Lei n. 9.394, de 20 de dezembro de 1996, que estabelece as diretrizes e bases da educação nacional, para dispor sobre a formação dos profissionais da educação e dar outras providências. Diário Oficial da União, 5 abr. 2013.
2. Figueiredo TAM, Machado VLT, Abreu MMS. A saúde na escola: um breve resgate histórico. Ciência & Saúde Coletiva. 2010;15(2):397-402.
3. Casemiro JP, Fonseca ABC, Secco FVM. Promover saúde na escola: reflexões a partir de uma revisão sobre saúde escolar na América Latina. Ciência & Saúde Coletiva. 2014;19(3):829-40.
4. Moura JBVS, Lourinho LA, Valdês MTM, Frota MA, Catrib AMF. Perspectiva da epistemologia histórica e a escola promotora de saúde. História, Ciências, Saúde-Manguinhos. 2007;14(2):489-501.
5. Brasil. Caderno do Gestor do Programa Saúde na Escola. Brasília: Ministério da Saúde/Ministério da Educação; 2015.
6. Brasil. Passo a Passo Programa Saúde na Escola – Tecendo Caminhos da Intersetorialidade. Brasília: Ministério da Saúde; 2011.
7. Brasil. Plano de Ações Estratégicas para o Enfretamento das Doenças Crônicas Não Transmissíveis (DCNT) no Brasil 2011-2022. Brasília: Ministério da Saúde; 2011.
8. Brasil. Decreto n. 6.286, de 5 de dezembro de 2007. Institui o Programa Saúde na Escola – PSE, e dá outras providências. Diário Oficial da União, 6 dez. 2007.
9. Brasil. Política Nacional de Atenção Básica. Brasília: Ministério da Saúde; 2012.
10. Gomes LC. O desafio da intersetorialidade: a experiência do Programa Saúde na Escola (PSE) em Manguinhos, no Município do Rio de Janeiro. Rio de Janeiro. Dissertação [Mestrado] – Escola Nacional de Saúde Pública Sergio Arouca; 2012
11. Brasil. Ministério da Educação. Portaria Interministerial n. 675, de 4 de junho de 2008. Institui a Comissão Intersetorial de Educação e Saúde na Escola. Diário Oficial da União, 27 ago. 2008.
12. Brasil. Manual técnico de adesão e desenvolvimento das ações do Programa Saúde na Escola. Brasília: Ministério da Saúde/Ministério da Educação; 2019.
13. Brasil. Manual de adesão ao Programa Saúde na Escola. Brasília: Ministério da Saúde; 2019.
14. Sousa MC, Esperidião MA, Medina MG. A intersetorialidade no Programa Saúde na Escola: avaliação do processo político-gerencial e das práticas de trabalho. Ciência & Saúde Coletiva. 2017;22(6):1781-90.
15. Silva ACF. Programa Saúde na Escola: análise da gestão local, ações de alimentação e nutrição e estado nutricional dos escolares brasileiros. São Paulo. Tese [Doutorado] – Universidade de São Paulo; 2014.

16. Farias ICV, Franco de Sá RMP, Figueiredo N, Menezes Filho A, Farias ICV de, Franco de Sá RMP, et al. Análise da Intersetorialidade no Programa Saúde na Escola. Rev Bras Educ Med. 2016;40(2):261-7.
17. Chiari APG, Ferreira RC, Akerman M, Amaral JHL, Machado KM, Senna MIB. Rede intersetorial do Programa Saúde na Escola: sujeitos, percepções e práticas. Cad Saúde Pública. 2018;34(5):1-15.
18. Ferreira IRC, Vosgerau DSR, Moysés SJ, Moysés ST. Diplomas Normativos do Programa Saúde na Escola: análise de conteúdo associada à ferramenta ATLAS TI. Ciência & Saúde Coletiva. 2012;17(2):3385-98.
19. Lopes IE, Nogueira JAD, Rocha DG. Eixos de ação do Programa Saúde na Escola e Promoção da Saúde: revisão integrativa. Saúde Debate. 2018;42(118):773-89.
20. Koptcke LS, Padrão MRAV, Rocha FG, Caixeta IA, Dalbosco C. Reflexões sobre o uso de material para educação entre pares no Programa Saúde na Escola. Com Ciências Saúde. 2017;28(2):178-87.
21. Brasil. Portaria n. 564, de 8 de julho de 2020. Inclui na Tabela de Procedimentos, Medicamentos, Órteses, Próteses e Materiais Especiais do SUS, o procedimento da Atenção Primária no âmbito do Programa Saúde na Escola (PSE) "Prevenção à Covid-19 nas Escolas". Diário Oficial da União, 30 jul 2020.
22. Marinho MNASB, Vieira NFC, Ferreira HS, Pequeno AMC, Sousa IC, Pereira AP, et al. Programa saúde na escola: dos processos formativos aos cenários de práticas. J Hum Growth Dev. 2018;28(2):175-82.
23. Medeiros ER, Pinto ESG. Experiência e capacitação profissional na execução do Programa Saúde na Escola. Rev da Esc Enferm da USP. 2018;1-6.

13

Vigilância Alimentar e Nutricional

Verônica Gronau Luz
Rita de Cassia Bertolo Martins
Naiara Ferraz Moreira

PANORAMA E OBJETIVOS

A Vigilância Alimentar e Nutricional (VAN) integra a vigilância em saúde e foi proposta mundialmente na década de 1970, para subsidiar políticas públicas e programas para a redução das deficiências nutricionais já identificados nas décadas de 1950 a 1960, por meio de inquéritos, em diversos países da América Latina, África e Ásia.[1-3] Além disso, também tem como objetivo fornecer informações de forma contínua referente às condições nutricionais e aos seus determinantes.[1,3,4]

A VAN se concretiza por meio de atividades contínuas de observação, coleta, registro e análise de dados que são utilizados para descrever as condições alimentares e nutricionais da população. Assim, pode potencialmente subsidiar a tomada de decisão, auxiliar no planejamento, no monitoramento e na gestão de ações e programas que têm como objetivos promover melhores padrões de consumo alimentar e de estado nutricional da população brasileira.[5]

No entanto, no Brasil, apesar de vários esforços dos especialistas em políticas públicas de alimentação e nutrição nas décadas de 1970 e 1980, apenas em 1990 foi instituído o Sistema de Vigilância Alimentar e Nutricional (Sisvan).

O Sisvan foi criado por meio da Portaria n. 1.156, de 31 de agosto de 1990, do Ministério da Saúde (MS), como sistema intersetorial para identificar a situação alimentar e nutricional, áreas geográficas de maior risco, tendências temporais e, assim, subsidiar programas que assegurem a alimentação saudável da população brasileira. Nesse mesmo ano, foi promulgada a Lei Orgânica da Saúde n. 8.080, que contempla a vigilância nutricional e orientação alimentar no campo de atuação do Sistema Único de Saúde (SUS).[6]

Inicialmente, a VAN se centrou na coleta de dados antropométricos de grupos específicos da população, considerados vulneráveis, como crianças e gestantes em risco nutricional, sendo pré-requisito em programas assistenciais com distribuição de alimentos.[7-9]

Com a aprovação da Política Nacional de Alimentação e Nutricional (Pnan) em 1999, o Sisvan ganha forças para a sua operacionalização na Atenção Primária à Saúde (APS), em âmbito nacional, em todas as fases do ciclo da vida, ampliando a coleta de dados para o consumo alimentar, fatores de risco ou de proteção dos indivíduos atendidos pelo SUS, incluindo povos e comunidades tradicionais e a população assistida por programas de transferência de renda.[10]

Na atualização da Pnan em 2012, a VAN se mantém como terceira diretriz, o que fortalece o Sisvan na APS e subsidia o planejamento de ações para melhoria do perfil nutricional e do consumo alimentar da população brasileira.[11] A Figura 1 mostra a linha do tempo do Sisvan no Brasil e os avanços ao longo desse processo.

GESTÃO

Operacionalização do Sisvan: coleta, registro e disponibilização de dados

Antes de apresentar o fluxo de informação de operacionalização do sistema é necessário esclarecer que o Sisvan faz parte de uma rede de sistemas do MS que está sendo integralizada e atualmente denominada Sistema de Informação em Saúde para a Atenção Primária (Sisaps). O Sisaps, anteriormente denominado Sistema de Informação em Saúde para a Atenção Básica (Sisab), foi criado em 2013 e é operacionalizado na APS por meio do e-SUS APS. Essa sistematização visa aprimorar o fluxo de informações dentro da APS, permitindo maior integração dos sistemas. O e-SUS APS é composto por dois sistemas: o Prontuário Eletrônico do Cidadão (PEC) e o Sistema de Coleta de Dados Simplificado (CDS).[5]

Primeiramente, é importante destacar que a coleta de dados, em qualquer área de conhecimento, tem por objetivo gerar informações. Nesse sentido, a coleta e o correto preenchimento dos dados são fundamentais para o adequado mapeamento e diagnóstico das necessidades e agravos nutricionais de determinado território. Somente por meio da análise dessas informações é possível planejar e executar estratégias para intervenção de maneira eficaz. O entendimento dos profissionais de saúde sobre a importância desse fluxo de geração de informações é fundamental, pois o Sisvan é responsabilidade de toda a equipe.

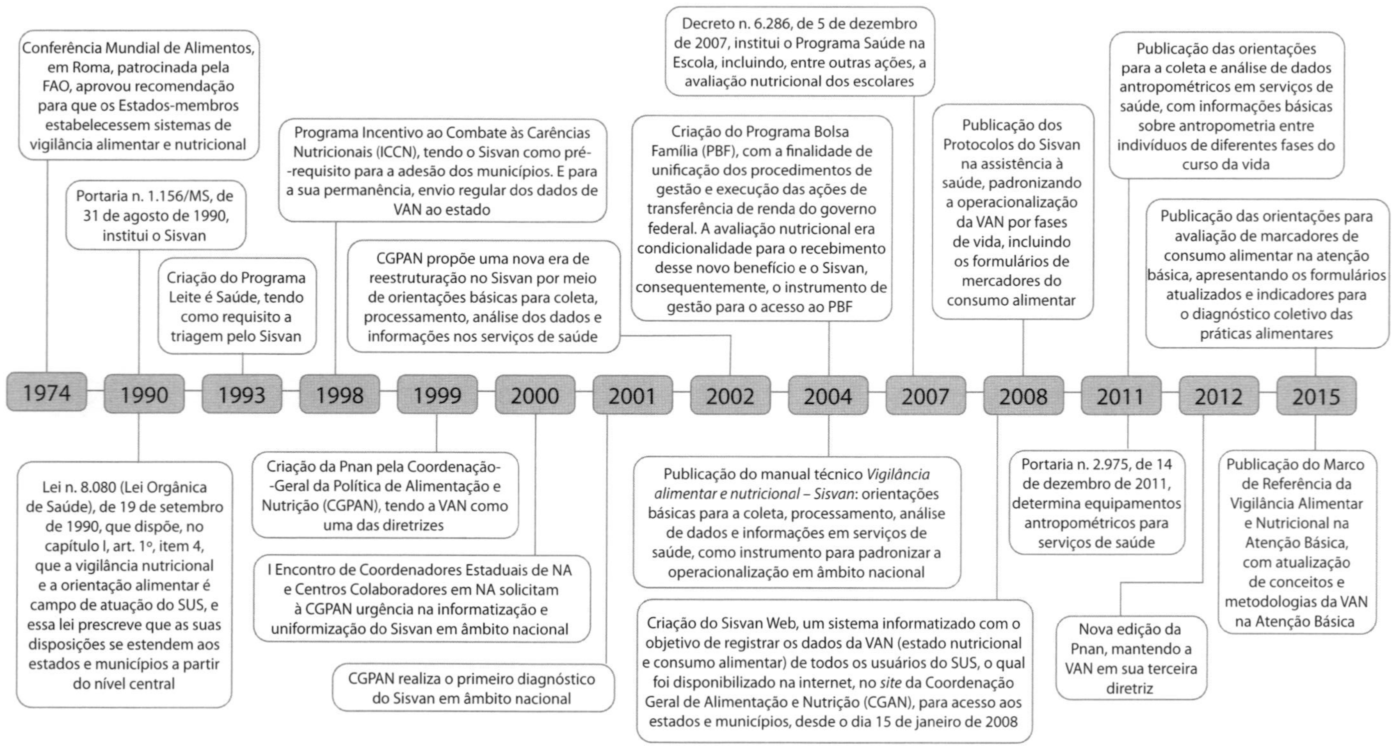

Figura 1 Linha do tempo do Sistema de Vigilância Alimentar e Nutricional no Brasil.

Fonte: elaborada pelas autoras.

Antes de iniciar a descrição desse fluxo operacional, vale ressaltar que o Sisvan é composto por informações de vigilância alimentar, obtidas por meio do registro de marcadores de consumo alimentar, e de vigilância nutricional, referente aos registros de dados antropométricos.[5]

Para a vigilância nutricional, devem ser coletados os dados antropométricos peso e estatura/comprimento de indivíduos de todas as fases do curso da vida, além do perímetro da cintura para adultos e perímetro da panturrilha para idosos.[5] Uma vez coletados e digitados no sistema eletrônico, esses dados geram informações por meio do uso de parâmetros antropométricos padronizados pelo MS, considerando as peculiaridades de cada faixa etária, conforme apresentado no Quadro 1.

A vigilância nutricional é uma condicionalidade para que os municípios recebam recursos financeiros referentes a programas de alimentação e nutrição, de promoção da saúde e de transferência de renda, como o Programa Bolsa Família (PBF), que será detalhado mais adiante neste capítulo. Dessa forma, justifica-se a importância de incorporar a VAN na APS.

Quadro 1 Índices e parâmetros antropométricos para registro no Sisvan de acordo com as fases do curso de vida

Fases do curso da vida	Índices e parâmetros
Crianças menores de 5 anos	IMC para a idade Estatura para a idade Peso para a estatura Peso para a idade
Crianças de 5 a 9 anos	IMC para a idade Estatura para a idade Peso para a idade
Adolescentes de 10 a 19 anos	IMC para a idade Estatura para a idade
Adultos de 20 a 59 anos	IMC para a idade Perímetro da cintura
Idosos com 60 anos ou mais	IMC para idoso Perímetro da panturrilha
Gestantes	IMC para a idade gestacional

Fonte: Brasil (2015).[5]

Em relação à vigilância alimentar, devem-se considerar especificidades importantes. O formulário disponibilizado a partir de 2015 inclui marcadores de consumo alimentar saudável (alimentos protetores) e não saudável (alimentos de risco), além de comportamento de risco por fases do curso da vida. Para crianças menores de seis meses, os dados são coletados com o objetivo de avaliar o aleitamento materno e a introdução precoce de alimentos; enquanto o formulário direcionado às informações de crianças de 6 a 23 meses e 29 dias busca avaliar a introdução alimentar e a qualidade nutricional dos alimentos consumidos pela criança. Para a confecção desses formulários, foram consideradas as recomendações da Organização Mundial da Saúde (OMS).[5,12] A coleta de dados de crianças maiores de 2 anos, adolescentes, adultos, idosos e gestantes é realizada por meio de formulário único. Os alimentos que contemplam a lista de marcadores de consumo alimentar saudável e não saudável foram baseados nas recomendações contidas na segunda edição do Guia Alimentar para a População Brasileira.[13,14]

Por meio da implementação do sistema eletrônico de informação à saúde, e-SUS APS, os dados de monitoramento da situação nutricional e alimentar passaram a ser digitados nesse sistema, seja por meio do PEC, seja pelo sistema de CDS ou por sistema próprio ou de terceiros integrados ao Sisab/Sisaps. Desde 2016, os dados de produção da APS, digitados no e-SUS, migram gradativamente para o Sisab/Sisaps e, após processamento, são exportados para o Sisvan.[15]

No entanto, para que os dados coletados sejam efetivamente integrados ao Sisab/Sisaps e, posteriormente ao Sisvan, é necessário que as equipes de saúde da APS registrem as informações necessárias para cada fase de vida (Quadro 2). A ausência de uma informação obrigatória inviabiliza o processamento dos dados e indisponibiliza a emissão dos relatórios consolidados.[15,16]

Quadro 2 Dados obrigatórios para coleta e digitação no sistema eletrônico para fins de vigilância nutricional

Dados	Criança	Adolescente	Adulto	Idoso	Gestante
Sexo	X	X	X	X	
Data de nascimento	X	X	X	X	X
Data da última menstruação					X
Peso	X	X	X	X	X
Estatura	X	X	X	X	X
Perímetro da cintura			X		
Perímetro da panturrilha				X	
Cartão Nacional de Saúde (CNS) e Cadastro de Pessoas Físicas (CPF)	X	X	X	X	X

Fonte: Brasil (2011; 2017).[15,16]

A periodicidade com que os dados do Sisvan devem ser coletados e registrados nos sistemas de informação está de acordo com o mínimo de consultas que devem ser realizadas por ano para assistência à saúde, proposta pelo MS, e encontra-se apresentada no Quadro 3.[5]

Quadro 3 Periodicidade de registro recomendada para dados antropométricos e de consumo alimentar no Sisvan /e-SUS

Faixa etária	Periodicidade de registro
Crianças até 2 anos	Aos 15 dias de vida, 1 mês, 2, 4, 6, 9, 12, 18 e 24 meses
A partir dos 2 anos	No mínimo 1 registro ao ano

Fonte: Brasil (2015).[5]

Após coleta e registro dos dados no sistema eletrônico, as informações podem ser obtidas por meio de relatórios, os quais podem ser públicos ou de acesso restrito. Os relatórios públicos podem ser acessados diretamente na página eletrônica do sistema. Nessa página, o interessado pode obter as informações de municípios, estados, regiões, e um compilado nacional por fase da vida e ano de interesse, além de outras especificidades. Já o acesso restrito compete aos profissionais da APS, que são os responsáveis por alimentar os dados de VAN, e aos gestores municipais e estaduais.

Conforme apresentado no Quadro 1, os relatórios de monitoramento do estado nutricional poderão ser obtidos por fases de vida e índices antropométricos, conforme a área geográfica e o período a ser investigado. Exemplo: estado nutricional de crianças menores de 6 meses, no ano de 2018, optando-se pela seleção de todos os meses, conforme o índice antropométrico peso para a idade, tendo como área geográfica o município de Dourados, Mato Grosso do Sul, região Centro-Oeste do Brasil, com seleção de relatório por estabelecimento de saúde.

Os relatórios consolidados de consumo alimentar são também gerados por fase de vida, conforme ano e mês de referência e agrupados por área geográfica (Brasil, região, estado, município, com opção de relatório por estabelecimento de saúde), por meio do endereço eletrônico do Sisvan. Exemplo: consumo alimentar de crianças de 5 a 9 anos de idade do município de Douradina, estado de Mato Grosso do Sul, para o marcador alimentar: realização habitual de no mínimo três refeições ao dia.

Para o consumo alimentar, o Sisvan possibilita ainda gerar relatório de produção da cobertura, considerando o total de registros efetuados na APS, por fases de vida, e o total de indivíduos cadastrados nessa região. O relatório pode ser gerado conforme ano e mês de referência, agrupado por área geográfica, selecionando em Relatórios a opção “Produção”, no endereço eletrônico do Sisvan (http://sisaps.saude.gov.br/sisvan/relatoriogestao/index). Como o sistema de informação em saúde encontra-se em processo de unificação, o acesso aos endereços eletrônicos e *layout* da página atual do Sisvan, citados neste capítulo, poderão sofrer alterações mediante novas atualizações.

Apesar da diversidade de informações geradas, o Sisvan ainda não permite o cruzamento de dados antropométricos e de marcadores de consumo alimentar dos indivíduos.

A responsabilidade das esferas governamentais e a integração com outras políticas

Em relação às responsabilidades das esferas governamentais na gestão dos dados do Sisvan, de acordo com a Pnan,[11] é de responsabilidade da esfera municipal, representada pela Secretaria Municipal de Saúde (SMS), "pactuar, monitorar e avaliar os indicadores de alimentação e nutrição e alimentar os sistemas de informação da saúde, de forma contínua, com dados produzidos no sistema local de saúde". Para o cumprimento dessa atribuição, as informações de VAN devem ser coletadas em âmbito municipal pelos profissionais de saúde, sendo o controle e o incentivo dessa prática de responsabilidade dos gestores da alimentação e nutrição do município e do gestor municipal de saúde. Essas informações, geradas pela esfera municipal, serão analisadas no âmbito regional, estadual e federal.[5]

Em relação à esfera estadual, sob responsabilidade da Secretaria Estadual de Saúde (SES), a Pnan pontua que esta deve prestar assessoria técnica desde a gestão até avaliação de programas e ações de alimentação e nutrição, o que inclui a VAN e, consequentemente, o Sisvan.[11] A esfera federal, responsável pela administração central do Sisvan, por meio do MS, em parceria com estados e municípios, deve acompanhar, supervisionar e avaliar as ações do Sisvan, com o intuito de contribuir para a implementação das ações de forma efetiva.[17] Além disso, a esfera federal deve assessorar estados, municípios e Distrito Federal na implantação do Sisvan e de outros sistemas que possam conter indicadores de alimentação e nutrição.[11]

É importante ressaltar que o Sisvan, na prática, relaciona-se com outras políticas, pois apoia a gestão de dados de monitoramento e cumprimento das condicionalidades no PBF, por exemplo. O PBF é um programa de transferência de renda federal, direcionado a famílias em situações de pobreza e extrema pobreza.[18] O programa era gerenciado pelo Ministério do Desenvolvimento Social (MDS), que em 2019 passou a chamar Ministério da Cidadania, e serve de base para outros benefícios recebidos pelas famílias, sendo seu principal objetivo reduzir a fome e a pobreza no país. Para garantir o recebimento do benefício, as famílias brasileiras devem atender a certas condicionalidades, como o monitoramento do estado nutricional das crianças, mulheres em idade fértil e gestantes no âmbito da APS por pelo menos duas vezes ao ano, por meio da coleta e registro de dados antropométricos no Sisvan.[19] Deve-se mencionar que outras condicionalidades de saúde também devem ser cumpridas, como a realização do acompanhamento pré-natal, do puerpério, do crescimento e do desenvolvimento infantil e a realização de imunização.[5] Em agosto de 2021, o PBF foi substituído pelo Programa Auxílio Brasil, criado por medida provisória.

O Sisvan também tem intersecção com o Programa Saúde na Escola (PSE). Criado em 2007, o PSE tem como base a articulação intersetorial entre educação, saúde e assistência social, para a promoção da saúde nas escolas da rede pública de ensino.[20] A VAN no âmbito dessa política se concretiza por meio do monitoramento do estado nutricional dos escolares pela equipe de APS, em articulação com os profissionais da educação. Uma vez identificadas alterações no estado nutricional, as crianças e os adolescentes devem ser encaminhados para outros equipamentos da rede de atenção à saúde. Além disso, a organização do cuidado deve incluir a participação de professores, pais e familiares, conselhos de saúde e educação, entre outros.[5]

Outra relação é estabelecida com o Programa Academia da Saúde. Criado em 2011, esse programa tem como principal objetivo contribuir para a promoção de saúde por meio de espaços físicos com infraestrutura para a prática de atividade física e outras práticas de saúde, além de profissionais adequados para esse acompanhamento.[21] Nesse âmbito, a VAN deve ser realizada pelos profissionais da APS, por meio do monitoramento do estado nutricional e do consumo alimentar, dentre outras atividades.[5]

A relevância do Sisvan para o monitoramento e avaliação da saúde de povos e comunidades tradicionais deve ser considerada. Segundo o Censo do Instituto Brasileiro de Geografia e Estatística (IBGE), em 2010, no Brasil, 896.917 pessoas se autodeclararam indígenas.[22] São aproximadamente 240 povos, falantes de 150 línguas diferentes, o que representa uma diversidade de saberes e modos de viver.[23]

A não realização do Direito Humano à Alimentação Adequada e Saudável (DHAA) é conhecida entre as etnias brasileiras, e ser indígena é um fator de risco para a fome e a Insegurança Alimentar e Nutricional (IAN). Em 2009, no I Inquérito Nacional de Saúde e Nutrição dos Povos Indígenas, em 92,3% dos investigados em todo o país observou-se ausência de alimentos em alguma época do ano. Além disso, o Inquérito revelou que 25,7% das crianças indígenas menores de 5 anos apresentavam déficit de estatura e 51,2%, de anemia.[24] Em relação à mortalidade infantil, de acordo com os dados publicados em 2009 pela Fundação Nacional de Saúde (Funasa), houve diminuição dos coeficientes de 74,61, em 2000, para 44,35 por mil nascidos vivos, em 2008.[25] Apesar da redução, a mortalidade infantil é ainda muito maior quando comparada aos coeficientes nacionais.

Diante desse cenário, a Política Nacional de Atenção à Saúde dos Povos Indígenas (Pnaspi), publicada em 2002 pela Funasa, prevê, em sua terceira diretriz "Monitoramento das Ações de Saúde", o acompanhamento de ações em saúde nos Distritos Sanitários Especiais Indígenas (Dsei). Esse acompanhamento é realizado pelas equipes de APS da Sesai (Secretaria Especial de Saúde Indígena) – então responsável pela saúde indígena desde 2010 – nos postos de saúde, sobretudo com o auxílio dos Agentes Indígenas de Saúde (AIS), juntamente dos demais profissionais da equipe multidisciplinar.[26]

O Sisvan, após regulamentação pela Funasa (Portaria n. 984, de 2006), foi importante para que uma rede de responsáveis técnicos fosse formada, com representação em cada um dos Dsei, além de propiciar a aquisição de equipamentos antropométricos e outros para avaliação de crianças e gestantes indígenas. De acordo com o "Relatório Lei Arouca: 10 anos de Funasa na Saúde Indígena", em 2008, mais de 50% das crianças indígenas com menos 5 anos foram acompanhadas pelo Sisvan.[25]

Entretanto, na prática, existem dois sistemas de informações de VAN indígena que não se inter-relacionam, e todo dado coletado na atenção básica é sistematicamente digitado pelos polos base para alimentar esses sistemas. São eles: Sisvan e Sistema de Informação da Atenção à Saúde Indígena (Siasi). A exigência do MS e da Pnaspi para essa sistematização é por meio do Siasi, e não do Sisvan. O Sisvan é utilizado, na maioria dos Dsei e dos polos base, apenas como condicionalidade do PBF, e depende das Secretarias de Saúde dos municípios para a entrada dos dados, que não é realizada pela Sesai. A obrigatoriedade da informatização da VAN indígena no país pelo Siasi, e não pelo Sisvan, impede a padronização e o acompanhamento regular da VAN entre os brasileiros em geral, pois impossibilita o acesso livre aos dados de VAN indígenas, uma vez que o Siasi é um sistema fechado.

O Siasi surgiu logo após a criação da Lei n. 9.836, de 23 de setembro de 1999, conhecida como "Lei Arouca", que cria o subsistema de saúde indígena e os 34 Dsei no Brasil, tendo sua primeira versão iniciada em 2000. O Siasi subsidia as gestões local e federal no processo de definição das intervenções, das prioridades e de planejamento de ações. Os dados registrados nos atendimentos são disponibilizados às equipes multidisciplinares.[26] Contudo, o módulo de VAN foi inserido apenas em 2013 (versão 4.0), com registro de dados do estado nutricional dos indígenas com ênfase nas crianças menores de 5 anos.

Diferentemente do Sisvan, que é público para todos aqueles que querem consultar os dados dos municípios, estados, regiões ou Brasil, o Siasi é visível apenas para os trabalhadores da Sesai, polos base e Dsei, e há necessidade de pedido formal para o acesso, o que dificulta e burocratiza o conhecimento e o auxílio de órgãos externos acerca da situação indígena nos diferentes locais.

AVALIAÇÃO, ANÁLISE E EVIDÊNCIAS

No Brasil, nas últimas décadas, as informações referentes ao perfil alimentar e nutricional da população têm sido provenientes de inquéritos nacionais, principalmente promovidos pelo IBGE e MS. Entretanto, apesar de muitos desses inquéritos serem representativos da população brasileira, dados nacionais não retratam o diagnóstico dos municípios, o que faz do Sisvan uma ferramenta essencial na formulação de políticas públicas de alimentação e nutrição na APS, considerando as particularidades de cada território.

Contudo, o Sisvan na prática apresenta diversas barreiras que, se não solucionadas, impedem o diagnóstico local e, consequentemente, o efetivo planejamento para redução da obesidade, sobrepeso e déficits nutricionais. Entre as barreiras, encontram-se: reduzida cobertura,[27-34] coleta de dados não padronizadas e falta de capacitação dos profissionais,[33-37] falta de equipamentos, de manutenção e de estrutura adequada nas Unidades Básicas de Saúde (UBS),[33,34,37] comprometimento dos profissionais da APS e dos gestores locais,[37] sobrecarga de atribuições das equipes de APS,[33,37] falta de devolutiva dos dados encontrados e rotatividade das equipes.[37-39]

Diante de todas as barreiras apresentadas, destacaremos a seguir as evidências referentes à baixa cobertura do Sisvan, tanto para o estado nutricional quanto para o consumo alimentar, visto que a cobertura é reflexo das limitações, tanto de cunho operacional quanto estrutural, para a efetivação do sistema.

Em relação à reduzida cobertura da Vigilância Nutricional, Nascimento et al. (2017)[32] analisaram esse aspecto entre 2008 e 2013 pelo Sisvan e encontraram uma cobertura média do estado nutricional no país variando de 9,78 a 14,92%, sendo as maiores coberturas nas regiões Nordeste (14,80 a 20,28%) e Norte (12,54 a 18,55%).

Em consulta aos relatórios públicos do Sisvan (http://sisaps.saude.gov.br/sisvan/relatoriopublico/index), considerando o indicador nutricional Índice de Massa Corporal (IMC) para a idade, em todas as fases de vida, as autoras deste capítulo buscaram complementar as informações, a fim de apresentar a continuidade ao período analisado por Nascimento et al. (2017)[32]. Assim, verificou-se que a cobertura do estado nutricional decaiu nos anos 2014 (11,73%) e 2015 (8,14%), mas a partir de 2016 voltou a aumentar, chegando em 2018 com 19,44% da população brasileira monitorada em seu estado nutricional.

Supõe-se que a queda na cobertura do estado nutricional nos anos de 2014 e 2015 e, até mesmo o aumento na cobertura nos anos seguintes, podem ser atribuídos ao período de implantação da unificação dos sistemas de informação na APS, por meio do e-SUS APS, em função da adaptação da equipe e processo de capacitação para o uso das novas ferramentas disponíveis, nessa nova estratégia. No entanto, ao longo dos anos, para todas as fases do curso de vida, de uma forma geral, a cobertura aumentou, apresentando-se maior entre as crianças menores de 5 anos e gestantes.

No estado de São Paulo, de acordo com os relatórios públicos avaliados por Enes et al.,[30] a cobertura do estado nutricional foi ainda menor no ano de 2010 (menor que 10%). Também em 2010, no Rio Grande do Sul, Jung et al.[31] descreveram a cobertura por faixa etária em 496 municípios e encontraram: 10,5% em crianças de 0 a 5 anos, 5,1% entre 5 e 10 anos, apenas 1,6% entre adolescentes, 0,8% entre adultos e 0,9% entre idosos.

Quanto à cobertura da vigilância alimentar, apesar de poucos estudos realizados, os dados são mais alarmantes. Comparado à importância dada aos registros antropométricos, que revelam o estado nutricional da população e são fortemente associados aos programas de transferência de renda, o registro de consumo alimentar ainda não é valorizado pela APS. Segundo Nascimento et al.,[34] a cobertura média nacional de registros de marcadores de consumo alimentar foi baixa para todas as fases do curso da vida nos anos avaliados (2008 a 2012), variando de 0,10 a 2,11%, como mostra a Tabela 1.

A partir de 2015, após a atualização dos formulários do Sisvan, a cobertura variou de 0,12 a 6,73%, o que revela ainda um número extremamente baixo conforme as Tabelas 1 e 2.

Tabela 1 Cobertura do acompanhamento do consumo alimentar no Sistema de Vigilância Alimentar e Nutricional, para todas as fases do curso da vida. Brasil, 2008 a 2012

Fases do curso da vida	2008	2009	2010	2011	2012
< 5 anos	0,37%	0,83%	0,85%	1,56%	2,11%
5 a 9 anos	0,21%	0,37%	0,29%	0,49%	0,66%
10 a 19 anos	0,12%	0,25%	0,15%	0,29%	0,43%
20 a 59 anos	0,10%	0,22%	0,15%	0,25%	0,25%
60 ou mais	0,10%	0,28%	0,20%	0,31%	0,33%
Gestantes*	0,29%	0,90%	0,84%	1,48%	2,05%

*Dados de gestantes de 2008 a 2012 calculados utilizando estimativa específica de gestantes usuárias do SUS, com base no número de nascidos vivos, abortos e subnotificações *versus* o percentual de população feminina em idade fértil usuárias do SUS.
Fonte: adaptada de Nascimento et al. (2019).[34]

Tabela 2 Cobertura do acompanhamento do consumo alimentar no Sistema de Vigilância Alimentar e Nutricional, para todas as fases do curso da vida. Brasil, 2015 a 2018

Fases do curso da vida	2015	2016	2017	2018
< 5 anos	1,95%	4,35%	5,13%	6,73%
5 a 9 anos	0,24%	0,40%	0,52%	1,21%
10 a 19 anos	0,14%	0,25%	0,31%	0,53%
20 a 59 anos	0,12%	0,26%	0,34%	0,58%
60 ou mais	0,19%	0,45%	0,65%	1,09%
Total	0,20%	0,41%	0,53%	0,86%

Os dados foram obtidos por meio dos relatórios públicos do Sisvan Web.
Fonte: elaborada pelas autoras com base nos dados públicos disponibilizados no Sisvan.

IMPLICAÇÕES PARA A PESQUISA E AS POLÍTICAS PÚBLICAS

Diante das evidências apresentadas a respeito da baixa cobertura do Sisvan, ressalta-se que as limitações estruturais podem ser minimizadas por meio do comprometimento dos gestores de todas as esferas governamentais, pois são responsáveis pela gestão de recursos financeiros, tais como: aquisição e manutenção de equipamentos antropométricos, acesso à internet e estrutura das UBS. Já as limitações operacionais só serão vencidas por meio do estabelecimento de um fluxo operacional dentro da APS que envolvam as equipes de Atenção Básica ou da Estratégia de Saúde da Família (ESF) no processo de coleta, digitação, geração de relatórios e interpretação dos dados do sistema para o aprimoramento das ações de saúde, considerando o perfil alimentar e nutricional do território avaliado.

Além dos desafios já colocados, em 2020 o Brasil passa por um grande problema de saúde coletiva, em decorrência da pandemia da Covid-19 (*Coronavírus Disease* – 2019), doença causada pelo novo coronavírus (SARS-CoV-2), que impacta diretamente em programas sociais, como o PBF. O Ministério da Cidadania publicou, por meio da Portaria n. 335, de 20 de março de 2020, medidas emergenciais na gestão do PBF, suspendendo processos de gestão e operacionalização, tais como: averiguação e revisão cadastral, aplicação dos efeitos decorrentes do descumprimento das condicionalidades, medidas de bloqueio de famílias, entre outras, por 120 dias a partir da data da publicação. Posteriormente, a Portaria n. 443, de 17 de julho de 2020, prorrogou por mais 180 dias a suspensão de procedimentos operacionais e de gestão do PBF e do Cadastro Único para Programas Sociais do Governo Federal.

Vale ressaltar também que o Programa Previne Brasil, publicado pela Portaria n. 2.979, de 12 de novembro de 2019, estabeleceu novo modelo de financiamento de custeio da APS dentro da perspectiva do Núcleo Ampliado de Saúde da Família (Nasf) e APS, o que reforça a falta de incentivo para a manutenção dos núcleos por meio dos municípios e, consequentemente, pode acarretar desvio de função do nutricionista para a atenção especializada, ou mesmo para atendimentos individuais nas unidades de saúde, enfraquecendo as ações de capacitação e monitoramento da VAN na APS.

Portanto, o Programa Previne Brasil e a pandemia impactaram negativamente na cobertura do Sisvan, tanto em relação ao PBF como também em outros programas realizados pela equipe da APS, como o PSE e o Programa Academia da Saúde. Em função da restrição de atividades no acolhimento na APS, para evitar aglomerações e agilizar as consultas, o tempo de permanência do usuário na Unidade de Saúde é reduzido. Ações de VAN não compõem os protocolos da Covid-19, porém o monitoramento seria importante ferramenta para avaliar os fatores de risco para a doença.

Por fim, infelizmente, embora o Sisvan já tenha três décadas de existência, os desafios na sua efetiva implementação ainda são enormes, para a VAN e, ainda maiores, para a vigilância alimentar. Como já era afirmado por Batista-Filho[40] em 2005, a ampliação do Sisvan é urgente e deve representar com acuidade e presteza, no painel epidemiológico do país, os agravos e riscos nutricionais para todas as fases dos ciclos de vida. Os registros de VAN são essenciais para corrigir as assimetrias geradas em décadas, sobretudo diante dos cenários econômicos, sociais e políticos que enfrentamos, fazendo do Brasil um dos países mais desiguais do mundo.

ATIVIDADES E QUESTÕES PARA REFLEXÃO

- Identifique quem é o gestor de saúde do seu município e quem é o profissional responsável pela gestão das políticas de alimentação e nutrição do seu município. Entreviste-os e procure saber:
  - Quando o Sisvan foi implantado no município?
  - Quem coleta os dados e quem insere no sistema?
  - As equipes de saúde da APS já receberam treinamento para a coleta de dados do Sisvan? Se sim, quem ministrou? Quantas vezes?
- Entre no Sisvan Web, explore-o e entenda-o. Compare os dados do seu município com dados no seu estado, macrorregião e país. Como o seu município se apresenta em face do cenário nacional? Consulte os seguintes dados:
  - Estado nutricional e de consumo alimentar para todos os ciclos de vida.
  - Estado nutricional e de consumo alimentar para os indígenas e depois para os quilombolas. Esses dados existem para o seu município? Se sim, compare esses dados com as mesmas fases do ciclo da vida entre os não indígenas.
  - Como é a cobertura de aleitamento materno exclusivo (para menores de 6 meses) no seu município? E entre os indígenas, se houver?
  - Solicite ao coordenador da UBS os dados das microáreas, procure entender como eles se apresentam em seu município. Como é a cobertura, o estado nutricional e de consumo dos assistidos pela UBS que você realizou/realiza ou realizará o estágio de Nutrição em Saúde Coletiva?

REFERÊNCIAS BIBLIOGRÁFICAS

1. Arruda BKG. Sistema de Vigilância Alimentar e Nutricional: frustrações, desafios e perspectivas. Cad. Saúde Públ. 1992;8(1):96-101.
2. Batista-Filho M, Rissin A. Vigilância alimentar e nutricional: antecedentes, objetivos e modalidades. A VAN no Brasil. Cad Saúde Públ. 1993;9(S1):99-105.

3. Castro IRR. Vigilância alimentar e nutricional: limitações e interfaces com a rede de saúde. Rio de Janeiro: Fiocruz; 1995.
4. Ariza Macías J, Daza CH, Pradilla A. Fundamentos de un sistema de vigilancia alimentaria nutricional. Bol of Sanit Panam. 1980;89(6):538-45.
5. Brasil. Ministério da Saúde. Secretaria de Atenção à Saúde. Departamento de Atenção Básica. Marco de Referência da Vigilância Alimentar e Nutricional na Atenção Básica. Brasília: Ministério da Saúde; 2015.
6. Brasil. Casa Civil. Brasil. Lei n. 8.080 de 19 de setembro de 1990. Dispõe sobre as condições para a promoção, proteção e recuperação da saúde, a organização e o funcionamento dos serviços correspondentes e dá outras providências. Brasília: Diário Oficial da União; 1990.
7. Venâncio SI, Levy RB, Saldiva SRD, Mondini L, Stefanini MLR. Sistema de vigilância alimentar e nutricional no Estado de São Paulo, Brasil: experiência da implementação e avaliação do estado nutricional de crianças. Rev Bras Saúde Matern Infant. 2007;7(2):213-20.
8. Coutinho JC, Cardoso AJC, Toral N, Silva ACF, Ubarana JA, Aquino KKNC, et al. A organização da Vigilância Alimentar e Nutricional no Sistema Único de Saúde: histórico e desafios atuais. Rev Bras Epidemiol. 2009;12(4):688-99.
9. Camilo SMB, Camilo GB, Toledo GC, Camilo Júnior RD, Toledo CC. Vigilância nutricional no Brasil: criação e implementação do Sisvan. Rev APS. 2011;14(2):224-8.
10. Brasil. Ministério da Saúde. Secretaria de Atenção à Saúde. Departamento de Atenção Básica. Política Nacional de Alimentação e Nutrição. 2.ed. rev. Brasília: Ministério da Saúde; 2003.
11. Brasil. Ministério da Saúde. Secretaria de Atenção à Saúde. Departamento de Atenção Básica. Política Nacional de Alimentação e Nutrição/Ministério da Saúde, Secretaria de Atenção à Saúde. Departamento de Atenção Básica. Brasília: Ministério da Saúde; 2013.
12. WHO – World Health Organization. Indicators for assessing infant and young child feeding practices. Geneva: WHO; 2010.
13. Brasil. Ministério da Saúde. Secretaria de Atenção à Saúde. Departamento de Atenção Básica. Guia Alimentar para a População Brasileira. 2.ed. Brasília: Ministério da Saúde; 2014.
14. Brasil. Ministério da Saúde. Secretaria de Atenção à Saúde. Departamento de Atenção Básica. Orientações para avaliação de marcadores de consumo alimentar na atenção básica. Brasília: Ministério da Saúde; 2015.
15. Brasil. Ministério da Saúde. Secretaria de Atenção à Saúde. Departamento de Atenção Básica. Coordenadoria Geral de Alimentação e Nutrição. Nota técnica n. 51/2017. Brasília; 2017.
16. Brasil. Ministério da Saúde. Secretaria de Atenção à Saúde. Departamento de Atenção Básica. Orientações para a coleta e análise de dados antropométricos em serviços de saúde: Norma Técnica do Sistema de Vigilância Alimentar e Nutricional – Sisvan. Brasília: Ministério da Saúde; 2011.
17. Brasil. Ministério da Saúde. Vigilância alimentar e nutricional – Sisvan: orientações básicas para a coleta, processamento, análise de dados e informação em serviços de saúde. Brasília: Ministério da Saúde; 2004.
18. Brasil. Ministério da Saúde. Decreto n. 9396 de 30 de maio de 2018: reajuste de valores referenciais de caracterização das situações de pobreza e de extrema pobreza e os de benefícios do Programa Bolsa Família. Diário Oficial da União, Brasília, 31 maio 2018;104(1):2.
19. Brasil. Ministério da Saúde. Secretaria de Atenção à Saúde. Departamento de Atenção Básica. Coordenadoria-Geral de Alimentação e Nutrição. Nota técnica n. 169/2018. Brasília; 2018.
20. Brasil. Ministério da Saúde. Ministério da Educação. Caderno do Gestor do PSE. Brasília: Ministério da Saúde; 2015.

21. Brasil. Ministério da Saúde. Portaria n. 3582 de 6 de novembro de 2018: dispõe sobre aplicação de recursos com a finalidade de permitir a estruturação de academias da saúde. Diário Oficial da União, Brasília, 7 nov. 2018;1(217):57-8.
22. Brasil. Instituto Brasileiro de Geografia e Estatística – IBGE – Indígena. Instituto Brasileiro de Geografia e Estatística. 2010. Disponível em: http://indigenas.ibge.gov.br/. Acesso em: 29 jul. 2019.
23. ISA – Instituto Socioambiental. Povos Indígenas no Brasil. Quantos são? Atualizado em 14 de março de 2018. Disponível em: https://pib.socioambiental.org/pt/c/no-brasil-atual/quantos-sao/o-censo-2010-e-os-povos-indigenas. Acesso em: 29 jul. 2019.
24. Brasil. Ministério do Desenvolvimento Social. I Inquérito Nacional de Saúde e Nutrição dos Povos Indígenas. Rio de Janeiro: MDS; 2009.
25. Brasil. Fundação Nacional de Saúde. Lei Arouca: a Funasa nos 10 anos de saúde indígena / Fundação Nacional de Saúde. Brasília: Funasa; 2009.
26. Brasil. Fundação Nacional de Saúde. Política Nacional de Atenção à Saúde dos Povos Indígenas. 2.ed. Brasília: Ministério da Saúde. Fundação Nacional de Saúde; 2002.
27. Damé PKV, Pedroso MRO, Marinho CL, Gonçalves VM, Duncan BB, Fisher PD, et al. Sistema de Vigilância Alimentar e Nutricional (Sisvan) em crianças do Rio Grande do Sul, Brasil: cobertura, estado nutricional e confiabilidade dos dados. Cad Saúde Públ. 2011;27:2155-65.
28. Ferreira CS, Cherchiglia ML, Cesar CC. O Sistema de Vigilância Alimentar e Nutricional como instrumento de monitoramento da Estratégia Nacional para Alimentação Complementar Saudável. Rev Bras Saúde Mater Infant. 2013;13(2):167-77.
29. Perez AIDLC, Oliveira TZD, Moraes MAD, Shirassu MM, Ribeiro AB, Coria S. Monitoramento do estado nutricional de usuários de Unidades Básicas de Saúde no Estado de São Paulo por meio do Sistema de Vigilância Alimentar e Nutricional (Sisvan). BEPA. Boletim Epidemiológico. 2013;10(116):1-13.
30. Enes CC, Loiola H, Oliveira MRM. Cobertura populacional do Sistema de Vigilância Alimentar e Nutricional no Estado de São Paulo, Brasil. Ciência & Saúde Coletiva. 2014;19:1543-51.
31. Jung NM, Bairros FS, Neutzling MB. Utilização e cobertura do Sistema de Vigilância Alimentar e Nutricional no Estado do Rio Grande do Sul, Brasil. Ciência & Saúde Coletiva. 2014;19(5):1379-88.
32. Nascimento FA, Silva SA, Jaime PC. Cobertura da avaliação do estado nutricional no Sistema de Vigilância Alimentar e Nutricional brasileiro: 2008 a 2013. Cad Saúde Públ. 2017;33(12):e00161516.
33. Santos CFE, Campos HLM. Perfil nutricional de idosos do município de Vitória nos anos de 2009 a 2012 por meio do sistema de vigilância alimentar e nutricional (Sisvan). Rev Bras Pesq Saúde. 2018;20(4):63-70.
34. Nascimento FA, Silva SA, Jaime PC. Cobertura da avaliação do consumo alimentar no Sistema de Vigilância Alimentar e Nutricional Brasileiro: 2008 a 2013. Rev Bras Epidemiol. 2019;22:e190028.
35. Alves ICR, Souza TF, Pinho L. Operacionalização do sistema de vigilância alimentar e nutricional: relato de experiência. Rev APS. 2015;18(3):398-402.
36. Bagni UV, Barros DC. Erro em antropometria aplicada à avaliação nutricional nos serviços de saúde: causas, consequências e métodos de mensuração. Rev Nutrire. 2015;40(2):226-36.
37. Rolim MD, Lima SML, Barros DC, Andrade CLT. Avaliação do Sisvan na gestão de ações de alimentação e nutrição em Minas Gerais, Brasil. Ciência & Saúde Coletiva. 2015;20(8):2359-69.

38. Bagni UV, Barros DC. Capacitação em antropometria como base para o fortalecimento do Sistema de Vigilância Alimentar e Nutricional no Brasil. Rev Nutr. 2012;25(3):393-402.
39. Soares EL, Mezadri T, Nunes P. Operacionalização do Sistema de Vigilância Alimentar e Nutricional (Sisvan) no Município de Balneário Piçarras: Relato de Experiência. Rev Bras Promoção da Saúde. 2017;30(2):283-7.
40. Batista-Filho M. Sisvan: breve história, grandes perspectivas. In: Boletim Eletrônico do Sisvan. Coordenação-Geral da Política de Alimentação e Nutrição – CGPAN. Ministério da Saúde. Boletim n. 1, out. 2005.

14

Programa Nacional de Alimentação Escolar

Diogo Thimoteo da Cunha
Hélida Ventura Barbosa Gonçalves
Ana Laura Benevenuto de Amorim

PANORAMA E OBJETIVOS

O Programa Nacional de Alimentação Escolar (Pnae) é a política pública de alimentação e nutrição mais duradoura do Brasil. Apesar de ter passado por grandes transformações ao longo dos anos, a essência do Pnae é a mesma desde 1955, quando foi instituída a Campanha Nacional da Merenda Escolar,[1] ou seja, tem por objetivo fornecer alimentação adequada aos estudantes, com promoção da Segurança Alimentar e Nutricional (SAN). As transformações se deram principalmente pelo estabelecimento e pela busca por garantir princípios como a universalidade e a continuidade.[2]

É importante destacar que, no estabelecimento do programa na década de 1950, a desnutrição era um dos principais problemas de saúde coletiva no país.[3] Nessa época, o Brasil recebia apoio internacional, por meio de doações, e também utilizava alimentos formulados focando ações no combate à fome. A utilização de formulados facilitou a logística de suprimentos e, em contrapartida, propiciou a inserção de alimentos com baixo valor nutricional, fora do hábito alimentar brasileiro e com reduzida aceitação.[2] Com a Transição Nutricional, o programa também precisou se adaptar e incorporou outros objetivos, como a promoção de um ambiente alimentar e nutricional adequado, com incentivo às práticas saudáveis.

Atualmente, o programa atende aproximadamente 42 milhões de estudantes de toda a rede pública de ensino[4] com o objetivo de garantir o Direito Humano à Alimentação Adequada (DHAA), por meio da oferta de refeições que atendam às necessidades nutricionais no período letivo e atividades de Educação

Alimentar e Nutricional (EAN), com vistas a promover o adequado crescimento e desenvolvimento físico, psíquico e social, rendimento escolar e aprendizagem, além da formação de hábitos alimentares saudáveis.[5]

Até 2009, o Pnae era regulamentado por meio de uma medida provisória. Nesse mesmo ano, foi publicada a Lei n. 11.947, que estabeleceu a alimentação escolar como um direito, bem como as competências do Fundo Nacional de Desenvolvimento da Educação (FNDE), ou seja, competências da União, e também dos estados, municípios e Distrito Federal em relação ao programa.[6] As questões práticas da execução do Pnae são definidas em resoluções e, atualmente, tem-se em vigor a Resolução CD/FNDE n. 6/2020.[5] Nela é disposto todo o funcionamento do programa, definindo suas diretrizes, usuários, participantes, formas de gestão, ações de Educação Alimentar e Nutricional e de segurança alimentar e nutricional, aquisição de gêneros, transferência de recursos e prestação de contas, e outros detalhes sobre a gestão da política.

GESTÃO

Operacionalização do Pnae: beneficiários, executores e recursos financeiros

O Pnae atende a todos os estudantes matriculados na educação básica (educação infantil, ensino fundamental, ensino médio e a educação de jovens e adultos) de instituições de ensino públicas, filantrópicas e entidades comunitárias de esfera federal, estadual, distrital e municipal.[4,5]

Para o atendimento, é considerado o número de estudantes matriculados conforme o Censo Escolar do exercício anterior, realizado pelo Instituto Nacional de Estudos e Pesquisas Educacionais Anísio Teixeira do Ministério da Educação (Inep/MEC), que quantifica o total de estudantes matriculados em cada uma das unidades escolares.[5] As entidades filantrópicas também podem ser cadastradas pelo Conselho Nacional de Assistência Social (CNAS) e declarar o interesse em receber recursos federais para ofertar refeições aos estudantes.[7]

Os participantes do programa são o governo federal, representado pelo FNDE, as entidades executoras, as unidades executoras e o Conselho de Alimentação Escolar (CAE) (Quadro 1).

Além desses, o programa conta com a participação das secretarias de saúde e de agricultura dos estados e municípios, do Tribunal de Contas da União (TCU) e do Ministério Público Federal.

O recurso do Pnae é proveniente do Tesouro Nacional e assegurado no orçamento da União. O governo federal, representado pelo FNDE, transfere o recurso financeiro em conta corrente específica para a compra exclusiva de gêneros

Quadro 1 Participantes do Programa Nacional de Alimentação Escolar, sua definição e responsabilidades

Participante	Definição	Responsabilidade
Governo Federal – FNDE	Autarquia federal vinculada ao Ministério da Educação.	Coordena e estabelece regras de transferência de recursos às entidades executoras
Entidades executoras	Secretarias estaduais, municipais e do Distrito Federal.	Asseguram as condições para a execução do programa de acordo com sua legislação
Unidades executoras	Sociedade civil de direito privado que pode ser denominada Caixa Escolar; Associação de Pais e Mestres e Círculo de Pais e Mestres	Representantes da comunidade, constituídas pela sociedade civil, que podem exercer o papel da entidade executora
Conselho de Alimentação Escolar	Constituído por no mínimo sete membros: um do poder executivo, dois de trabalhadores da educação, dois de pais e dois de sociedades civis organizadas	Responsável por ações de controle social, fiscalização e monitoramento, da aquisição de gêneros à prestação de contas

Fonte: TCU (2017).

alimentícios, das entidades executoras, sem necessidade de estabelecer, previamente, convênio, acordo, contrato, ajuste ou instrumento congênere, com base no Censo Escolar do ano anterior ao que será atendido.[4,5,7]

A transferência dos recursos financeiros às entidades executoras acontece por meio de dez parcelas mensais, de fevereiro a novembro, para atender 200 dias letivos.[5] Para o cálculo do montante de recurso financeiro destinado a cada entidade executora é necessário saber o número de estudantes matriculados, conforme o Censo Escolar do ano anterior, o número de dias letivos (200 dias) e o valor *per capita* para a aquisição de gêneros alimentícios para todos os estudantes, de acordo com a modalidade de ensino atendida, sendo os valores apresentados no Quadro 2.[8]

Dessa forma, utiliza-se a seguinte fórmula para o cálculo do valor a ser transferido:

valor a ser transferido = número de estudantes (censo escolar) x
número de dias atendidos (200) x
valor *per capita* por modalidade.[5]

Quadro 2 Valores *per capita* transferidos por dia, segundo modalidade de ensino

Modalidade de ensino	Valor *per capita* por dia
Creche (inclusive indígena e quilombola)	R$ 1,07
Pré-escola	R$ 0,53
Ensino fundamental e médio (período parcial)	R$ 0,36
Ensino de Jovens e Adultos (EJA)	R$ 0,32
Quilombola e indígena	R$ 0,64
Atendimento de Educação Especial (AEE)	R$ 0,53
Programa Novo Mais Educação*	R$ 1,07
Estudantes em período integral	R$ 1,07
Ensino médio integral*	R$ 2,00

Fonte: Brasil (2017).[8]
* Recursos complementares de modo a completar o valor *per capita* definido.

A entidade executora, ao receber os recursos financeiros advindos do Tesouro Nacional, poderá optar em realizar a gestão financeira de forma centralizada, descentralizada, semidescentralizada ou terceirizada.

A forma de gestão centralizada é a mais utilizada pelos estados e municípios brasileiros. Nessa modalidade, a secretaria de educação gerencia o recebimento de recursos, o planejamento orçamentário, a elaboração de cardápios, o processo de compras de alimentos, bem como supervisiona e avalia a alimentação escolar, o armazenamento de produtos e a distribuição das refeições e alimentos.[7]

Na gestão descentralizada, a entidade executora repassa o recurso financeiro às unidades de ensino (unidades executoras), e estas fazem a gestão do planejamento e das compras de alimentos, além de receber, armazenar, preparar e ofertar as refeições.[7]

A gestão semidescentralizada é uma mistura das duas formas já citadas. Nessa modalidade, a secretaria de educação adquire os gêneros alimentícios não perecíveis e repassa recurso à unidade executora para à aquisição dos perecíveis.[7]

A forma terceirizada ocorre quando uma empresa é contratada pela entidade executora para o fornecimento de alimentação aos estudantes. Ressalta-se que o recurso encaminhado pelo FNDE é para a compra exclusiva de gêneros alimentícios. Assim, nessa forma de gestão, a compra dos alimentos deverá ser realizada pela entidade executora, bem como a elaboração do cardápio e a fiscalização da execução do serviço de preparo e oferta das refeições, devendo ser terceirizada apenas a mão de obra, ou seja, o preparo e a distribuição das refeições.[7]

PAPEL DO NUTRICIONISTA, CARDÁPIO, CONTROLE SOCIAL E INTEGRAÇÃO COM OUTRAS POLÍTICAS

O nutricionista é o único profissional que pode assumir a Responsabilidade Técnica (RT) do Pnae, segundo a Lei n. 11.974 de 2009,[6] e a Resolução CD/FNDE n. 6/2020.[5] São 13 atividades obrigatórias e nove complementares descritas na Resolução do Conselho Federal de Nutricionistas (CFN) n. 465, de 2010. Diversos fatores devem ser considerados no quantitativo estimado para o número de nutricionistas, como o número de unidades escolares do município e suas localizações, rural ou urbana; a defasagem no quadro técnico pode não só comprometer o cumprimento das atribuições como a qualidade e frequências em que são desempenhadas.[8]

A seguir estão as atividades obrigatórias que o nutricionista do Pnae deve desempenhar:

> "I. Realizar o diagnóstico e o acompanhamento do estado nutricional, calculando os parâmetros nutricionais para atendimento da clientela (educação básica: educação infantil – creche e pré-escola –, ensino fundamental, ensino médio, EJA – educação de jovens adultos) com base no resultado da avaliação nutricional, e em consonância com os parâmetros definidos em normativas do FNDE;
> II. Estimular a identificação de indivíduos com necessidades nutricionais específicas, para que recebam o atendimento adequado no Programa de Alimentação Escolar (PAE);
> III. Planejar, elaborar, acompanhar e avaliar o cardápio da alimentação escolar, com base no diagnóstico nutricional e nas referências nutricionais, observando: adequação às faixas etárias e aos perfis epidemiológicos das populações atendidas, para definir a quantidade e a qualidade dos alimentos;
> respeito aos hábitos alimentares e à cultura alimentar de cada localidade, à sua vocação agrícola e à alimentação saudável e adequada;
> utilização dos produtos da Agricultura Familiar e dos Empreendedores Familiares Rurais, priorizando, sempre que possível, os alimentos orgânicos e/ou agroecológicos; local, regional, territorial, estadual, ou nacional, nesta ordem de prioridade;
> IV. Propor e realizar ações de Educação Alimentar e Nutricional para a comunidade escolar, inclusive promovendo a consciência ecológica e ambiental, articulando-se com a direção e com a coordenação pedagógica da escola para o planejamento de atividades com o conteúdo de alimentação e nutrição;
> V. Elaborar fichas técnicas das preparações que compõem o cardápio;
> VI. Planejar, orientar e supervisionar as atividades de seleção, compra, armazenamento, produção e distribuição dos alimentos, zelando pela quantidade,

qualidade e conservação dos produtos, observadas sempre as boas práticas higiênico-sanitárias;
VII. Planejar, coordenar e supervisionar a aplicação de testes de aceitabilidade junto à clientela, sempre que ocorrer no cardápio a introdução de alimento novo ou quaisquer outras alterações inovadoras, no que diz respeito ao preparo, ou para avaliar a aceitação dos cardápios praticados frequentemente. Para tanto, devem ser observados parâmetros técnicos, científicos e sensoriais reconhecidos, estabelecidos em normativa do Programa. O registro se dará no Relatório Anual de Gestão do Pnae, conforme estabelecido pelo FNDE;
VIII. Interagir com os agricultores familiares e empreendedores familiares rurais e suas organizações, de forma a conhecer a produção local inserindo esses produtos na alimentação escolar;
IX. Participar do processo de licitação e da compra direta da agricultura familiar para aquisição de gêneros alimentícios, no que se refere à parte técnica (especificações, quantitativos, entre outros);
X. Orientar e supervisionar as atividades de higienização de ambientes, armazenamento de alimentos, veículos de transporte de alimentos, equipamentos e utensílios da instituição;
XI. Elaborar e implantar o Manual de Boas Práticas para Serviços de Alimentação de Fabricação e Controle para UAN;
XII. Elaborar o Plano Anual de Trabalho do PAE, contemplando os procedimentos adotados para o desenvolvimento das atribuições;
XIII. Assessorar o CAE no que diz respeito à execução técnica do PAE."[8]

Os cardápios da alimentação escolar dos estados, municípios, Distrito Federal e escolas federais deverão ser planejados de acordo com a faixa etária, condições de saúde, com respeito aos hábitos e a cultura alimentar, de modo sustentável e de acordo com a produção de alimentos da região.[6]

A Resolução CD/FNDE n. 6/2020[5] apresenta diretrizes a respeito da elaboração do cardápio da alimentação escolar, e que por sua vez norteiam as ações dos nutricionistas, inseridos nessa política. Essa legislação dialoga com o Guia Alimentar da População Brasileira exigindo que os cardápios tenham como base alimentos *in natura* e minimamente processados. Com o recurso que o FNDE transfere às Entidades Executoras, a aquisição dos alimentos deve ser feita da seguinte maneira:

"▪ no mínimo 75% do recurso deve ser utilizado na aquisição de alimentos *in natura* ou minimamente processados;
▪ no máximo 20% do recurso deve ser utilizado na aquisição de alimentos processados e ultraprocessados; e

- no máximo 5% do recurso deve ser utilizado na aquisição de ingredientes culinários (no caso, óleos, gorduras, sal e açúcar)".

Além disso, na Resolução CD/FNDE n. 6/2020[5] são estabelecidos percentuais e quantidades de referência para os macronutrientes para todas as modalidades de ensino e micronutrientes prioritários para as creches, sendo eles vitaminas A e C, cálcio e ferro. Os macronutrientes do cardápio devem ser divididos em proporções específicas do valor energético total, sendo elas: carboidratos de 55 a 65%; proteínas de 10 a 15% e lipídios de 15 a 30%. O valor recomendado de energia (kcal) depende da faixa etária e do percentual da necessidade diária recomendada de referência (20, 30 ou 70%).

Para as refeições diárias dos escolares, recomenda-se no máximo:

- "7% da energia total proveniente de açúcar simples adicionado;
- 15 a 30% da energia total proveniente de gorduras totais;
- 7% da energia total proveniente de gordura saturada;
- 600 mg de sódio ou 1,5 g de sal *per capita*, em período parcial, quando ofertada uma refeição;
- 800 mg de sódio ou 2,0 g de sal *per capita*, em período parcial, quando ofertadas duas refeições;
- 1.400 mg de sódio ou 3,5 g de sal *per capita*, em período integral, quando ofertadas três ou mais refeições;
- obriga a oferta mínima de 280 g/estudante/semana de frutas *in natura*, legumes e verduras para o período parcial (devendo ser distribuídas: frutas, no mínimo dois dias na semana, e hortaliças, no mínimo três dias na semana); e oferta mínima de 520 g/estudante/semana (devendo ser distribuídas: frutas, no mínimo quatro dias na semana, e hortaliças, no mínimo cinco dias na semana);
- informa que as bebidas à base de frutas não substituem a oferta de frutas;
- obriga também a inclusão de alimentos fonte de ferro heme no mínimo quatro dias por semana. Assim como estabelece que os alimentos fonte de ferro não heme devem ser acompanhados de facilitadores, da sua absorção, como alimentos fonte de vitamina C;
- estabelece a obrigatoriedade de inclusão de alimentos fonte de vitamina A pelo menos três dias por semana".

Limita a oferta de produtos, tais como:

- "produtos cárneos a, no máximo, duas vezes ao mês;
- legumes e verduras em conserva a, no máximo, uma vez por mês;

- bebidas lácteas com aditivos ou adoçados a, no máximo, uma vez por mês;
- biscoito, bolacha, pão ou bolo a, no máximo, duas vezes na semana, quando ofertada uma refeição;
- doce a uma vez por mês e preparações regionais doces a, no máximo, duas vezes por mês;
- margarina ou creme vegetal a, no máximo, duas vezes por mês".

Ademais, proíbe a oferta de gorduras *trans* industrializadas em todos os cardápios, de alimentos ultraprocessados e a adição de açúcar, mel e adoçante nas preparações culinárias e bebidas para crianças de até três anos de idade. E, por fim, proíbe a utilização de recursos no âmbito do Pnae para aquisição dos seguintes alimentos e bebidas ultraprocessados: "refrigerantes e refrescos artificiais, bebidas ou concentrados à base de xarope de guaraná ou groselha, chás prontos para consumo e outras bebidas similares, cereais com aditivo ou adoçado, bala e similares, confeito, bombom, chocolate em barra e granulado, biscoito ou bolacha recheada, bolo com cobertura ou recheio, barra de cereal com aditivo ou adoçadas, gelados comestíveis, gelatina, temperos com glutamato monossódico ou sais sódicos, maionese e alimentos em pó ou para reconstituição".[5]

Vale destacar que um dos marcos importantes da história do Pnae foi a Lei n. 11.947, de 2009,[6] que, entre todos os seus avanços e regulamentações, implementou a obrigatoriedade da compra de gêneros alimentícios provenientes de agricultores ou empreendedores familiares, sendo que essa aquisição deve ser efetivada com no mínimo 30% do recurso transferido pelo FNDE para os municípios, estados e Distrito Federal.[6,9]

Essa decisão legal propiciou o estímulo ao fortalecimento da intersetorialidade de modo a contribuir na promoção da SAN e da Soberania Alimentar no Brasil. Mais do que incentivar a produção sustentável dos alimentos, houve o desenvolvimento econômico das comunidades, o resgate do patrimônio alimentar, a redução da desigualdade social e da migração do meio rural para o urbano, com redistribuição de renda aos agricultores familiares.[10] Com relação à qualidade dos alimentos, estudos apontam que a lei produziu um efeito positivo no perfil regional dos padrões de compras de alimentos do Pnae. No entanto, ela não produziu alterações significativas nos padrões dietéticos, sendo necessários esforços coletivos pela natureza intersetorial do Pnae para promover saúde e desenvolvimento local.[11]

Para a realização das compras de gêneros alimentícios da agricultura familiar para serem utilizados no preparo das refeições escolares, é importante o comprometimento da administração pública, pois se faz necessário o conhecimento sobre o repasse federal, para que o gestor realize a previsão orçamentária e considere os recursos provenientes dos orçamentos federal, estadual, municipal e distrital.[12] É imprescindível que se tenha ciência dos envolvidos nos processos, direta ou indiretamente. Os agentes responsáveis são a entidade executora, o nutricionista, os agricultores familiares ou suas organizações e os órgãos de assistência técnica. Já os envolvidos de forma indireta são as secretarias de agricultura, de educação e de saúde, o CAE, o conselho de desenvolvimento rural e os conselhos municipais e estaduais de SAN. Esses agentes têm como função conhecer as características da produção local, com ênfase na variedade e na quantidade de alimentos produzidos, bem como a estrutura e o porte dos potenciais fornecedores.[12]

Com essas informações e com reunião de articulação com agentes diretos, o cardápio deverá ser elaborado, como também deverá ser elaborada uma lista de alimentos contidos no cardápio que deverão ser adquiridos da agricultura familiar. A lista deverá apresentar especificações técnicas dos alimentos e, uma vez encaminhada à secretaria de educação, o setor de compras deverá executar a referida lei, levando em consideração os preços praticados no âmbito do mercado local, dispensando o processo licitatório.[5,13]

As entidades executoras, a fim de divulgarem a compra da agricultura familiar para a alimentação escolar, deverão publicar a chamada pública. Essa etapa do processo deverá ser divulgada em jornais de diferentes níveis de circulação (local, regional, estadual ou nacional), em páginas eletrônicas ou em mural de locais públicos onde há grande circulação, de acordo com as premissas da Resolução CD/FNDE n. 6/2020.[5]

Para que os agricultores e/ou empreendedores familiares possam participar desse processo é necessário que se cadastrem junto às entidades executoras e possuam toda a documentação necessária, a fim de que o setor de compras realize uma análise com o propósito de confirmar a habilitação. Vale ressaltar que a documentação difere para grupos formais e informais. Grupos formais são aqueles cujos agricultores e empreendedores familiares rurais estão organizados sob a forma de cooperativas e associações e possuem a Declaração de Aptidão ao PRONAF – DAP Jurídica. Já os grupos informais são compostos por agricultores familiares que possuem DAP física, organizados com a finalidade de vender produtos destinados à alimentação escolar. Após habilitados, é necessário que os agricultores e os empreendedores familiares comuniquem o seu desejo em participar da chamada pública. Isso se dará por meio de um projeto de venda, que deve ser elaborado pelo agricultor, tendo como base o anexo VII da Resolução CD/FNDE n. 6/2020.[5] Os municípios nos quais o repasse do FNDE for superior a R$ 700.000,00 (setecentos mil reais) por ano podem optar por aceitar apenas propostas de organizações com DAP Jurídica, desde que previsto na chamada pública.[5]

Com isso, as entidades executoras, por meio do setor de compras, farão a seleção dos projetos de venda. Na análise das propostas e aquisição, devem ser priorizadas as propostas de grupos municipais (local). Ainda, deverão ter preferência agricultores e/ou grupos indígenas, remanescentes de quilombolas, assentamentos da reforma agrária, produtores de orgânicos, grupos formais, informais e, por último, agricultores individuais.[5]

Em 2009, com a exigência da compra da agricultura familiar para alimentação escolar, o limite individual de venda por agricultor familiar estipulado pela resolução CD/FNDE n. 38/2009 era de R$ 9.000,00 por DAP/ano.[15] Posteriormente, por meio da Resolução n. 4/2015 o valor passou a ser R$ 20.000,00 por DAP/ano/entidade executora.[14]

Depois de selecionados os projetos de venda, é necessário que seja realizada uma formalização da compra. Esta se dará por meio de contrato, em que deverá também ser acordado o cronograma de entrega dos gêneros e a data de recebimento do pagamento pelos agricultores familiares. O referido contrato deve ser assinado pela entidade executora, pela cooperativa ou associação, quando forem grupos formais, e/ou agricultores familiares, quando forem grupos informais ou individuais.[13]

A entrega dos produtos será o último passo desse processo. E, quando ocorrer, deverá ser assinado um termo de recebimento da agricultura familiar. Esse termo confirma que os produtos entregues estão em conformidade com o contrato, bem como com os padrões de qualidade estabelecidos. Para o pagamento, é necessário que o agricultor e/ou empreendedor familiar entregue um documento fiscal à entidade executora, que poderá ser a nota do produtor, ou nota avulsa, vendida na prefeitura, ou então nota fiscal, no caso de grupos formais.[13]

Após dez anos de implementação da lei, existem ainda desafios na inserção da agricultura familiar na alimentação escolar, e esses são semelhantes nas diferentes regiões do Brasil. Dentre os desafios, destaca-se a logística, a falta de assistência técnica e de interesse dos agricultores e/ou prefeituras, a burocracia para a habilitação dos agricultores e sua adequação às normas sanitárias para fornecimento de alimentos, as fragilidades na elaboração das chamadas públicas, as dificuldades financeiras (custos de produção, preços não vantajosos, atrasos nos pagamentos) e estruturais (precárias condições das escolas para o preparo de alimentos menos processados), assim como de organização dos atores envolvidos na execução do Pnae.[16]

Ressalte-se que, a partir de 2021, a entidade executora que não atingir os 30% de compra exigidos deverá devolver o recurso correspondente ao FNDE.[5] Espera-se que, com essa mudança, haja maior esforço e melhor articulação entre os atores para que a compra da agricultura familiar seja cumprida.

Em relação ao controle social, há a participação do CAE. Trata-se de um órgão colegiado, com função fiscalizadora, de forma permanente, com caráter deliberativo e de assessoramento. Segundo a legislação vigente,[5] o CAE deve ser constituído por sete representantes, como ilustra a Figura 1.

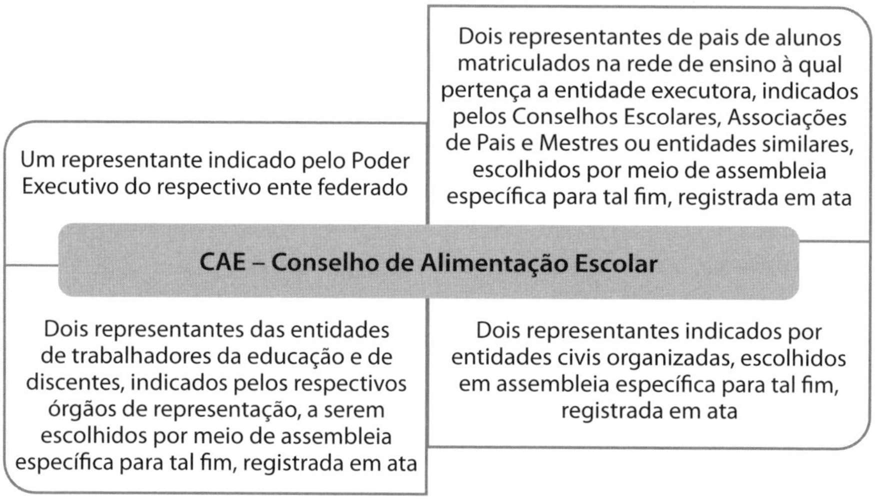

Figura 1 Constituição do Conselho de Alimentação Escolar.
Fonte: Brasil (2020).[5]

Para cada membro titular há um suplente do mesmo segmento. Os mandatos são de quatro anos e há possibilidade de reeleição, em acordo com a indicação dos segmentos que representam. O conselho deve sempre ter um presidente e um vice, votados em reunião com no mínimo 2/3 (dois terços) dos conselheiros titulares, e não pode preencher esses cargos representante do Poder Executivo.[5]

Dentre as atribuições do CAE tem-se:

"I. Monitorar e fiscalizar a aplicação dos recursos e o cumprimento das diretrizes e objetivo do programa;
II. Analisar o Relatório de Acompanhamento da Gestão do Pnae, emitido pela entidade executora, contido no Sistema de Gestão de Conselhos – Sigecon *Online*, antes da elaboração e do envio do parecer conclusivo;
III. Analisar a prestação de contas do gestor, conforme os arts. 45 e 46, e emitir Parecer Conclusivo acerca da execução do Programa no Sigecon *Online*;
IV. Comunicar ao FNDE, aos Tribunais de Contas, à Controladoria-Geral da União, ao Ministério Público e aos demais órgãos de controle qualquer irregula-

ridade identificada na execução do Pnae, inclusive em relação ao apoio para funcionamento do CAE, sob pena de responsabilidade solidária de seus membros;
V. Fornecer informações e apresentar relatórios acerca do acompanhamento da execução do Pnae, sempre que solicitado;
VI. Realizar reunião específica para apreciação da prestação de contas com a participação de, no mínimo, 2/3 (dois terços) dos conselheiros titulares;
VII. Elaborar o Regimento Interno, observando o disposto nesta Resolução;
VIII. Elaborar o Plano de Ação do ano em curso e/ou subsequente a fim de acompanhar a execução do Pnae nas escolas de sua rede de ensino, bem como nas escolas conveniadas e demais estruturas pertencentes ao Programa, contendo previsão de despesas necessárias para o exercício de suas atribuições e encaminhá-lo à entidade executora antes do início do ano letivo."[5]

Um dos motivos de suspensão da transferência de recurso do FNDE para as entidades executoras é o vencimento do CAE, no entanto, a exigência legal da constituição desse conselho não garante que suas atribuições serão cumpridas. Estudos apontam que nem sempre o CAE consegue cumprir seu papel e ressaltam a importância de formações para os conselheiros, de modo a esclarecer dúvidas, bem como prepará-los para desempenhar suas funções adequadamente.[17] Quanto às formações e aos materiais de apoio ao CAE, destaca-se que, nos últimos anos, o TCU e o FNDE lançaram cursos de ensino a distância e presenciais, além do Manual do Conselheiro da Alimentação Escolar.[18]

O aumento da prevalência de sobrepeso e obesidade, seja em adultos, adolescentes ou crianças, tem sido considerado uma pandemia. No enfrentamento a esse cenário, traçou-se em 2011[19] um Plano de Ações Estratégicas para o Enfrentamento das Doenças Crônicas Não Transmissíveis (DCNT) no Brasil – 2011/2022. Nesse plano, tem-se o eixo promoção da saúde, no qual o Programa Saúde na Escola (PSE) se encontra.

O Programa Saúde na Escola (PSE) foi instituído em 2007[20] e trata-se de uma política intersetorial entre secretarias de saúde e educação, com perspectiva da atenção integral à saúde de estudantes de diferentes faixas etárias. O programa prevê avaliação do estado nutricional, garantia da SAN, da alimentação saudável, de atividade física, além do monitoramento da saúde dos estudantes. O município, no processo de adesão ao PSE, assume algumas obrigatoriedades. As unidades escolares, por sua vez, articulam, planejam e desenvolvem atividades em conjunto com as Equipes de Saúde da Família (ESF) pertencentes à sua localidade.[21] O Capítulo 12 deste livro trata de forma mais específica o PSE.

No dia 7 de abril de 2020, foi publicada a Lei n. 13.987, que alterou o art. 21 da Lei n. 11.947/2009, autorizando, em caráter excepcional, durante o período de suspensão das aulas em razão de situação de emergência, a distribuição de gêneros alimentícios adquiridos com recursos do Pnae aos pais ou responsáveis dos estudantes das escolas públicas de educação básica.[22] A partir dessa normatização, municípios, estados, rede federal e Distrito Federal puderam decidir o que e como fazer para atender os alunos. As estratégias utilizadas variaram entre: distribuição de *kits* de alimentos, marmitas/refeições e "cartão-merenda", que é a transferência de recursos.[23]

Devido ao baixo valor *per capita* que é transferido pelo FNDE, algumas entidades executoras estabeleceram critérios para atender os alunos, infringindo a diretriz da universalidade do programa e aproximando-o de uma política assistencialista, como nos primórdios. Ademais, a agricultura familiar ficou fragilizada nesse momento devido a quebras de contrato e redução do volume de compra.[23] Durante a calamidade pública, as bases legais do Pnae foram a Lei n. 13.987/2020, a Resolução CD/FNDE n. 2/2020 e a Resolução CD/FNDE n. 26/2013.[22,24,25]

Vale destacar que, para o Pnae, a publicação da Resolução CD/FNDE n. 6/2020[5] trouxe grandes avanços, principalmente em relação à composição dos cardápios. Porém, sua publicação durante a pandemia de Covid-19, doença causada pelo novo coronavírus (SARS-CoV-2), dificultou sua transição e sua adequação, pois o programa não era executado nas escolas, mas sim por meio das iniciativas acima citadas.

Uma das diretrizes do Pnae é a garantia da SAN, e isso ficou ainda mais evidente durante a pandemia. Concomitantemente, notou-se que, ainda que universal, a equidade em termos sociais e econômicos não foi atendida. Se houve a legalização e a autorização da oferta de *kits* de alimentos para os alunos durante a suspensão de aulas, é importante considerar que no retorno das atividades a política seja ampliada, de forma universal e equânime. Com a redução da renda da população, devido à recessão econômica, programas como o Pnae devem ser fortalecidos após a pandemia, garantindo o direito à alimentação saudável e adequada.

AVALIAÇÃO, ANÁLISE E EVIDÊNCIAS

Não há uma avaliação em âmbito nacional do Pnae. Existe um setor de avaliação e monitoramento no FNDE que faz apuração de denúncias, avaliações locais e assessorias às entidades executoras. Além disso, o FNDE conta com diversos sistemas que auxiliam a gestão central do programa no monitoramento quanto ao uso de recursos, quadro técnico, vigência do CAE. Entretanto, esses dados não são de acesso público, o que dificulta a realização de pesquisas e avaliação no contexto do programa.

Em contrapartida, nos últimos anos a alimentação escolar foi tema recorrente em pesquisas realizadas no Brasil no âmbito da alimentação e nutrição. Isso provavelmente ocorreu em virtude de uma série de incentivos realizados pelo

FNDE por meio da publicação da Portaria Interministerial n. 1.010,[26] que, dentre diversas ações, instituiu a criação dos Centros Colaboradores em Alimentação e Nutrição Escolar (Cecane). O Cecane é uma parceria do governo federal e as universidades federais para promoção da alimentação saudável na escola por meio de assessorias, criação de instrumentos, avaliação e monitoramento do Pnae, formação dos atores envolvidos no programa e diversas outras atividades incluindo a pesquisa.

Entre as pesquisas que foram desenvolvidas sobre o Pnae, Belik e Domene[27] propuseram a elaboração de instrumento a fim de avaliar a qualidade dos cardápios, intitulado de Índice de Qualidade dos Cardápios da Alimentação Escolar (IQCAE), que, posteriormente, foi validado por Camargo et al.[28] Por meio desse índice, pesquisadores evidenciaram que houve melhora na qualidade dos cardápios após a exigência de compra de 30% de alimentos provenientes da agricultura familiar, por meio do recurso do FNDE para aquisição de alimentos.[29] Entretanto, o tema é controverso, pois até o momento esse e outros instrumentos de avaliação de cardápios não são sensíveis para contemplar a agricultura familiar, o que leva a interpretações equivocadas.[27]

O governo brasileiro, a fim de fornecer informação para organizar o monitoramento da saúde do escolar e para o planejamento das políticas públicas, propôs a implementação da Pesquisa Nacional de Saúde do Escolar (PeNSE),[30] em 2009. Até o momento foram realizadas três edições da pesquisa de forma trienal e, segundo dados da última edição, publicada no ano de 2015, apesar de as escolas possuírem cozinhas e oferecerem refeições aos estudantes, mais da metade destes (61,5%) relatou não consumi-las. A adesão ao Pnae pode estar associada a fatores relacionados aos alimentos, hábitos alimentares, a adequação dos cardápios e a qualidade das refeições.[31] Dessa forma, sua baixa adesão pode dificultar a efetivação dessa política pública.[32]

Em acordo com a PeNSE, Valentim et al.[32] também observaram baixa adesão pelos estudantes, pois 37,9% consumiam a refeição escolar, e a adesão efetiva, com o consumo diário, foi de 19,8%.

A adesão pode sofrer influência das variáveis socioeconômicas, idade e estado nutricional dos estudantes. Com base nos dados da PeNSE (2012), encontrou-se que estudantes do sexo masculino, pardos, filhos de mães com reduzida escolaridade, que residem fora das capitais, que trabalham, que tomam café da manhã e almoçam com os pais apresentaram maior consumo da alimentação escolar.[33] Vale destacar que, em escolas que apresentam estabelecimentos que comercializam alimentos, o consumo de alimentação escolar é menor. Esses alimentos, geralmente, são divergentes de uma alimentação saudável.[32,34]

Além desses aspectos, diversos pesquisadores buscaram avaliar as condições higiênico-sanitárias na alimentação escolar. É comum verificar diversas falhas quanto à estrutura física e procedimentos, caracterizando risco elevado de Doença Transmitida por Alimentos (DTA).[35-37] Dada a importância da temática, um instrumento de avaliação, do tipo lista de verificação, foi criado e validado exclusivamente para avaliação das boas práticas no ambiente escolar.[38] Nesse sentido, é recomendado que o nutricionista utilize estratégias mais complexas que o treinamento. É necessário envolvimento da gestão, aspectos motivacionais dos trabalhadores, avaliações sistemáticas e planos de ação específicos para cada local.[39]

Um estudo que avaliou as tendências de pesquisa sobre o Pnae, de 2008 a 2013, encontrou que há enfoque nas estratégias de SAN, avaliação da composição e da aceitação das preparações e alimentos oferecidos, análise da produção, das condições de vida dos produtores rurais e impacto no desenvolvimento local.[40] É importante que nutricionistas da área tenham acesso a esses estudos e possam utilizá-los para mudança de práticas no âmbito do programa. Além disso, o FNDE poderia utilizar essas evidências para evolução das normativas do programa.

IMPLICAÇÕES PARA A PESQUISA E AS POLÍTICAS PÚBLICAS

Como foi possível observar, o Pnae é um programa muito complexo, pois atende um grande número de beneficiários, envolve diversos órgãos públicos e movimenta um montante importante de recursos públicos. Diversos estudos são publicados sobre o programa anualmente, com avaliações quanto à higiene dos alimentos, aos cardápios, à compra da agricultura familiar, ao estado nutricional dos estudantes, dentre outros. Entretanto, poucos trabalhos são voltados aos problemas de gestão, financeiros e de acesso aos alimentos por parte dos setores de compra. Compreender as estratégias atuais e pensar em soluções do ponto de vista da gestão sustentável podem se configurar em alternativas interessante aos gestores do programa.

Além disso, a política seria beneficiada com uma pesquisa de âmbito nacional para se conhecer se o Pnae de fato atende a seus objetivos, quais são suas potencialidades e fragilidades. Com base nesse diagnóstico, os profissionais, as universidades, os grupos de pesquisa e os entes públicos poderiam pensar coletivamente estratégias para melhoria do Pnae, com ampliação e fortalecimento de uma das maiores políticas de alimentação e nutrição do mundo.

ATIVIDADES E QUESTÕES PARA REFLEXÃO

- Quais características do Pnae o estabelecem como uma política de SAN?
- Quem são os usuários do Pnae? Quem são os participantes do programa no âmbito da gestão? Qual a responsabilidade de cada participante?

- Reflita sobre as vantagens e desvantagens dos diferentes tipos de gestão financeira do Pnae (centralizada, descentralizada, semidescentralizada e terceirizada).
- A Resolução CD/FNDE n. 6/2020, estabelece as diretrizes para elaboração dos cardápios no Pnae. Cite quais são os alimentos proibidos, restritos e a recomendação quanto à oferta de doces, frutas e hortaliças.
- Qual a diferença entre grupos formais e informais no contexto da compra de produtos da agricultura familiar?
- O que é o CAE? Como ele é formado e quais são suas atribuições?
- Reflita sobre as consequências no âmbito de saúde da população caso o Pnae fosse extinto no Brasil.

REFERÊNCIAS BIBLIOGRÁFICAS

1. Peixinho AML. A trajetória do Programa Nacional de Alimentação Escolar no período de 2003-2010: relato do gestor nacional. Ciência & Saúde Coletiva. 2013;18(4):909-916.
2. Nogueira RM, Barone B, Barros TT, Guimarães KRLSLQ, Rodrigues NSS, Behrens JH. Sixty years of the National Food Program in Brazil. Rev. Nutr. 2016;29(2):253-267.
3. Monteiro CA, Benicio MHD, Konno SC, Silva ACF, Lima ALL, Conde WL. Causas do declínio da desnutrição infantil no Brasil, 1996-2007. Rev. Saúde Pública. 2009;43(1):35-43.
4. Fundo Nacional de Desenvolvimento da Educação [FNDE]. Dados físicos e financeiros do Pnae [Site de Internet]. Disponível em: https://www.fnde.gov.br/index.php/programas/pnae/pnae-consultas/pnae-dados-fisicos-e-financeiros-do-pnae. Acesso em: 22 ago. 2020.
5. Brasil. Ministério da Educação. Resolução CD/FNDE n. 6, de 8 de maio de 2020. Dispõe sobre o atendimento da alimentação escolar aos alunos da educação básica no âmbito do Programa Nacional de Alimentação Escolar – Pnae. Disponível em: https://www.fnde.gov.br/index.php/centrais-de-conteudos/publicacoes/category/100-resolucoes?download=13857:resolu%C3%A7%C3%A3o-n%C2%BA-6,-de-08-de-maio-de-2020. Acesso em: 7 jul. 2020.
6. Brasil. Lei n. 11.947, de 16 de junho de 2019. Dispõe sobre o atendimento da alimentação escolar e do Programa Dinheiro Direto na Escola aos alunos da educação básica; altera as Leis n. 10.880, de 9 de junho de 2004, 11.273, de 6 de fevereiro de 2006, 11.507, de 20 de julho de 2007; revoga dispositivos da Medida Provisória n. 2.178-36, de 24 de agosto de 2001, e a Lei n. 8.913, de 12 de julho de 1994; e dá outras providências. Disponível em: http://www.planalto.gov.br/ccivil_03/_ato2007-2010/2009/lei/l11947.htm. Acesso em: 10 jul. 2019.
7. Santos SR, Costa MBS, Bandeira GTP. Forms of management of the national school meals program. Rev. Salud Pública. 2016;18(2):311-322.
8. Correa RS, Rockett FC, Rocha PB, Silva VL, Oliveira VR. Atuação do nutricionista no Programa Nacional de Alimentação Escolar na Região Sul do Brasil. Ciência & Saúde Coletiva. 2017; 22(2):563-574.
9. Teo CRPA, Monteiro CA. Marco legal do Programa Nacional de Alimentação Escolar: uma releitura para alinhar propósitos e práticas na aquisição de alimentos. Rev. Nutrição. 2012;25(5):657-668.
10. Ferigollo D, Kirsten VR, Heckler D, Figueredo OAT, Perez-Cassarino J, Triches RM. Aquisição de produtos da agricultura familiar para alimentação escolar em municípios do Rio Grande do Sul. Rev Saúde Pública. 2017;51:6.

11. Teo CRPA. The partnership between the Brazilian School Feeding Program and family farming: a way for reducing ultra-processed foods in school meals. Public Health Nutr. 2018; 1(1):230-237.
12. Brasil. Ministério da Educação. Fundo Nacional do Desenvolvimento da Educação. Aquisição de Produtos da Agricultura Familiar para a alimentação escolar. 3. ed. Versão atualizada e Resolução CD/FNDE n. 04/2015; 2017. Disponível em: http://www.fnde.gov.br/index.php/programas/pnae/pnae-area-gestores/pnae-manuais-cartilhas/item/8595--manual-de-aquisi%C3%A7%C3%A3o-de-produtos-da-agricultura-familiar-para-a--alimenta%C3%A7%C3%A3o-escolar. Acesso em: 20 ago. 2019.
13. Brasil. Ministério da Educação. Fundo Nacional do Desenvolvimento da Educação. Aquisição de Produtos da Agricultura Familiar para a alimentação escolar. 3. ed. Versão atualizada e Resolução CD/FNDE n. 04/2015; 2017. Disponível em: http://www.fnde.gov.br/index.php/programas/pnae/pnae-area-gestores/pnae-manuais-cartilhas/item/8595--manual-de-aquisi%C3%A7%C3%A3o-de-produtos-da-agricultura-familiar-para-a--alimenta%C3%A7%C3%A3o-escolar. Acesso em: 20 ago. 2020.
14. Brasil. Ministério da Educação. Resolução CD/FNDE n. 04, de 2 de abril de 2015. Altera a redação dos artigos 25 a 32 da Resolução/CD/FNDE n. 26, de 17 de junho de 2013, no âmbito do Programa Nacional de Alimentação Escolar (Pnae). Disponível em: http://www.mda.gov.br/sitemda/sites/sitemda/files/user_arquivos_383/https___mail.mda_.gov_.pdf. Acesso em: 20 ago. 2019.
15. Brasil. Ministério da Educação. Fundo Nacional do Desenvolvimento da Educação. Resolução/CD/FNDE n. 38, de 16 de julho de 2009. Dispõe sobre o atendimento da alimentação escolar aos alunos da educação básica no Programa Nacional de Alimentação Escolar – Pnae. Disponível em: https://www.fnde.gov.br/index.php/acesso-a-informacao/institucional/legislacao/item/3341-resolução-cd-fnde-nº-38-de-16-de-julho-de-2009. Acesso em: 22 ago. 2019.
16. Teo CRPA, Mossman MP, Taglietti RL. Desafios e mecanismos de enfrentamento na relação entre agricultura familiar e alimentação escolar. Revista Grifos. 2017;43:34-62.
17. Barros TT. Atuação dos Conselhos Municipais de Alimentação Escolar (CAE) na Região Metropolitana de Campinas e na Região Administrativa de Registro, estado de São Paulo [mestrado]. Campinas: Unicamp; 2014. Disponível em: http://repositorio.unicamp.br/jspui/bitstream/REPOSIP/255285/1/Barros_ThiaraTeixeira_M.pdf. Acesso em: 15 ago. 2019.
18. Tribunal de Contas da União [TCU]. Cartilha para conselheiros do Programa Nacional de Alimentação Escolar (Pnae) / Tribunal de Contas da União, Fundo Nacional de Desenvolvimento da Educação, Conselho de Alimentação Escolar; Apresentação Raimundo Carreiro, Sílvio de Sousa Pinheiro. 1.ed. Brasília: TCU, 2017. Disponível em: http://www.fnde.gov.br/index.php/programas/pnae/pnae-area-gestores/pnae-manuais-cartilhas/item/11037-cartilha-para-conselheiros-do-programa-nacional-de-alimenta%C3%A7%C3%A3o-escolar-pnae. Acesso em: 15 ago. 2019.
19. Brasil. Ministério da Saúde. Secretaria de Vigilância em Saúde. Departamento de Análise de Situação de Saúde. Plano de ações estratégicas para o enfrentamento das doenças crônicas não transmissíveis (DCNT) no Brasil 2011-2022. 2011. Disponível em: http://bvsms.saude.gov.br/bvs/publicacoes/plano_acoes_enfrent_dcnt_2011.pdf. Acesso em: 20 ago. 2020.
20. Brasil. Presidência da República. Decreto n. 6.286, de 5 de dezembro de 2007. Institui o Programa Saúde na Escola-PSE, e dá outras providências. Disponível em: http://www.planalto.gov.br/ccivil_03/_Ato2007-2010/2007/Decreto/D6286.htm. Acesso em: 20 ago. 2019.
21. Batista MAS, Mondini L, Jaine PC. Ações do Programa Saúde na Escola e da alimentação escolar na prevenção do excesso de peso infantil: experiência no município de Itapevi, São Paulo, Brasil, 2014. Epidemiol. Serv. Saúde. 2017;26(3):569-578.

22. Lei n. 13.987, de 7 de abril de 2020. (2020). Altera a Lei n. 11.947, de 2009, para autorizar, em caráter excepcional, durante o período de suspensão das aulas em razão de situação de emergência ou calamidade pública, a distribuição de gêneros alimentícios adquiridos com recursos do Pnae aos pais ou responsáveis dos estudantes das escolas públicas da educação básica. Brasília, DF. Disponível em: http://www.planalto.gov.br/ ccivil_03/_ato2019-2022/2020/lei/l13987.htm
23. Amorim, ALB, Ribeiro Junior, JRS, Bandoni, DH. Programa Nacional de Alimentação Escolar: estratégias para enfrentar a insegurança alimentar durante e após o Covid-19. Revista de Administração Pública, 2020, 54 (4), 1134-1145
24. Resolução CD/FNDE/MEC n. 2, de 9 de abril de 2020. (2020). Dispõe sobre a execução do Programa Nacional de Alimentação Escolar (Pnae) durante o período de estado de calamidade pública, reconhecido pelo Decreto Legislativo n. 6, de 20 de março de 2020, e da emergência de saúde pública de importância internacional decorrente do novo coronavírus (Covid-19). Brasília, DF.
25. Brasil. Ministério da Educação. Resolução CD/FNDE n. 26, de 17 de junho de 2013. Dispõe sobre o atendimento da alimentação escolar aos alunos da educação básica no âmbito do Programa Nacional de Alimentação Escolar – Pnae. Disponível em: https://www.fnde.gov.br/index.php/acesso-a-informacao/institucional/legislacao/item/4620-resolução-cd-fnde-nº-26,-de-17--de-junho-de-2013. Acesso em: 20 ago. 2021.
26. Brasil. Ministério da Saúde. Portaria Interministerial n. 1.010, de 8 de maio de 2006. Institui as diretrizes para a Promoção da Alimentação Saudável nas Escolas de educação infantil, fundamental e nível médio das redes públicas e privadas, em âmbito nacional. Disponível em: http://bvsms.saude.gov.br/bvs/saudelegis/gm/2006/pri1010_08_05_2006.html. Acesso em: 20 ago. 2019.
27. Belik W, Domene SMA. Experiencias de programas combinados de alimentación escolar y desarrollo local en Sao Paulo, Brasil. Agroalimentaria [Internet]. 2012;18(34):57-72. Disponível em: http://portal.amelica.org/ameli/jatsRepo/199222712005.
28. Camargo RGM, Caivano S, Bandoni DH, Domene SMA. Healthy eating at school: consensus among experts. Rev. Nutr. 2016;29(6):809-819. Disponível em: http://dx.doi.org/10.1590/1678-98652016000600006.
29. Goncalves HVB, da Cunha DT, Stedefeldt E, de Rosso VV. Family farming products on menus in school feeding: a partnership for promoting healthy eating. Cienc Rural. 2015;45(12):2267-73.
30. Instituto Brasileiro de Geografia e Estatística – IBGE. Pesquisa Nacional de Saúde do Escolar. 2016. Disponível em: https://biblioteca.ibge.gov.br/visualizacao/livros/liv97870.pdf.
31. Teo CRPA, Corrêa EN, Gallina LS, Fransozi C. Programa Nacional de Alimentação Escolar: adesão, aceitação e condições de distribuição de alimentação na escola. Nutrire: Rev. Soc. Bras. Alim. Nutri. 2009;34(3):165-185.
32. Valentim EA, Almeida CCB, Taconeli CA, Osório MM, Schmidt ST. Fatores associados à adesão à alimentação escolar por adolescentes de escolas públicas estaduais de Colombo, Paraná, Brasil. Cad Saúde Pública [Internet]. 2017 [cited 2019 Nov 29]; 33(10):e00061016.
33. Locatelli NT, Canella DS, Bandoni DH. Fatores associados ao consumo da alimentação escolar por adolescentes no Brasil: resultados da PeNSE 2012. Cad Saúde Pública. 2017;33(4): e00183615. Disponível em: http://dx.doi.org/10.1590/0102-311x00183615.
34. Sturion GL, Silva MV, Ometto AMH, Furtuoso MCO, Piptone MAP. Fatores condicionantes da adesão dos alunos ao Programa de Alimentação Escolar no Brasil. Rev. Nutr. 2005;18(2):167-181.
35. da Cunha DT, Stedefeldt E, de Rosso VV. Boas práticas e qualidade microbiológica nos serviços de alimentação escolar: uma revisão sistemática. Revista Brasileira de Pesquisa em Saúde. 2012;14(4):108-21.

36. de Oliveira ABA, da Cunha DT, Stedefeldt E, Capalonga R, Tondo EC, Cardoso MRI. Hygiene and good practices in school meal services: Organic matter on surfaces, microorganisms and health risks. Food Control. 2014;40:120-6.
37. da Cunha DT, Stedefeldt E, de Rosso VV. The role of theoretical food safety training on Brazilian food handlers' knowledge, attitude and practice. Food Control. 2014;43:167-74.
38. Stedefeldt E, da Cunha DT, Silva EA, da Silva SM, de Oliveira ABA. Instrument for assessment of best practices in school food and nutrition units: from design to validation. Ciência & Saúde Coletiva. 2013;18(4):947-53.
39. da Cunha DT, Fiorotti RM, Baldasso JG, de Sousa M, Fontanezi NM, Caivano S, et al. Improvement of food safety in school meal service during a long-term intervention period: a strategy based on the knowledge, attitude and practice triad. Food Control. 2013;34(2):662-7.
40. Libermann AP, Bertolini GRF. Tendências de pesquisa em políticas públicas: uma avaliação do Programa Nacional de Alimentação Escolar – Pnae. Ciênc. Saúde Coletiva. 2015;20(11): 3533-3546. Disponível em: http://www.scielo.br/scielo.php?script=sci_arttext&pid=S1413--81232015001103533&lng=en. http://dx.doi.org/10.1590/1413-812320152011.16822014.

15

Programa de Alimentação do Trabalhador

Katia Regina Martini Rodrigues
Caroline Dario Capitani
Marina Padovan Luiz

PANORAMA E OBJETIVOS

O Programa de Alimentação do Trabalhador (PAT), que foi instituído pela Lei n. 6.321, de 14 de abril de 1976,[1] iniciou efetivamente em 1977 e foi regulamentado na década de 1990. O PAT é um programa federal de adesão voluntária, sendo uma parceria entre governo, empresa e trabalhadores, que visa estimular o empregador a fornecer para os trabalhadores, principalmente de baixa renda, alimentação nutricionalmente adequada mediante incentivos fiscais.[1]

O PAT tem como objetivo contribuir para a promoção da saúde dos trabalhadores, com prioridade para aqueles que recebem até cinco salários mínimos mensais, o que envolve a melhoria das condições nutricionais, o aumento de produtividade, a redução do absenteísmo e de acidentes de trabalho.[1]

A compreensão sobre a alimentação nutricionalmente adequada incorporou diversos outros elementos nas décadas seguintes à criação do PAT. A alimentação saudável passou a ser discutida no âmbito dos direitos humanos e da Segurança Alimentar e Nutricional (SAN) e deve ser pensada de forma que atenda às necessidades biológicas e sociais, respeite o contexto socioeconômico e cultural, além dos princípios de variedade, moderação e equilíbrio.

Para descrever a trajetória de implantação do programa, recomenda-se consultar a descrição detalhada de sua história em L'abbatte[2] e dados atualizados de sua abrangência em Bandoni.[3] "O Programa é uma das mais antigas e importantes políticas de alimentação e nutrição do Brasil. Com inquestionável relevância social, é considerado um herdeiro de políticas públicas nacionais anteriores voltadas à alimentação do trabalhador".[4]

As empresas que fornecem e prestam serviços de alimentação coletiva, assim como as pessoas jurídicas beneficiárias do PAT na autogestão, deverão apresentar Responsável Técnico (RT) pelo programa. Para tanto, o RT deve ser profissional com habilitação em Nutrição.[5]

GESTÃO

Operacionalização do PAT: princípios, filiação e modalidades

Para se filiar ao PAT, a empresa deve realizar inscrição por meio eletrônico preenchendo o formulário presente na página da Secretaria do Trabalho do Ministério da Economia (ME).[6] A inscrição tem validade imediata, por prazo não determinado, pode ser inativada pelo próprio inscrito, independente da motivação. Há possibilidade de ser cancelada se houver descumprimento da legislação reguladora ou pode haver solicitação de recadastramento.[7]

O PAT apresenta duas modalidades de serviços aprovadas, dentre as quais a pessoa jurídica beneficiária poderá escolher:

- Ter serviço próprio de produção de refeições (autogestão).
- Firmar convênios ou contratar entidades que realizam prestação de serviços de alimentação coletiva, desde que sejam credenciadas e se responsabilizem por cumprir a legislação do PAT.

Nesse caso, quando o empregador optar por contratar empresas que fornecem ou prestem serviços em alimentação, pode haver os seguintes subtipos:

I. Fornecedora de alimentação coletiva:
- A instituição terceirizada pode produzir a refeição dentro da própria empresa (com a possibilidade de diferentes tipos de contratos) ou por meio de refeição transportada.
- Fornecer cestas de alimentos e similares individuais.

II. Prestadora de serviço de alimentação coletiva:
- Alimentação convênio: administradora de documentos de legitimação (*vouchers*, *tickets*, vales, cupons ou cartões eletrônicos) para a aquisição de alimentos em redes comerciais.
- Refeição convênio: administradora de documentos de legitimação (*vouchers*, *tickets*, vales, cupons ou cartões eletrônicos), para o pagamento de refeições em restaurantes ou similares.[8]

As pessoas jurídicas que participam do PAT, por meio da prestação de serviços próprios ou de terceiros, devem garantir qualidade e quantidade da alimentação ofertada aos trabalhadores em conformidade com as premissas do programa.[5]

A lei que instituiu o PAT[1] "dispõe sobre a dedução do lucro tributável para fins de imposto sobre a renda das pessoas jurídicas, do dobro das despesas realizadas em programas de alimentação do trabalhador". Ou seja, a dedução se dá pelo incentivo fiscal, que será discutido a seguir, e pelo desconto do custo operacional com as despesas realizadas pela empresa com a alimentação dos trabalhadores.

Os gastos com as refeições pela empresa filiada são isentos de encargos sociais (Fundo de Garantia sobre o Tempo de Serviço – FGTS e previdência). Ademais, a empresa que optar pela tributação com base no lucro real tem possibilidade de deduzir parte das despesas com o programa do imposto de renda. Na implantação do programa, a dedução estava limitada a 5% do imposto devido por exercício e o eventual excesso poderia ser transferido a dois exercícios futuros. Atualmente, a dedução é de 4% e também pode ser escalonada para os dois exercícios subsequentes. Caso a empresa opte pelo simples nacional ou pela tributação que se baseia no lucro presumido, não terá direito a essa dedução, embora tenha direito à isenção de encargos sociais em relação aos valores líquidos dos benefícios que foram concedidos.[1,9,10]

Portanto, filiando-se ao PAT, a parcela paga pela empresa não faz parte do salário, não é incorporada à remuneração, não é base para contribuição previdenciária ou FGTS e não pode ser considerada rendimento tributável do trabalhador.[1] "As pessoas jurídicas tributadas com base no Lucro Presumido e/ou Arbitrado e as entidades filantrópicas podem participar do programa a fim de garantir a isenção dos encargos trabalhistas".[1]

A participação do trabalhador nos gastos com a sua alimentação não pode ser maior que 20% do custo direto da refeição. Entende-se como custo direto os gastos alimentícios para o preparo da refeição, com a mão de obra, com insumos de higiene e com a energia utilizada para o preparo e a distribuição das refeições. Fica implícito que não podem ser somados aos custos os rateios de gastos com empregados que não são de dedicação exclusiva, por exemplo.[1]

Em relação à recomendação sobre o valor nutricional das refeições, o PAT considera como refeição principal o almoço, o jantar e a ceia, sendo a ceia uma refeição completa, igual ao almoço e jantar. As refeições menores são o café da manhã e os lanches.[5]

De acordo com a Portaria publicada no *Diário Oficial da União (DOU)* em 1999,[11] as refeições principais (almoço, jantar e ceia) deveriam apresentar 1.400 kcal cada uma, permitindo-se redução para 1.200 calorias, quando a atividade laboral era leve, ou acréscimo para 1.600 calorias, quando a atividade laboral era intensa, desde que houvesse justificativa técnica. No caso das refeições menores, como café da manhã ou lanche, deveriam conter um mínimo de 300 calorias. O percentual proteico-calórico (NDpCal) das refeições maiores e menores deveria ser de, no mínimo, 6% cada uma.[11]

As modificações do processo produtivo, bem como do perfil de saúde da população brasileira, fizeram com que o então Ministério do Trabalho e do Emprego (MTE) convocasse em 2005 um grupo de trabalho para revisar os parâmetros nutricionais estabelecidos pelo PAT.[12] Em 2006, esses valores citados anteriormente foram expressivamente alterados pela portaria da Secretaria de Inspeção do Trabalho/Departamento de Segurança e Saúde no Trabalho n. 193,[5] passando a vigorar conforme a tabela 1.

Tabela 1 Valores diários de referência para macro e micronutrientes para as refeições principais e menores

Nutrientes	Recomendação diária	Recomendação refeições principais	Recomendação refeições menores
Valor energético total	2.000 calorias	600-800 kcal	300-400 kcal
Carboidrato	55-75%	60%	60%
Proteína	10-15%	15%	15%
Gordura total	15-30%	25	25%
Gordura saturada	< 10%	< 11	<10
Fibra	> 25 g	7 a 10	4 a 5
Sódio	≤ 2.400mg	720-960	360-480

Fonte: Brasil (2006)[5].

Com a nova portaria, é admitido um acréscimo de 20%, equivalente a 400 kcal, em relação ao Valor Energético Total (VET) de 2.000 kcal. A portaria ainda destaca que as refeições principais devem atender de 30 a 40% do VET diário. Portanto, uma refeição principal pode fornecer até 960 kcal, por exemplo, quando se usa a margem superior de 800 kcal recomendadas. Esse acréscimo ocorreu principalmente porque muitos trabalhadores apresentam elevado gasto energético em suas atividades laborais e, por isso, necessitam de maior aporte de energia e nutrientes. Contudo, deve-se ressaltar que quando se fornece uma refeição com 800 kcal ou mais, é importante estabelecer critérios e condutas para avaliação e monitoramento frequente das condições de saúde dos trabalhadores e evitar, assim, o consumo energético excessivo ao longo dos anos e riscos de doenças associadas.[5]

Outra alteração importante foi em relação ao NDpCal, que apresentou uma faixa de adequação de no mínimo 6% e no máximo 10%, sendo que anteriormente a portaria apontava apenas o valor mínimo.[5]

É interessante destacar que a portaria em vigor[5] reafirma a questão da necessidade de avaliação do teor nutritivo da alimentação conforme apontava previamente o Decreto n. 5, de 1991,[9] e a exigência da presença do nutricionista enquanto RT pelo programa, independentemente da forma de administração adotada pela empresa (autogestão ou terceirização), visando à promoção da alimentação saudável.[1,9]

A nova portaria[5] também aborda que as empresas beneficiárias deverão fornecer aos usuários da Unidade de Alimentação e Nutrição (UAN) refeições adequadas para suas condições de saúde (doenças relacionadas à alimentação e nutrição), além de ser realizada avaliação nutricional periódica desses trabalhadores. Também deverão promover ações de Educação Alimentar e Nutricional (EAN), com a disponibilização de sugestão de cardápio saudável em local com visibilidade, conforme os parâmetros nutricionais já descritos anteriormente.[5]

Outras informações importantes, e que merecem ênfase, também descritas na portaria:[5]

- Análise de outros nutrientes, além dos descritos na Tabela 1, pode ser realizada.
- A empresa poderá ofertar aos seus trabalhadores uma ou mais refeições por dia.
- O VET será modificado, de acordo com as exigências laborais, para beneficiar a saúde do trabalhador, com fundamentação em estudos de diagnóstico nutricional.
- Se a distribuição de alimentos constituir benefício adicional, o NDPcal e os percentuais de macro e de micronutrientes devem deixar de obedecer aos parâmetros estabelecidos na portaria, com exceção do sódio e da gordura saturada.
- Nos cardápios deve haver, ao menos, uma porção de frutas e uma porção de hortaliças, nas refeições principais (almoço, jantar e ceia), e ao menos uma porção de frutas nas refeições menores (café da manhã e lanches).

Tais modificações e inclusões trouxeram ganhos do ponto de vista do cuidado e da promoção da saúde do trabalhador.

AVALIAÇÃO, ANÁLISE E EVIDÊNCIAS

Avaliações e análises sobre a adequação dos cardápios oferecidos pelas empresas cadastradas no PAT, em função das exigências nutricionais, são escassas e, muitas vezes, apresentam lacunas pela dificuldade de mensurar a proporção adequada de alimentos ingeridos pelos clientes nas refeições. Apesar dessas ressalvas, os estudos dessa área demonstram, em sua maioria, a necessidade de ajustes no aporte de energia e de proteínas ingeridas pelos trabalhadores que frequentam os restaurantes cadastrados.[13-16]

Apesar do PAT ter sido instituído em 1977, foi na década de 1960 que programas compensatórios de desigualdades sociais, a exemplo do Programa Nacional de Alimentação e Nutrição (Pronan), visavam corrigir ou minimizar os déficits quantitativos decorrentes da baixa ingestão calórica. Contudo, ao longo dos anos, e das últimas décadas, a situação nutricional dos brasileiros acompanhou o processo de Transição Nutricional, mudando a perspectiva das necessidades nutricionais estabelecidas no momento em que se criou o PAT.

Nesse sentido, ao analisar os estudos posteriores à implantação do programa e em ordem cronológica, observam-se as seguintes perspectivas com relação às recomendações do PAT e seus impactos na saúde:

Os autores Burlandy et al.[17] publicaram os resultados de uma pesquisa realizada entre os anos de 1996 e 1997 com beneficiários do PAT que recebiam vale-refeição ou cesta básica. Os autores observaram que 38,5% de toda a população apresentava sobrepeso em algum grau.

Outros autores, Veloso e Santana,[18] publicaram um estudo de coorte retrospectiva, com mais de 8.000 trabalhadores da Bahia durante 4 anos. Houve, nesse estudo, associação positiva entre o ganho de peso para os beneficiários do PAT com o estado nutricional dos trabalhadores de baixa renda, o que indica impacto negativo do programa. A maior parte dos trabalhadores de empresas cadastradas no PAT era do sexo masculino, com idade acima de 36 anos. Diante dos resultados, as autoras sugeriram, portanto, que as ações do PAT passassem por uma revisão, iniciando o processo de discussão do impacto do programa na saúde dos trabalhadores. Vale ressaltar que esse foi um dos principais trabalhos que amparou a revisão das novas recomendações do programa publicadas em 2006.

Em outra pesquisa, Savio et al.[13] observaram 43% de excesso de peso em uma amostra de mais de 1.000 trabalhadores participantes do PAT, em 52 UANs do Distrito Federal, sendo mais expressivo no sexo masculino. Além disso, verificaram que, com o aumento da faixa etária e do nível de Índice de Massa Corporal (IMC), havia redução no percentual calórico proveniente dos carboidratos, e aumento dos lipídios. O percentual de proteínas, bem como NDPcal% ficaram acima das recomendações, o que reforça o padrão observado previamente. Além disso, observou-se que, entre os trabalhadores, havia maior preferência por carnes e massas em restaurantes com serviço tipo *self-service.*

Veloso et al.,[19] em outro estudo de coorte retrospectiva realizado de 1995 a 2000, com trabalhadores atendidos pelo Serviço Social da Indústria (SESI) na

Bahia, confirmaram a mesma observação de 2002. Ou seja, beneficiários do programa de alimentação tiveram maior prevalência de sobrepeso, sendo maior entre os dois estratos mais pobres da população estudada. Os dados foram mais alarmantes, quando se observa que algumas comorbidades associadas ao ganho de peso eram mais elevadas em trabalhadores de empresas cadastradas no PAT.

Após observação da inadequação nutricional dos cardápios em empresas cadastradas pelo PAT, outros estudos também indicaram a necessidade de mais ações para adequação das propostas do programa:

Os autores Bandoni e Jaime[4] realizaram um estudo observacional transversal com coleta de dados entre 2003 e 2004, em relação a todos os alimentos oferecidos, independentemente do tipo de serviço praticado pelas empresas. Para tanto, utilizaram o Índice de Qualidade da Refeição (IQR). Houve maior inadequação das refeições em unidades menores (cluster 1), na sua maioria, sem a presença do nutricionista (Índice = 56,23). O segundo cluster (cluster 2), formado principalmente por empresas de porte médio e grande, do setor industrial, com gestão terceirizada e supervisão de nutricionista, apresentaram pontuação média do Índice de 82,95. Os autores sugeriram a necessidade de um nutricionista em empresas de menor porte, com objetivo de promover melhorias na qualidade nutricional das refeições servidas.

Em outro estudo, Geraldo et al.[16] analisaram o valor nutricional das refeições com base na quantidade de energia, de carboidrato, de proteína, de gorduras totais, de gorduras poli-insaturadas, de gordura saturada, de gordura *trans*, de açúcares livres, de colesterol, de frutas e hortaliças, e observaram também inadequações principalmente nas micro e pequenas empresas.

Apesar de as comparações dos resultados descritos nos estudos supracitados serem limitadas, pois os objetivos e os desenhos variam entre si, observa-se coerência nas indicações de que os trabalhadores de empresas cadastradas no PAT recebem oferta calórica excessiva em uma só refeição. Conforme descrito por Veloso e Santana,[18] "como o aumento de peso é frequentemente cumulativo, o sobrepeso e a obesidade poderão se instalar se o trabalhador permanecer no PAT por alguns anos".

Após publicação das novas recomendações do PAT[5], o estudo realizado por Bandoni et al.,[20] no qual a coleta de dados ocorreu entre agosto e outubro de 2008, associou a qualidade da refeição de acordo com o local de alimentação (domicílio, local de trabalho e restaurante comercial). Os resultados apontaram que o valor energético das refeições consumidas nos três tipos de locais analisados não variou significativamente, mas, em geral, as refeições ofertadas no trabalho apresentaram menor quantidade energética, maior teor de fibras e quantidade maior de hortaliças, frutas e leguminosas, quando se comparou com as realizadas no domicílio, apontando que, em geral, as refeições realizadas no trabalho apresentaram melhor qualidade. Os autores destacaram que essa maior qualidade pode estar relacionada às novas diretrizes nutricionais do PAT de 2006.

É importante citar ainda a dificuldade de mensurar e/ou quantificar a ingestão de energia e de nutrientes nas refeições realizadas por trabalhadores que usufruem de outros programas de alimentação cadastrados no PAT, como os beneficiários de refeição convênio ou de cestas básicas. Para tanto, há necessidade de se empregar, para além das recomendações nutricionais do programa, estratégias coerentes para que haja o cumprimento, em sua totalidade, das premissas pelas quais o PAT foi implementado. Nesse sentido, sugere-se que outras pesquisas sejam realizadas para a avaliação da qualidade das refeições servidas a trabalhadores que usufruem desse tipo de modalidade cadastrada no programa.

Dessa forma, conforme citado por Santos et al.,[21] "faz-se necessária maior divulgação do PAT junto à população-alvo, de forma a conscientizar os trabalhadores sobre os seus direitos e as ações desenvolvidas pelo Programa".

Com relação aos aspectos de EAN que devem ser adotados como premissa de promoção da saúde e cumprimento das diretrizes do PAT, sabe-se que a Portaria n. 13, de 17 de setembro de 1993,[22] apontava que a empresa deveria promover meios de orientação aos trabalhadores sobre refeições adequadas e hábitos alimentares saudáveis. As diretrizes curriculares nacionais do Curso de Graduação em Nutrição descrevem no art. 5º (competências e habilidades) – item V que o profissional deve ter conhecimento para "atuar na formulação e execução de programas de educação nutricional; de vigilância nutricional, alimentar e sanitária".[23] Recentemente, a Resolução CFN n. 600, de 25 de fevereiro de 2018,[24] também indica que o nutricionista que atua na área de alimentação coletiva tem o dever de "promover programas de Educação Alimentar e Nutricional para clientes/usuários". Apesar dessas normativas, não há indicadores que mostrem a efetividade concreta do cumprimento das ações de EAN em UANs.

De acordo com Guilherme et al.[25] em pesquisa no Nordeste do Brasil, nenhum dos respondentes (gestores e nutricionistas) de UAN conhecia a obrigatoriedade de ações de EAN; mesmo assim, 55% dos serviços realizavam ações educativas (não foram esclarecidas quais) e 25%, avaliação nutricional dos trabalhadores.

Ademais, sugere-se que o modo de distribuição das refeições pode ser um item importante a ser considerado no processo de adequação nutricional. Ao longo dos anos, a forma de distribuição das refeições para os usuários das UANs sofreu grandes alterações. A princípio, o indivíduo não tinha opção de escolha das preparações e nem da quantidade e recebia a bandeja já montada (distribuição em esteira elétrica, sendo que o usuário já recebia a bandeja estampada pronta para o consumo). Posteriormente, foi se alastrando o sistema *self-service* parcial ou total. Os utensílios também mudaram, incorporando-se a distribuição com prato, com ou sem a utilização de bandeja lisa para apoio, sendo ou não mantida a estampada (Figura 1).

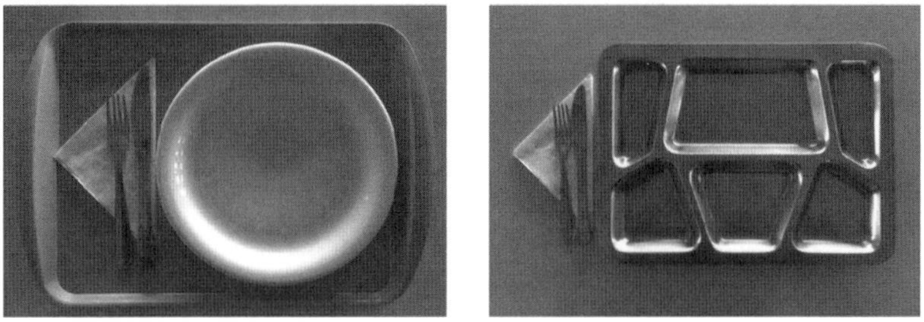

A: Bandeja lisa com prato e talher.

B: Bandeja com divisórias (estampada).

Figura 1 Modelos de bandejas disponíveis em Unidade de Alimentação e Nutrição.
Fonte: Acervo das autoras.

Em pesquisa realizada por Stolte, Hennington e Bernardes[26] quando os trabalhadores foram questionados sobre a preferência do uso da bandeja ou do prato, houve relato de preferência pela bandeja estampada "porque cabe mais" e "deixa as coisas separadinhas...", mostrando ser a quantidade um fator importante, e ainda ressaltaram que, "... se tu não te alimenta bem durante o almoço, daqui uma ou duas horas tu já tá com fome de novo...". Se, por um lado, a bandeja, muitas vezes, oferece uma quantidade de comida que pode ser considerada "maior" do que a real necessidade, o *self-service* traz a reflexão sobre a livre escolha por parte do usuário, o que lhe permite montar o prato com as preparações de que mais gosta e na quantidade que deseja.

O tipo de distribuição das refeições, se *self-service*, porcionada integralmente ou parcialmente, bem como o número e o tipo de preparações no cardápio, são previamente definidos em contratos, por exemplo. Portanto, o indivíduo, em muitas situações, tem a oportunidade da livre escolha. Nesse caso, há maior satisfação com a refeição e a quantidade servida, mas, por outro lado também pode favorecer o consumo em excesso das preparações como um todo ou de algumas.

Dessa forma, pensando nas questões que permeiam variedade, qualidade e quantidade a ser consumida, observa-se que os restaurantes para coletividades, conforme apontado por Boog,[27] "oferecem um espaço privilegiado para a educação em nutrição...". Garcia[28] destaca que o conhecimento sobre alimentação saudável perpassa as situações do cotidiano. Nesse contexto, pode-se provocar mudanças alimentares partindo da conscientização do sujeito. Conforme sugerido pela autora, as pesquisas devem ser realizadas a respeito de como as escolhas alimentares são influenciadas pelo ambiente e como funcionam diante dos diferentes contextos e situações.[28]

Importante incluir nesse escopo os restaurantes nas empresas (que possuem um público fixo), como um local favorável para colocar em prática uma alimentação saudável. Esses locais devem estimular o consumo de hortaliças e frutas, alimentos integrais, reduzir a utilização de processados e ultraprocessados, frituras, gorduras e utilizar temperos naturais, promovendo a conscientização dos comensais.

Por outro lado, vale dizer que tudo isso deve ser pensado e aplicado com cautela, uma vez que "a alimentação de boa qualidade não pode ser uma obrigação atrelada à disciplina rígida, proibições ou imposições".[27]

O Conselho Regional de Nutrição (CRN), em seu roteiro de visitas técnicas, pontua, entre as atividades obrigatórias, que o profissional planeje cardápios de acordo com as necessidades da clientela; calcule o valor nutritivo das refeições; elabore/coordene receituário padrão e fichas técnicas; promova programas de EAN junto à clientela, também corroborando com a necessidade da adequação do planejamento dos cardápios.[29]

O Guia Alimentar para a População Brasileira[30] recomenda evitar os alimentos processados e os ultraprocessados, de forma geral. Porém, para o preparo de refeições que atendem grande número de indivíduos, como restaurantes institucionais (UANs) de diferentes tipos,[31] é comum, muitas vezes, recorrer ao uso de alimentos ou ingredientes processados por conveniência, praticidade e economia de tempo no preparo.[32,33] Esses fatores corroboraram com o crescimento expressivo do mercado de *food service* nos últimos anos.[33]

Apesar de ter como premissa a garantia de uma alimentação segura, que contribua com a manutenção ou recuperação da saúde de coletividades,[34] algumas UANs necessitam usar em seu cardápio alimentos e/ou ingredientes do mercado de *food service*, considerados ultraprocessados. Ou seja, aspectos relevantes como custo, disponibilidade de equipamentos e de mão de obra, qualificação profissional e logística de suprimento, são os que, na maioria das vezes, limitam o uso de alimentos *in natura* ou minimamente processados.

Com relação à utilização de alimentos disponíveis no mercado *food service* pelas UANs, são comuns molhos e temperos prontos, misturas preparadas (farináceos), ovo líquido, sucos concentrados, sobremesas semiprontas, condimentos industrializados, embutidos, entre outros.[32] Esses alimentos, em sua maioria, possuem adição de sal, açúcar, óleos, além de outros aditivos como estabilizantes e conservantes, os quais permitem que a vida de prateleira seja prolongada e que seja possível agregar diferentes características sensoriais à preparação final.[30]

Nesse aspecto, é importante salientar que o consumidor ou comensal que frequenta essa UAN, na maioria das vezes, não é informado sobre a presença de ingredientes processados e ultraprocessados em suas refeições. Esse assunto deve ser tratado com ponderação, uma vez que estudos nacionais e internacionais recentes apontam que o consumo de alimentos ultraprocessados se associa à maior prevalência de obesidade, desordens gastrintestinais e doenças cardiovasculares.[35-39] De acordo com Srour et al.,[39] essa associação pode ser explicada pelo fato de que, ao passarem por diferentes processos na indústria, os alimentos alteram seu valor nutricional, além de apresentarem aditivos e formação de diferentes tipos de contaminantes.

Para além da adequação e da qualidade nutricional das preparações culinárias que compõem o cardápio de uma UAN, é importante comentar que a segurança dos alimentos é condição essencial para garantia da saúde do consumidor. Ou seja, em toda UAN os manipuladores de alimentos devem seguir as boas práticas para promover a melhoria das condições higiênico-sanitárias dos serviços de alimentação para suprimir a ocorrência de doenças transmitidas por alimentos (DTA). Para tanto, faz-se necessário seguir de forma rigorosa todos os regulamentos técnicos publicados por meio de resoluções, portarias e normativas, tais como CVS n. 5/2013, da Secretaria do Estado de São Paulo, e RDC n. 216/2004, aprovada pela Anvisa.[40,41]

Apesar de saber que as DTAs são uma das principais causas de morbimortalidade no mundo,[42] recentemente, a pandemia da Covid-19, doença causada pelo novo coronavírus (SARS-CoV-2), impactou significativamente o desenvolvimento socioeconômico mundial e fez soar um alerta significativo para as questões de manipulação e transporte de alimentos. Por isso, em março de 2020, a Anvisa, por meio de Notas Técnicas (NT) publicadas, atualizou outras NTs com o intuito de reforçar que os procedimentos de boas práticas devam garantir a segurança sanitária dos alimentos, bem como dos manipuladores envolvidos no processo de produção de alimentos em serviços de alimentação de forma geral.

Embora a Organização Mundial da Saúde (OMS), assim como a Anvisa e outras organizações estrangeiras referentes ao controle sanitário, afirmem que não existem evidências de contaminação por SARS-CoV-2 por meio de consumo de alimentos, o desempenho preciso e rigoroso das boas práticas pode auxiliar na diminuição da transmissão direta (pessoa a pessoa) em ambientes onde há produção de alimentos. Dessa forma, as NT n. 47/2020, 48/2020 e 49/2020[43-45] reforçam e definem, de maneira geral, as seguintes medidas: lavagem das mãos de forma adequada e com frequência, visto que a higienização correta das mãos é umas das estratégias mais efetivas para reduzir o risco de contaminação e transmissão; higienização adequada com produtos saneantes recomendados em ambientes, superfícies, equipamentos e utensílios; redução de turnos e jornadas de trabalho; garantia de distância mínima entre manipuladores; controle de matéria-prima e fluxo de produção, distribuição e transporte de alimentos. Em relação aos equipamentos de proteção individual (EPI), como máscaras, luvas e óculos, recomenda-se que os manipuladores sejam treinados para que seja realizado uso correto, especialmente das máscaras. Nesse ponto, é importante ressaltar que as empresas devem garantir o acesso em quantidade e qualidade adequadas a todos os funcionários.

É indispensável ainda trazer a reflexão para os impactos da pandemia de Covid-19 na alimentação de trabalhadores que consumiam refeições servidas em refeitórios de empresas. O cenário trouxe mudanças com relação a jornada e contratos de trabalho e pode ter impactado o acesso à alimentação adequada e de qualidade, prevista no PAT, especialmente em trabalhadores de baixa renda. De acordo com a Lei n. 14.020, de 6 de julho de 2020,[46] que instituiu o Programa emergencial de emprego e renda, "Durante o período de suspensão temporária do contrato de trabalho, o empregado fará jus a todos os benefícios concedidos pelo empregador aos seus empregados". Contudo, até o presente momento, não há registros ou publicações oficiais sobre a concessão de benefícios, como vale-alimentação, vale-refeição ou cesta básica, em substituição à refeição que era servida no local de trabalho para trabalhadores que tiveram suspensão de contrato ou redução da jornada de trabalho.

IMPLICAÇÕES PARA A PESQUISA E AS POLÍTICAS PÚBLICAS

Ajustes que visem propiciar efetivamente resultados favoráveis para melhorias no estado nutricional da população atendida são pontos a serem considerados no PAT. Assim, recomenda-se, por exemplo, redução de alimentos processados e ultraprocessados na composição dos cardápios. Ademais, recomenda-se a disponibilização de informações sobre as porções recomendadas para cada preparação servida, derivadas da ficha técnica desenvolvida na unidade.

A ampliação do número de trabalhadores atendidos pelo PAT, com o estímulo de micro e pequenas empresas a aderirem ao programa, bem como ações frequentes e efetivas para o monitoramento da saúde dos trabalhadores podem ser objetos importantes para a produção de conhecimentos que podem subsidiar mudanças na gestão da política.

É importante salientar que a presença de nutricionista nos restaurantes cadastrados no PAT agrega, além das discutidas melhorias na qualidade nutricional das refeições, maior controle da qualidade e do processo produtivo das refeições no que se refere à segurança dos alimentos. Como há a obrigatoriedade da presença de um RT, devidamente certificado por órgão competente e responsável pela elaboração do Manual de Boas Práticas[47] no âmbito da execução do PAT, o nutricionista pode desempenhar essas e outras funções importantes para que o programa seja voltado para a promoção da saúde. O nutricionista como RT deve atuar, inclusive, em situações emergenciais, como catástrofes e pandemias, assegurando a saúde dos manipuladores e contribuindo para o acesso à alimentação de qualidade aos trabalhadores expostos a situações de maior vulnerabilidade.

Outro ponto a ser explorado e que vai ao encontro das políticas de SAN em conjunto com a Agenda 2030 para o Desenvolvimento Sustentável da ONU – ODS 2 e ODS 12[48] se refere ao desperdício de alimentos e às questões de sustentabilidade. Esse assunto, além de atual, é urgente e pode ser inserido no contexto das normativas que norteiam o processo produtivo das refeições. Isso inclui ainda o oferecimento de opções vegetarianas, devido à crescente tendência de práticas alimentares que excluem ingredientes de origem animal, especialmente as carnes.

ATIVIDADES E QUESTÕES PARA REFLEXÃO

- Quais as dificuldades enfrentadas pelos nutricionistas na implantação de programas de EAN em UAN? Existe alguma relação das dificuldades apontadas com as condições de trabalho do profissional nessa área?
- As fichas técnicas e/ou receituários padrão são instrumentos usualmente utilizados durante o preparo de refeições em UAN? Como as fichas técnicas podem auxiliar minimamente a contabilização dos nutrientes que compõem o cardápio oferecido, bem como o controle de estoque e fluxo de compras dos gêneros alimentícios?
- Pensando no padrão preestabelecido, avalie se as preparações do cardápio servido nas UANs possibilitam a oferta de uma refeição que atenda aos parâmetros nutricionais do PAT. Os valores encontrados favorecem uma alimentação saudável para o comensal?
- Baseando-se na experiência de nutricionistas que atuam na área de UAN, quais alterações poderiam ser incorporadas na legislação do PAT com intuito de favorecer a oferta de uma alimentação saudável, tendo como referencial o Guia Alimentar para a População Brasileira?

REFERÊNCIAS BIBLIOGRÁFICAS

1. Brasil. Lei n. 6.321, de 14 de abril de 1976. Dispõe sobre a dedução, do lucro tributável para fins de imposto sobre a renda das pessoas jurídicas, do dobro das despesas realizadas em programas de alimentação do trabalhador. Diário Oficial da União. 1976.
2. L'abbatte S. As políticas de alimentação e nutrição. II. A partir dos anos setenta. Rev Nutr da Puccamp. 1988;2(1):7-54.
3. Bandoni DH. Programa de Alimentação do Trabalhador (PAT). In: Jaime PC (ed.). Políticas públicas de alimentação e nutrição. São Paulo: Atheneu; 2019.

4. Bandoni DH, Brasil BG, Jaime PC. Programa de Alimentação do trabalhador: Representações sociais de gestores locais. Rev Saúde Pública. 2008;40(5):837-42.
5. Brasil. Portaria Interministerial n. 66, de 25 de agosto de 2006. Diário Oficial da União; 2006.
6. Brasil. Programa de Alimentação do Trabalhador. Disponível em: http://trabalho.gov.br/pat. Acesso em: 26 nov. 2019.
7. Brasil. Programa de Alimentação do Trabalhador. Disponível em: http://trabalho.gov.br/pat. Acesso em: 15 ago. 2019.
8. Brasil. Portaria n. 3, de 1° de março de 2002. Baixa instruções sobre a execução do Programa de Alimentação do Trabalhador (PAT). Diário Oficial da União; 2002.
9. Brasil. Decreto n. 5, de 14 de janeiro de 1991. Regulamenta a Lei n. 6.321, de 14 de abril de 1976, que trata do Programa de Alimentação do Trabalhador, revoga o Decreto n. 78.676, de 8 de novembro de 1976, e dá outras providências. Diário Oficial da União; 1991.
10. Mazzon JA (org). 40 anos do Programa de Alimentação do Trabalhador: conquistas e desafios da política nutricional com foco em desenvolvimento econômico e social. São Paulo: Blucher; 2016.
11. Brasil. Portaria interministerial n. 5, de 30 de novembro de 1999. Diário Oficial da União; 2001; 1999.
12. Brasil. Portaria n. 478, de 1°de novembro de 2005. Disponível em: http://trabalho.gov.br/pat/. Acesso em: 28 nov. 2019.
13. Savio KEO, Costa THM da, Miazaki É, Schmitz B de AS. Avaliação do almoço servido a participantes do programa de alimentação do trabalhador. Rev Saúde Pública. 2005;39(2):148-55.
14. Abreu ES, Torres EAFS. Restaurante "por quilo": vale o quanto pesa? Uma avaliação do padrão alimentar em restaurantes em São Paulo, SP. J Brazilian Soc. Food Nutr. 2003;25:7-22.
15. Bandoni DH, Jaime PC. A qualidade das refeições de empresas cadastradas no Programa de Alimentação do Trabalhador na cidade de São Paulo. Rev Nutr. 2008;21(2):177-84.
16. Geraldo APG, Bandoni DH, Jaime PC. Aspectos dietéticos das refeições oferecidas por empresas participantes do Programa de Alimentação do Trabalhador na Cidade de São Paulo, Brasil. Rev Panam Salud Pública. 2008;23(1):19-25.
17. Burlandy L, Anjos LA. Acesso a vale-refeição e estado nutricional de adultos beneficiários do Programa de Alimentação do Trabalhador no Nordeste e Sudeste do Brasil, 1997. Cad Saúde Pública. 2001;17(6):1457-64.
18. Veloso IS, Santana VS. Impacto nutricional do programa de alimentação do trabalhador no Brasil. Rev Panam Saúde Pública. 2002;11(1):23-31.
19. Veloso IS, Santana VS, Oliveira NF. Programas de alimentação para o trabalhador e seu impacto sobre ganho de peso e sobrepeso. Rev Saúde Pública 2007;41(5):769-76.
20. Bandoni DH, Canella DS, Levy RB, Jaime PC. Eating out or in from home: Analyzing the quality of meal according eating locations. Rev. Nutr. 2013;26(6):625-6.
21. Santos LMP, Araújo MPN, Martins MC, Veloso IS, Assunção MP, Santos SMC. Avaliação de Políticas Públicas se segurança alimentar e combate à fome no período 1995-2002. 2 – Programa de Alimentação do Trabalhador. Cad Saúde Pública, Rio de Janeiro. 2007;23(8):1931-45.
22. Brasil. Portaria n. 13, de 17 de setembro de 1993. Diário Oficial da União; 1993.
23. Brasil. Conselho Nacional de Educação. Câmara de Educação Superior. Resolução n. CNE/CES n. 5/2001. Diário Oficial da União; 2001.
24. Brasil. Conselho Federal de Nutricionistas. Resolução n. 600, de 25 de fevereiro de 2018. Brasília: CFN; 2018.

25. Guilherme RC, Canuto R, Clark SGF, Vasconcelos FN, Padilha VM, Tavares FCLP, et al. Alimentação do Trabalhador: uma avaliação em indústrias no nordeste do Brasil. Ciência & Saúde Coletiva. 2019:[periódico na internet].
26. Stolte D, Hennington EA, Bernardes JS. Sentidos da alimentação e da saúde: contribuições para a análise do Programa de Alimentação do Trabalhador. Cad Saúde Pública. 2006;22(9):1915-24.
27. Boog MCF. Educação em nutrição: integrando experiências. Campinas: Komedi; 2013.
28. Diez-Garcia RW, Vannucchi H, Cervato-Mancuso AM. Mudanças alimentares e Educação Alimentar e Nutricional. 2.ed. Rio de Janeiro: Guanabara Koogan; 2017.
29. Conselho Regional de Nutricionistas – 3ª Região. Roteiro de Visitas Técnicas. Alimentação Coletiva – UAN. Junho, 2016. Disponível em: http://www.crn3.org.br/uploads/repositorio/2018_10_31/Alimentacao-Coletiva-UAN.pdf. Acesso em: 15 ago. 2019.
30. Brasil. Guia Alimentar para a População Brasileira. 2.ed. Brasília: Ministério da Saúde; 2014.
31. ACOM Sistemas. Food Service – Alimentação Fora do Lar, 2014. Disponível em: http://www.acomsistemas.com.br/blog/food-service-alimentacao-fora-lar. Acesso em: 23 jul. 2019.
32. Donna E. As Tendências de alimentação fora do lar. 2010. Disponível em: http://www.brasilfoodtrends.com.br/docs/enzo_foodservice.pdf. Acesso em: 23 jul. 2019.
33. ABIA – Associação Brasileira das Indústrias de Alimentação. Mercado Food Service; 2017. Disponível em: https://www.abia.org.br/cfs2017/mercado.html. Acesso em: 23 jul. 2019.
34. Resende FR, Quintão DF. Avaliação qualitativa das preparações do cardápio de uma unidade de alimentação e nutrição institucional de Leopoldina-MG. Demetra. 2016;11(1):91-8.
35. Louzada MLC, et al. Consumption of ultra-processed foods and obesity in Brazilian adolescents and adults. Prev Med. 2015; 81:9-15.
36. Schnabel L, et al. Association between ultra-processed food consumption and functional gastrointestinal disorders: results from the French NutriNet-Santé Cohort. Am J Gastroenterol. 2018;113(8):1217-28.
37. Hall KD, et al. Ultra-processed diets cause excess calorie intake and weight gain: an inpatient randomized controlled trial of ad libitum food intake. Cell Metabolism. 2019;30(1):67-77e3.
38. Rico-Campà A, et al. Association between consumption of ultra-processed foods and all cause mortality: SUN prospective cohort study. British Medical Journal. 2019;365:l1949.
39. Srour B, et al. Ultra-processed food intake and risk of cardiovascular disease: prospective cohort study (NutriNet-Santé). British Medical Journal. 2019;365:l1451.
40. Brasil. Agência Nacional de Vigilância Sanitária – ANVISA. Portaria CVS 5, de 9 de abril de 2013. Regulamento técnico sobre boas práticas para estabelecimentos comerciais de alimentos e para serviços de alimentação. Brasília, DF, 2013.
41. Brasil. Agência Nacional de Vigilância Sanitária – Anvisa. Resolução – RDC n. 216, de 15 de setembro de 2004. Estabelece procedimentos de boas práticas para serviço de alimentação, garantindo as condições higiênico-sanitárias do alimento preparado. Diário Oficial da União, Brasília, DF, 17 setembro de 2004.
42. Kirk, Martyn D. et al. World Health Organization Estimates of the Global and Regional Disease Burden of 22 Foodborne Bacterial, Protozoal, and Viral Diseases, 2010: A Data Synthesis. PLOS Medicine, v.12, n.12, p.e1001921, 2015.
43. Brasil. Agência Nacional de Vigilância Sanitária – Anvisa. Nota Técnica n. 47/2020/SEI/GIALI/GGFIS/DIRE4/ANVISA. Uso de luvas e máscaras em estabelecimentos da área de alimentos no contexto do enfrentamento ao Covid-19. Brasília, DF, 3 de junho de 2020.
44. Brasil. Agência Nacional de Vigilância Sanitária – Anvisa. Nota Técnica n. 48/2020/SEI/GIALI/GGFIS/DIRE4/ANVISA. Documento orientativo para produção segura de alimentos durante a pandemia de Covid-19. Brasília, DF, 5 de junho de 2020.

45. Brasil. Agência Nacional de Vigilância Sanitária - Anvisa. Nota Técnica n. 49/2020/SEI/GIALI/GGFIS/DIRE4/ANVISA. Orientações para os serviços de alimentação com atendimento direto ao cliente durante a pandemia de Covid-19. Brasília, DF, 2 de junho de 2020.
46. Brasil. Lei n. 14.020, de 6 de julho de 2020. Institui o Programa Emergencial de Manutenção do Emprego e da Renda; dispõe sobre medidas complementares para enfrentamento do estado de calamidade pública reconhecido pelo Decreto Legislativo n. 6, de 20 de março de 2020, e da emergência de saúde pública de importância internacional decorrente do coronavírus, de que trata a Lei n. 13.979, de 6 de fevereiro de 2020; altera as Leis n. 8.213, de 24 de julho de 1991, 10.101, de 19 de dezembro de 2000, 12.546, de 14 de dezembro de 2011, 10.865, de 30 de abril de 2004, e 8.177, de 1º de março de 1991; e dá outras providências. Diário Oficial da União; 2020.
47. Brasil. Conselho Federal de Nutricionistas. Resolução CFN n. 218, de 25 de março de 1999. Diário Oficial da União; 1999.
48. UN - United Nations Environment Programme. Goal 12. Sustainable Consumption and Production. New York: United Nations; 2018.

16

Vigilância Sanitária de Alimentos

Vanderlei Carneiro da Silva
Maria Zilda Carlos

PANORAMA E OBJETIVOS

A segurança sanitária se fortaleceu no Brasil com a criação da Agência Nacional de Vigilância Sanitária (Anvisa), que promove regulação de produtos, tecnologias e serviços de saúde, além de possuir duas dimensões, uma institucional e outra técnica. No primeiro caso, tem sentido estratégico, de construção de confiança e legitimidade; no segundo, pretende alcançar ou reforçar uma relação risco/benefício que seja aceitável, com vistas à proteção e promoção da saúde.[1]

Para atingir essas duas dimensões e assegurar a oferta de produtos e serviços seguros, as ações da Vigilância Sanitária (Visa) estão incluídas no campo de atuação do Sistema Único de Saúde (SUS). Elas são baseadas na avaliação, no gerenciamento e na comunicação do risco, desenvolvidas intersetorialmente para promover e proteger a saúde da população.[2] A Visa exerce o controle, regulamentação, fiscalização e monitoramento da produção, transporte e comercialização de alimentos, produtos e serviços que têm o objetivo de evitar doenças, incapacidades e de proteger a saúde coletiva.[3]

A operacionalização desse vasto campo compete à Anvisa, que coordena o Sistema Nacional de Vigilância Sanitária (SNVS), o qual engloba um conjunto de ações a serem executadas por instituições da administração pública direta e indireta da União, dos estados, Distrito Federal e municípios, que se responsabilizam por atividades de normatização, fiscalização e controle no âmbito da Visa.[4]

A Constituição Federal (CF) de 1988 definiu como competência do SUS as ações de vigilância epidemiológica, saúde do trabalhador e a sanitária.[5] No entanto, o SNVS foi criado anos depois, por meio da Lei n. 9.782/99,[4] assim como a Anvisa, órgão do poder executivo federal responsável pela coordenação desse sistema. A Anvisa é uma autarquia que se apresenta vinculada ao Ministério da Saúde (MS) e atua de forma independente e autônoma, que tem como objetivo institucional proteger a saúde da população.[4] Cabe destacar que as ações e serviços apresentam organização regionalizada e hierarquizada, com níveis crescentes de complexidade.[3]

À União, além de definir a Política Nacional de Vigilância Sanitária, compete exercer o controle de portos, aeroportos e fronteiras, acompanhar e coordenar as ações dos outros entes do sistema, cooperando técnica e financeiramente.[6] Na esfera federal, o SNVS também é composto pelo Instituto Nacional de Controle de Qualidade em Saúde (INCQS), com vinculação administrativa à Fundação Oswaldo Cruz (Fiocruz) e técnica à Anvisa; Conselho Nacional de Secretários de Saúde (Conass); Conselho Nacional de Secretarias Municipais de Saúde (Conasems); Conselho Nacional de Saúde (CNS); e Comissão Intergestores Tripartite (CIT).[7]

Ao INCQS compete desenvolver análises laboratoriais de produtos sujeitos ao sistema, estabelecer novas metodologias de controle da qualidade, promover ações regulatórias em parceria com a Visa, capacitar profissionais e assessorar tecnicamente a rede laboratorial de controle da qualidade. À Fiocruz, por meio do ensino e pesquisa, cabe a formação e a qualificação de recursos humanos. Já os conselhos têm por finalidade garantir que as secretarias de saúde dos municípios, estados e Distrito Federal, assim como a população, participem da formulação e da tomada de decisões. A CIT, por sua vez, é uma instância de articulação e pactuação firmada por gestores das três esferas de governo.[7]

No estado, o sistema é composto pelos órgãos de Visa das secretarias estaduais de saúde e do Distrito Federal, que recebem suporte dos Laboratórios Centrais de Saúde Pública (Lacen); Conselhos Estaduais e Distrital de Saúde e Comissão Intergestores Bipartite (CIB).[7] Compete à direção estadual a coordenação e execução, de forma complementar, de ações e serviços de Visa.[4] No município, o sistema é composto pelos órgãos de Visa das Secretarias Municipais de Saúde, Conselhos Municipais de Saúde e Colegiados de Gestão Regional (CGR).[7] Compete à direção municipal a execução dos serviços de Visa, com colaboração da União e dos estados em relação à Visa de fronteiras, portos e aeroportos.[4]

GESTÃO

Operacionalização da Visa: princípios e relação com a sociedade

Em 12 de julho de 2018, por meio da Resolução n. 588/2018,[8] foi instituída a Política Nacional de Vigilância em Saúde que contempla toda a população em território nacional, com prioridade para territórios e grupos em situação de maior risco e vulnerabilidade. Ela preconiza que a integralidade na atenção à saúde seja atingida por meio da articulação entre as vigilâncias sanitária, ambiental, epidemiológica, de saúde do trabalhador, além da rede de laboratórios de saúde pública. A Política Nacional de Vigilância em Saúde é uma política pública de estado, universal e desenvolvida com a participação da sociedade civil. A sua gestão é de responsabilidade exclusiva do poder público com financiamento garantido de forma tripartite, específico, permanente, crescente e suficiente para assegurar que as três esferas de gestão cumpram seus papéis institucionais.[8]

A origem de parte dos recursos destinado às ações de Visa são as receitas arrecadadas diretamente por meio de taxas e multas, além de outras fontes provenientes do Tesouro Nacional.[9,10] Em linhas gerais, os recursos são repassados da União para os estados, os municípios e o Distrito Federal, na forma de blocos, sendo compostos pelos elementos descritos na Figura 1.

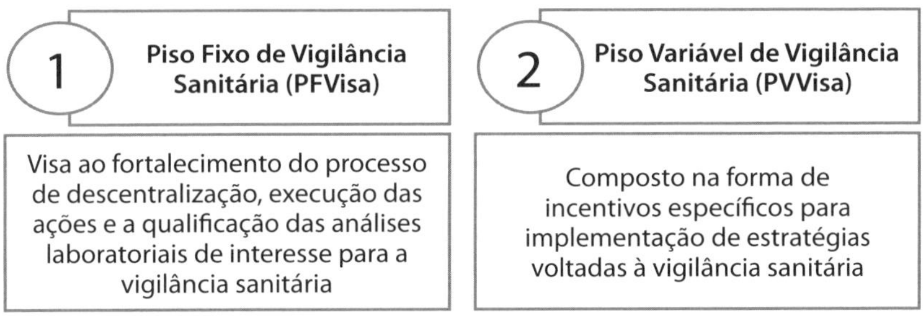

Figura 1 Modalidades de recursos para financiamento das ações de vigilância sanitária.
Fonte: Brasil (2017).[11]

O desenvolvimento das atividades de Visa é de competência dos agentes de fiscalização, comumente denominados "autoridade sanitária". No âmbito federal, a RDC n. 01/99[12] dispõe sobre as competências desse representante do estado quanto à determinação do cumprimento de medidas sanitárias, restrições e sanções previstas em lei. Trata-se de um marco normativo sobre o exercício do poder de polícia. Nesse caso, a administração pública confere aos agentes o poder de polícia administrativa e a possibilidade de estabelecer limites em relação aos direitos individuais para beneficiar o interesse público.[13] Portanto, os atos praticados devem estar subordinados aos princípios de impessoalidade, legalidade, moralidade, eficiência e publicidade.[14]

A avaliação de riscos pela autoridade sanitária é orientada pela legislação e conhecimento técnico-científico disponíveis. O resultado dessa avaliação é convertido em medidas que podem ser orientativas e/ou punitivas. Além disso, aos profissionais que atuam no âmbito da fiscalização também é conferido certo grau de liberdade de agir.[13] Em casos previamente definidos pela legislação, a autoridade sanitária pode adequar a sua conduta valendo-se, além de critérios técnicos, de conveniência e oportunidade, o que chamamos de discricionariedade. Pois a aplicação fria da lei, em alguns casos, pode ser inadequada e até mesmo desaconselhável.[15]

O surgimento de produtos e serviços impulsiona a geração de novos riscos e a modificação de alguns já conhecidos.[16] Assim, o estado deve se modernizar e acompanhar as transformações ocorridas no mercado e na sociedade, bem como a legislação que deve evoluir e, sempre que necessário, ser aprimorada.

A Visa, no exercício das suas competências, pode interferir no interesse de grupos específicos. Um exemplo disso foi a tensão entre Anvisa, indústria de alimentos e empresas de publicidade no desenvolvimento da RDC n. 24/2010,[17] que apresenta elementos de regulação da publicidade de alimentos. Antes mesmo de a resolução ser publicada, já no processo de formulação, grupos se mobilizaram e desencadearam debates intensos em diversas frentes. Questionamentos de competência da Anvisa para regular a matéria foram levados à Advocacia-Geral da União, ao poder legislativo, alcançando, inclusive, o judiciário.[18]

Nesse cenário, a discussão sobre a complexidade de regulação de alimentos deve refletir sobre as suas especificidades.[16] Empresas com sofisticado desenvolvimento tecnológico diferem de pequenos produtores em relação ao grau de processamento e em escala de oferta dos seus produtos à população. Propostas de regulação devem considerar essas diferenças sob pena de nivelar desiguais e desprezar riscos.[19] Essa é uma característica a ser trabalhada pela Visa, sendo necessária a seleção de estratégias para o fortalecimento de mecanismos de proteção a produção artesanal e ao pequeno produtor.[16]

Em grande parte, as normas sanitárias estimulam processos industriais, reforçando práticas de produção e consumo que acabam por interferir em algumas culturas, podendo suprimir ou até mesmo extingui-las.[20] Nesse sentido, embora ainda não seja realidade na maioria dos estados, a RDC n. 49/2013[21] tem como objetivo a criação de elementos que facilitem a inclusão social e econômica dos segmentos menos favorecidos. Assim, é oportuno destacar o conceito de Segurança Alimentar e Nutricional (SAN), que traz em seu bojo o respeito à cultura. O Brasil é um país com enorme riqueza na alimentação, de modo que a imposição de mudanças em processos produtivos como a substituição de utensílios culinários – como a colher de madeira e outros – pode representar a mitigação de parte da história e cultura em algumas regiões do país.[20]

O SNVS deve manter diálogo constante com empresas, instituições e sociedade civil.[22] Além disso, iniciativas de educação junto ao setor regulado e à população podem agregar melhorias e promover a qualidade de produtos e serviços. Os regulamentos estabelecem padrões de higiene, segurança e qualidade no transporte, recebimento, armazenamento, preparo e produção de alimentos. São procedimentos a serem adotados com a finalidade de eliminar, diminuir ou prevenir riscos. Estes são decorrentes da exposição a perigos químicos, físicos e biológicos. Assim, embora não exclusivamente, mas essencialmente, a Visa atua na gestão desses perigos.

Como exemplo de perigo químico, têm-se as substâncias que podem migrar das embalagens para os alimentos, quando não observados adequadamente os critérios de uso.[23] O perigo de origem física pode ser representado por um parafuso que pode se desprender de um equipamento ou o fragmento de um adorno utilizado pelo manipulador de alimentos. Finalmente, o de origem biológica, por microrganismos patogênicos que podem causar Doenças Transmitidas por Alimentos (DTA).[24]

Em relação aos microrganismos, a legislação determina a ausência desses patógenos ou a sua presença dentro de limites seguros que não causem danos à saúde. A depender do objetivo da avaliação, isso pode ser verificado por meio de análises laboratoriais de alimentos, as quais são denominadas controle ou fiscal.[25] O controle da produção e consumo de alimentos inclui muitos subcampos, como os exemplos ilustrados na Figura 2, tornando essa área bastante complexa, tanto para a sua normatização quanto para a gestão dos riscos envolvidos.

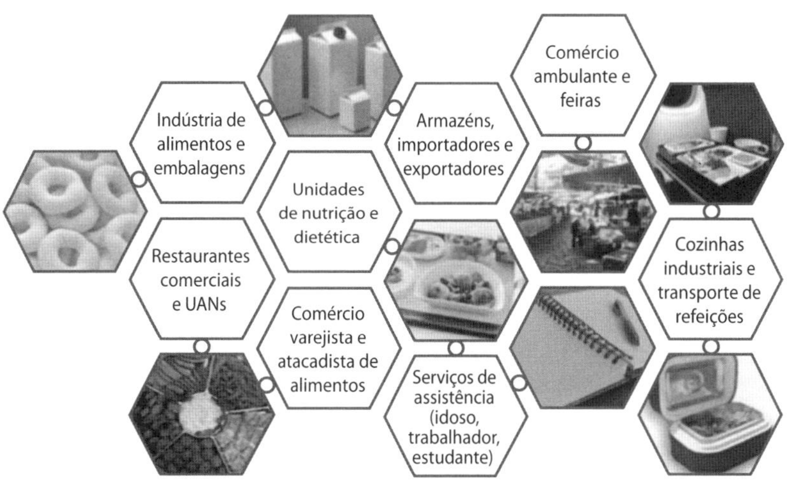
Indústria de alimentos e embalagens
Armazéns, importadores e exportadores
Comércio ambulante e feiras
Unidades de nutrição e dietética
Restaurantes comerciais e UANs
Cozinhas industriais e transporte de refeições
Comércio varejista e atacadista de alimentos
Serviços de assistência (idoso, trabalhador, estudante)

Figura 2 Subcampos das ações de controle e produção de alimentos.

Fonte: adaptada de Suvisa (2007).[7]

AÇÕES, MONITORAMENTO E INTEGRAÇÃO COM OUTRAS POLÍTICAS

O monitoramento desse vasto campo requer o envolvimento de ações e políticas públicas integradas. Dessa forma, a Política Nacional de Alimentação e Nutrição (PNAN)[26] propõe, entre as suas diretrizes, o controle e a regulação de alimentos no país e a articulação para a SAN. O SNVS e a Pnan direcionam ações para a garantia da oferta de alimentos saudáveis, com qualidade sanitária, biológica, nutricional e tecnológica.

Os regulamentos técnicos e sanitários são pautados por Boas Práticas de Fabricação (BPF) e Boas Práticas de Manipulação (BPM), que visam à qualidade higiênico-sanitária dos alimentos desde a produção até o consumo. As BPF e BPM são uma série de normas que tem como objetivo garantir a qualidade e a segurança dos alimentos por meio da padronização de procedimentos.[27]

A alimentação é um dos direitos sociais estabelecidos na Carta Magna, e a fiscalização de alimentos, bebidas e águas para consumo humano está incluída entre as ações do SUS.[5] A contribuição da Visa na melhoria das condições de saúde da população se dá em função de diferentes estratégias e programas. Um exemplo disso, na área de alimentos, é o acordo entre o MS e os representantes dos produtores de alimentos processados que resultou em um plano de redução gradual de sódio em 30 categorias de produtos alimentícios, como massas instantâneas e pães.[28]

Ainda nessa lógica, as Boas Práticas Nutricionais (BPN), voltadas para os serviços de alimentação, porém de adoção voluntária, foram publicadas em formato de guias.[29,30] Esses guias visam orientar quanto às práticas para a produção de alimentos com menores teores de açúcar, sódio, gordura saturada e *trans*, uma vez que esses nutrientes podem contribuir com o desenvolvimento e o agravamento do acúmulo de peso e de doenças associadas.[31]

Há também o Programa Nacional de Monitoramento da Qualidade Sanitária de Alimentos (PNMQSA),[32] que tem por finalidade monitorar o cumprimento da legislação sanitária quanto aos critérios para a produção e comercialização de produtos dispensados de registro. Um outro exemplo é o Programa de Análise de Resíduos de Agrotóxicos (PARA),[33] que tem por objetivo avaliar, continuamente, a presença de resíduos de agrotóxicos em alimentos de origem vegetal que estão disponíveis na rede de comercialização para a população.

O Conselho Federal de Nutricionistas (CFN), em sua Resolução n. 600/2018,[34] descreve as áreas de atuação, bem como as atribuições dos nutricionistas. Controlar a qualidade de gêneros e produtos alimentícios e participar de inspeções sanitárias relativas a alimentos são atividades previstas na Lei Federal n. 8.234/91,[35] que regulamenta a profissão do nutricionista. No âmbito da Visa, as atividades do nutricionista vão desde a realização de inspeções até a participação na elaboração e revisão de legislações próprias da área.

O conhecimento e a compreensão da legislação vigente são fundamentais nas diferentes áreas de atuação do nutricionista. A título de exemplo, a RDC n. 171/2006[36] abrange os requisitos necessários para instalação e funcionamento de Bancos de Leite Humano; a Lei n. 6.321/76[37] institui o Programa de Alimentação do Trabalhador (PAT), o qual foi regulamentado pelo Decreto n. 5/91.[38] As duas legislações são de grande importância para quem atua na gestão de Unidade de Alimentação e Nutrição (UAN).

Além dessas, há outras legislações, como o Decreto-lei n. 986/69,[39] que institui normas básicas; a Portaria n. 1.428/93,[40] que discorre sobre as diretrizes para o estabelecimento de Boas Práticas de Produção e Prestação de Serviços; a Portaria n. 326/97,[41] que estabelece os requisitos para as condições higiênico-sanitárias e de BPF para produtores/industrializadores de alimentos; a RDC n. 275/2002,[27] que introduz o controle contínuo das BPF e os Procedimentos Operacionais Padronizados (POP); e a RDC n. 216/2004,[42] que dispõe sobre os procedimentos de boas práticas para serviços de alimentação.

Há regulamentos específicos por assunto, como a RDC n. 243/2018,[43] que estabelece os requisitos sanitários para os suplementos. Adicionalmente, de acordo com a Anvisa, em breve serão publicados diversos atos normativos e não normativos sobre gorduras *trans*; aditivos, alimentos para fins especiais, entre outros.[44] Todo esse conjunto de legislações está disponível na página eletrônica da Anvisa e deve ser fonte primária de pesquisa para o nutricionista em qualquer área de atuação.

AVALIAÇÃO, ANÁLISE E EVIDÊNCIAS

Os modelos de organização e de operações da Visa estão diretamente ligados aos contextos sociais, econômicos, científicos e tecnológicos.[45] No entanto, há dificuldade da Visa em acompanhar esses processos com a mesma rapidez em que estes se dão. Em certa medida, o trabalho perde um pouco o caráter preventivo e cede espaço para inspeções com a finalidade de emitir licenças e autorizações de funcionamento.

Para evitar esse cenário, faz-se necessária a capacitação constante dos recursos humanos e a abertura de espaços para o diálogo entre os profissionais que desempenham atividades de fiscalização.[46] Além disso, a estrutura para o desenvolvimento de ações e serviços em Visa requer investimentos. A infraestrutura de suporte aos profissionais exige manutenção constante, caso contrário, pode impactar negativamente a capacidade de resposta e de acompanhamento necessárias. Extensão territorial, número de habitantes, desenvolvimento e complexidade dos serviços executados no território devem orientar o recrutamento de técnicos para a composição das equipes.

A Visa, como parte integrante do SUS, incorpora os princípios e diretrizes nele previstos. A articulação para gestão de riscos e danos requer o desenvolvimento de medidas pactuadas com outras áreas, tais como meio ambiente, trabalho, ciência e tecnologia, educação, agropecuária e economia. Um dos grandes desafios do SUS até o momento, e também da Visa, está na cooperação entre os entes federados, articulação intra e intersetorial.[22]

A proteção e a promoção da saúde frequentemente demandam participação de setores que não se encontram necessariamente no SUS. O setor regulado é responsável pela segurança sanitária de bens e serviços ofertados à população e como tal deve ser parte na discussão sobre a identificação de estratégias para a sua consecução.[1] Não menos importante, a participação popular, embora ainda tímida no âmbito da Visa, deve ser continuamente estimulada. A identificação de prioridades torna-se mais acurada e o desenvolvimento de ações mais adequado com a colaboração da sociedade que, muitas vezes, conhece apenas o papel fiscalizador da Visa.[47] O território deve ser visto como arena propícia à identificação de práticas de saúde de interesse da Visa e da sociedade.[48]

GESTÃO DO RISCO SANITÁRIO DE ALIMENTOS DIANTE DE SITUAÇÕES EXCEPCIONAIS

Além dos riscos no contexto das situações já descritas, é importante também considerar as situações excepcionais como epidemias e pandemias.[49,50] No início de dezembro de 2019, o surto de uma pneumonia de causa desconhecida ocorreu na cidade de Wuhan, localizada na província de Hubei, na China. Pouco tempo depois um novo coronavírus (SARS-CoV-2) foi identificado em amostras de *swab* de pacientes como agente etiológico de uma síndrome respiratória aguda grave, denominada Covid-19 (*Coronavírus Disease* – 2019). Para a Visa, o maior desafio é a escassez de conhecimento acerca dos riscos envolvidos. Esse é o contexto de enfrentamento da Covid-19, pois ainda há muito que se conhecer sobre o comportamento do vírus, o que dificulta e atrasa medidas de prevenção e controle. Assim, tem havido uma mobilização mundial, de modo que diferentes países adotaram protocolos com medidas sanitárias, de abrangência coletiva e individual, voltadas ao enfrentamento da pandemia. No Brasil, a despeito de atrasos decorrentes de divergências políticas, os planos de contingência têm seguido nessa mesma direção.

O SNVS, direcionado pelo conhecimento científico, epidemiológico e por experiências exitosas de alguns países, tem adotado uma série de medidas com o objetivo de reduzir a transmissão do vírus, administrar as comorbidades e conter o número de mortes. A Anvisa, em 27 de janeiro de 2020, por meio da Portaria n. 74,[51] instituiu o Grupo de Emergência em Saúde Pública, ao qual cabe a condução e o monitoramento das ações relacionadas ao novo coronavírus. Na área de alimentos, foram publicadas diretrizes com vistas à redução do contato entre as pessoas e mudanças em fluxos com potencial de exposição à infecção.

Suspensões das atividades consideradas não essenciais foram adotadas em vários Estados, embora com algumas diferenças no período em que foram estabelecidas e no tempo em que vigoraram. A situação causou grandes impactos na indústria, no comércio e nos serviços de alimentos, com reflexos econômicos e sociais.[52] Excetuando-se estabelecimentos com atividades relacionadas ao abastecimento de alimentos, os demais foram mais fortemente impactados, especialmente em relação ao tempo indeterminado de suspensão de atividades. Por outro lado, em função da emergência de saúde coletiva, houve a necessidade de flexibilização com ampliação de prazo para adequação dos requisitos necessários para a fabricação de materiais plásticos que entram em contato com alimentos,[53] definição de critérios e procedimentos temporários para petições de pós-registro de fórmulas para nutrição enteral e fórmulas infantis,[54] além da suspensão de prazos de validade em licenças de funcionamento.

Com o relaxamento do isolamento social e a retomada gradativa das atividades, foram definidos os parâmetros para o processo de reabertura. Os regulamentos incluíram horários de funcionamento e capacidade de atendimentos reduzidos, necessidade de adequação de ambientes, embalagens para transporte, distanciamento entre mesas e clientes, treinamento e adequação do número de funcionários, alterações dos itens mantidos nos cardápios e das modalidades de atendimento, com menor espaço para *self-service* e retomada do "prato feito". A Anvisa tem pulicado Notas Técnicas (NT) direcionadas aos estabelecimentos da área de alimentos no contexto do enfrentamento à Covid-19, como a NT n. 47/20,[55] que orienta o uso de luvas e máscaras; a NT n. 48/20,[56] que orienta a produção segura de alimentos; e a NT n. 49/20,[57] que traz orientações para os serviços de alimentação com atendimento direto ao público. Esses documentos embasam a elaboração de diversos protocolos por estados e municípios, nos seus planos de reabertura e pelo setor privado na adequação de suas rotinas à nova situação.

IMPLICAÇÕES PARA A PESQUISA E AS POLÍTICAS PÚBLICAS

Observa-se que há uma carência de indicadores e de estudos avaliativos da melhoria das condições de saúde da população em função das ações da Visa. Por certo, a contribuição de suas ações e programas ao regular a produção e oferta de insumos, produtos e serviços que podem causar danos à saúde e ao ambiente, contribui para o fortalecimento das capacidades individuais e coletivas para manejar os diferentes determinantes de saúde.[22]

Nesse sentido, a produção de conhecimento sobre a Visa deve ser incentivada e fortalecida. Outras propostas, soluções ou ajustes que emergem da prática e que podem atender a suas demandas sociais e desafios têm potencial de fortalecer uma compreensão mais aprofundada das relações entre segurança dos alimentos e SAN. Assim, as lacunas identificadas pelos profissionais de saúde podem ser vistas como oportunidades de trabalho e de contribuição para a saúde coletiva.

ATIVIDADES E QUESTÕES PARA REFLEXÃO

- Em relação à Visa, defina seu conceito, discuta seu arcabouço legal, sua estruturação e competências das suas diferentes instâncias.
- Discorra sobre a compreensão da inserção da Visa no SUS e sua relevância para a saúde coletiva, especialmente da Visa de alimentos.
- Qual a interface e as dissonâncias da Visa de alimentos, a Pnan e a SAN? De alguma forma a regulação exercida pela Visa pode interferir nos hábitos e na cultura?
- Como pode ser a atuação do nutricionista na Visa de alimentos e quais os principais desafios para tornar as ações mais efetivas?

REFERÊNCIAS BIBLIOGRÁFICAS

1. Barbosa AO, Costa EA. Os sentidos de segurança sanitária no discurso da Agência Nacional de Vigilância Sanitária. Ciência & Saúde Coletiva. 2010;15(S3):3361-70.
2. Dwyer GO, Reis DCS, Gonçalves LL. Integralidade, uma diretriz do SUS para a vigilância sanitária. Ciência & Saúde Coletiva. 2010;15(S3):3351-60.
3. Oliveira CM, Cruz MM. Sistema de Vigilância em Saúde no Brasil: avanços e desafios. Saúde Debate. 2015;39(104):255-67.
4. Brasil. Lei n. 9.782, de 26 de janeiro de 1999. Define o Sistema Nacional de Vigilância Sanitária, cria a Agência Nacional de Vigilância Sanitária, e dá outras providências. Brasília; 1999.
5. Brasil. Constituição da República Federativa do Brasil de 1988. Brasília; 1988.
6. Guimarães RM, Meira KC, Paz EPA, Dutra VGP, Campos CEA. Os desafios para a formulação, implantação e implementação da Política Nacional de Vigilância em Saúde. Ciência & Saúde Coletiva. 2017;22(5):1407-16.
7. SUVISA. Rio Grande do Norte. Secretaria de Estado da Saúde Pública. Coordenadoria de Promoção à Saúde. Subcoordenadoria de Vigilância Sanitária. Guia para Implantação da Vigilância Sanitária Municipal. Uma orientação aos gestores. Natal; 2007.
8. Brasil. Resolução CNS n. 588, de 12 de julho de 2018. Dispõe sobre a Política Nacional de Vigilância em Saúde (PNVS). Brasília; 2018.
9. Battesini M, Andrade CLT, Seta MH. Financiamento federal da Vigilância Sanitária no Brasil de 2005 a 2012: análise da distribuição dos recursos. Ciência & Saúde Coletiva. 2017;22(10):3295-306.
10. Conass – Conselho Nacional de Secretários de Saúde. Financiamento de Vigilância Sanitária. Nota Técnica n. 25. Brasília; 2013.

11. Brasil. Portaria de Consolidação 6/GM/MS, de 28 de setembro de 2017. Consolidação das normas sobre o financiamento e a transferência dos recursos federais para as ações e os serviços de saúde do Sistema Único de Saúde. Brasília; 2017.
12. Anvisa. RDC n. 1, de 1° de outubro de 1999. Dispõe sobre o exercício do poder de polícia pelos agentes da Agência Nacional de Vigilância Sanitária e dá outras providências. Brasília; 1999.
13. Aith F, Minhoto LD, Costa EA. Poder de polícia e vigilância sanitária no estado democrático de direito. In: Costa EA (ed.). Vigilância sanitária temas para debate. 1.ed. Salvador: Edufba; 2009. p.37-60.
14. Pietro MSZ. Direito administrativo. 22.ed. São Paulo: Atlas; 2009.
15. Oliveira AMC, Ianni AMZ. Caminhos para a Vigilância Sanitária: o desafio da fiscalização nos serviços de saúde. Vigil Sanit Debate. 2018;6(3):4-11.
16. Cintrão RP. Segurança alimentar, riscos, escalas de produção – Desafios para a regulação sanitária. Vigil Sanit Debate. 2017;5(3):3-13.
17. Anvisa. RDC n. 24, de 15 de junho de 2010. Dispõe sobre a oferta, propaganda, publicidade, informação e outras práticas correlatas cujo objetivo seja a divulgação e a promoção comercial de alimentos. Brasília; 2010.
18. Baird MF. O lobby na regulação da publicidade de alimentos da Agência Nacional de Vigilância Sanitária. Rev Sociol Polit. 2016;24(57):67-91.
19. Cardoso RCV, Santos SMC, Silva EO. Comida de rua e intervenção: estratégias e propostas para o mundo em desenvolvimento. Ciência & Saúde Coletiva. 2009;14(4):1215-24.
20. Oliveira JM, Júnior RDS, Frizo BLS, Junior JFP. O olhar antropológico para a alimentação e a gastronomia brasileira. In: Philippi ST, Colucci ACA (ed.). Nutrição e gastronomia. 1.ed. Barueri: Manole; 2018. p.63-80.
21. Anvisa. RDC n. 49, de 31 de outubro de 2013. Dispõe sobre a regularização para o exercício de atividade de interesse sanitário do microempreendedor individual, do empreendimento familiar rural e do empreendimento econômico solidário e dá outras providências. Brasília; 2013.
22. Silva JAA, Costa EA, Lucchese G. SUS 30 anos: Vigilância Sanitária. Ciência & Saúde Coletiva. 2018;23(6):1953-62.
23. Baptista P, Venâncio A. Os perigos para a segurança alimentar no processamento de alimentos. 1.ed. Forvisão – Consultoria em Formação Integrada; 2003.
24. Germano PML, Germano MIS (ed.). Higiene e Vigilância Sanitária de Alimentos. 5.ed. Barueri: Manole; 2015.
25. CVS-IAL. Portaria Conjunta CVS-IAL n. 9, de 12 de novembro de 2004. Dispõe sobre o Manual de Procedimentos Operacionais Padronizados para Análise Fiscal de Produtos da Área de Alimentos. São Paulo; 2004.
26. Brasil. Portaria 2.715/GM/MS, de 17 de novembro de 2011. Atualiza a Política Nacional de Alimentação e Nutrição. Brasília; 2011.
27. Anvisa. RDC n. 275, de 21 de outubro de 2002. Dispõe sobre o Regulamento Técnico de Procedimentos Operacionais Padronizados aplicados aos Estabelecimentos Produtores/Industrializadores de Alimentos e a Lista de Verificação das Boas Práticas. Brasília; 2002.
28. Souza ADM, Souza BSN de, Bezerra IN, Sichieri R. Impacto da redução do teor de sódio em alimentos processados no consumo de sódio no Brasil. Cad Saúde Pública. 2016;32(2):1-7.
29. Anvisa. Agência Nacional de Vigilância Sanitária. Guia de Boas Práticas Nutricionais. Restaurantes Coletivos. Brasília; 2014.
30. Anvisa. Agência Nacional de Vigilância Sanitária. Guia de Boas Práticas Nutricionais. Pão Francês. Brasília; 2012a.
31. Anvisa. Agência Nacional de Vigilância Sanitária. Guia de Boas Práticas Nutricionais. Documento de Referência. Brasília; 2012b.

32. Pinto RMF. Avaliabilidade do Programa Nacional de Monitoramento da Qualidade Sanitária de Alimentos. Universidade Federal da Bahia; 2009.
33. Anvisa. RDC n. 119, de 19 de maio de 2003. Dispõe sobre a criação do Programa de Análise de Resíduos de Agrotóxicos em Alimentos – Para. Brasília; 2003.
34. CFN. Resolução CFN n. 600, de 25 de fevereiro de 2018. Dispõe sobre a definição das áreas de atuação do nutricionista e suas atribuições, indica parâmetros numéricos mínimos de referência, por área de atuação, para a efetividade dos serviços prestados. Brasília; 2018.
35. Brasil. Lei 8.234, de 17 de setembro de 1991. Regulamenta a profissão de Nutricionista e determina outras providências. Brasília; 1991a.
36. Anvisa. RDC n. 171, de 4 de setembro de 2006. Dispõe sobre o Regulamento Técnico para o funcionamento de Bancos de Leite Humano. Brasília; 2006.
37. Brasil. Lei Federal n. 6.321, de 14 de abril de 1976. Dispõe sobre a dedução, do lucro tributável para fins de imposto sobre a renda das pessoas jurídicas, do dobro das despesas realizadas em programas de alimentação do trabalhador. Brasília; 1976.
38. Brasil. Decreto Federal n. 5, de 14 de janeiro de 1991. Regulamenta a Lei n. 6.321, de 14 de abril de 1976, que trata do Programa de Alimentação do Trabalhador, revoga o Decreto n. 78.676, de 8 de novembro de 1976, e dá outras providências. Brasília; 1991b.
39. Brasil. Decreto-lei n. 986, de 21 de outubro de 1969. Institui normas básicas sobre alimentos. Brasília; 1969.
40. Brasil. Portaria MS n. 1.428, de 26 de novembro de 1993. Aprova, na forma dos textos anexos, o "Regulamento Técnico para Inspeção Sanitária de Alimentos", as "Diretrizes para o Estabelecimento de Boas Práticas de Produção e de Prestação de Serviços na Área de Alim". Brasília; 1993.
41. Brasil. Portaria MS/SVS n. 326, de 30 de julho de 1997. Dispõe sobre o Regulamento Técnico sobre as Condições Higiênico-Sanitárias e de Boas Práticas de Fabricação para Estabelecimentos Produtores/Industrializadores de Alimentos. Brasília; 1997.
42. Anvisa. RDC n. 216, de 15 de setembro de 2004. Dispõe sobre Regulamento Técnico de Boas Práticas para Serviços de Alimentação. Brasília; 2004.
43. Anvisa. RDC n. 243, de 26 de julho de 2018. Dispõe sobre os requisitos sanitários dos suplementos alimentares. Brasília; 2018.
44. Anvisa. Relatório de Gestão. Gerência-Geral de Alimentos. Brasília; 2019.
45. Costa EA. Fundamentos da vigilância sanitária. In: Costa EA (ed.). Vigilância sanitária temas para debate. 1.ed. Salvador, BA: EDUFBA; 2009. p.11-36.
46. Leal COBS, Teixeira CF. Análise de situação dos recursos humanos da vigilância sanitária em Salvador-BA, Brasil. Interface – Comunic, Saúde, Educ. 2009;13(30):167-79.
47. Oliveira AMC, Dallari SG. Vigilância Sanitária, participação social e cidadania. Saúde Soc São Paulo. 2011;20(3):617-24.
48. Dwyer GO, Tavares MFL, Seta MH. O desafio de operacionalizar as ações de vigilância sanitária no âmbito da promoção da saúde e no locus saúde da família. Interface – Comunic, Saúde, Educ. 2007;11(23):467-84.
49. Croda JHR, Garcia LP. Resposta imediata da Vigilância em Saúde à epidemia da Covid-19. Epidemiol e Serv Saúde. 2020;29(1):1-3.
50. Lana RM, Coelho FC, Gomes MF da C, Cruz OG, Bastos LS, Villela DAM, et al. Emergência do novo coronavírus (SARS-CoV-2) e o papel de uma vigilância nacional em saúde oportuna e efetiva. Cad Saúde Pública. 2020;36(3):1-5.
51. Anvisa. Portaria n. 74, de 27 de janeiro de 2020. Dispõe sobre a criação de Grupo de Emergência em Saúde Pública para condução das ações referentes ao Novo Coronavírus (NCoV). Brasília; 2020.

52. Aquino EML, Silveira IH, Pescarini JM, Aquino R, Souza-Filho JA de, Rocha A dos S, et al. Medidas de distanciamento social no controle da pandemia de Covid-19: potenciais impactos e desafios no Brasil. Ciência & Saúde Coletiva. 2020;25(suppl 1):2423-46.
53. Anvisa. RDC n. 391, de 26 de maio de 2020. Altera a RDC n. 326, de 3 de dezembro de 2019, que estabelece a lista positiva de aditivos destinados à elaboração de materiais plásticos e revestimentos poliméricos em contato com alimentos e dá outras providências. Brasília; 2020.
54. Anvisa. RDC n. 382, de 12 de maio de 2020. Define os critérios e os procedimentos extraordinários e temporários para tratamento de pós-registro de fórmulas para nutrição enteral e fórmulas infantis, em virtude da emergência de saúde pública internacional provocada. Brasília; 2020.
55. Anvisa. Nota Técnica n. 47/2020/SEI/GIALI/GGFIS/DIRE4/ANVISA. Uso de luvas e máscaras em estabelecimentos da área de alimentos no contexto do enfrentamento ao Covid-19. Brasília; 2020.
56. Anvisa. Nota Técnica n. 48/2020/SEI/GIALI/GGFIS/DIRE4/ANVISA. Documento orientativo para produção segura de alimentos durante a pandemia de Covid-19. Brasília; 2020.
57. Anvisa. Nota Técnica n. 49/2020/SEI/GIALI/GGFIS/DIRE4/ANVISA. Orientações para os serviços de alimentação com atendimento ao cliente durante a pandemia de Covid-19. Brasília; 2020.

Índice remissivo

A

B

C

D

E

F

G

I

M